V&R

Claudia Bernt / Katharina Henz

Verlieben sich zwei Autobusse:

Hypnosystemische Paar- und Beziehungstherapie

VANDENHOECK & RUPRECHT

Bibliografische Information der Deutschen Nationalbibliothek:
Die Deutsche Nationalbibliothek verzeichnet diese Publikation in der Deutschen Nationalbibliografie; detaillierte bibliografische Daten sind im Internet über https://dnb.de abrufbar.

Satz: SchwabScantechnik, Göttingen
Druck und Bindung: Beltz Grafische Betriebe, Bad Langensalza
Printed in the EU

Vandenhoeck & Ruprecht Verlage | www.vandenhoeck-ruprecht-verlage.com
E-Mail: info@v-r.de

ISBN 978-3-525-46295-9

Inhalt

Vorwort

Zunächst möchte ich Claudia Bernt und Katharina Henz danken, dass sie mir die Möglichkeit gegeben haben, ein Vorwort zu schreiben.

Ich lese das Buch mit unterschiedlichen Brillen und höre mit unterschiedlichen Ohren innerlich zu. Angesprochen als Kollegin, deren Herz für hypnosystemische Konzepte schlägt, möchte ich zu Beginn ein paar Worte zu diesem Thema sagen.

Gunther Schmidt, der Begründer des hypnosystemischen Ansatzes, versteht das Konzept als ein Metakonzept, dass sich bis heute aus vielen – wissenschaftlich fundierten – Konzepten nährt und weiterentwickelt. Es kombiniert Prinzipien der Systemtheorie und der Klinischen Hypnose nach Milton H. Erickson und schafft dadurch einen neuen Raum, in dem sowohl bewusst-willentliche als auch unwillkürliche Dynamiken erforscht werden können. Die Idee ist, Lösungen nicht vornehmlich auf rationaler Ebene oder im Verhalten zu finden, sondern auch emotional und intuitiv stimmig mit dem Gegenüber gemeinsam zu entwickeln. Den Autorinnen gelingt es, die grundlegenden Prämissen der Systemik und auch der Klinischen Hypnose auf Papier zu bringen und dabei gleichzeitig den Blick konsequent auf die Arbeit mit Paaren zu richten.

Dieses Metakonzept wird vor allem – für Klient:innen aber auch Begleiter:innen – über die Haltung spürbar, mit der Begegnungsräume gestaltet werden.

Am besten kann dies in der Beschreibung der Arbeit mit dem Teilemodell herausgelesen werden. Dieses Kapitel bereitete mir die größte Freude und weckte meine Neugier auf die auf Paare abgestimmte Übersetzung, die ich sonst nur aus dem Einzelsetting kenne. Hier wird aus meiner Sicht Hypnosystemik und vor allem die Haltung besonders gewürdigt. Das Prinzip der Ambivalenz als menschliches Grunderleben wird nicht als Problem, sondern als Kompetenz verstanden und, dass keine Intervention an sich wirksam werden kann, sondern es eines Begegnungsraumes bedarf, der das So-Sein der Klient:innen und auch der Begleiter:innen einbezieht.

Das Seitenmodell, so wie es aus hypnosystemischer Sicht verstanden wird, ist eine der genialsten Ideen im Umgang mit Ambivalenzen. Die Autorinnen formulieren hier fein, dass die Arbeit mit dem Seitenmodell mit der Haltung verwoben ist, mit der wir unserem Gegenüber und auch uns selbst begegnen wollen.

Die Hypnosystemikerin in mir freut sich sehr, auch die unglaubliche Weisheit des Körpers und die Bedeutung, die dessen Rückmeldungen und Resonanzen auf das Erleben haben kann, in diesem Buch zu entdecken.

Zwischendurch höre ich auch die Sprache der Klassifikationen auf Symptomebene, die derzeit im Kontext von Finanzierungen durch die Krankenkassen Sinn macht. Aus hypnosystemischer Sicht und Haltung werden Symptome vielmehr als Phänomene beschrieben, die im Lebenskontext und der Geschichte von Klient:innen immer gute Gründe haben und zumeist als Lösungsversuche verstanden werden können.

Besonders gelungen finde ich die Unterscheidung bekömmlicher und unbekömmlicher Seiten, die in Paarinteraktionen beobachtet und erlebt werden können. Hier hat auch eine ganz private Seite in mir mitgelesen. Wie ist das bei mir? Welche Seiten sind da bei mir in den unterschiedlichen Beziehungskonstellationen unterwegs? Außerdem hat es mich sehr neugierig gemacht, auch andere in meinem Umfeld dazu einzuladen, diese Beobachtungen anzustellen. Auch da, wo Katharina Henz und Claudia Bernt das »Interview mit der Liebe« als Intervention vorstellen, fühlte ich mich gleich eingeladen, meine eigenen Beziehungen vor diesem Hintergrund zu beleuchten.

Dieses Buch regt dazu an, die aufgezeigten Methoden und Herangehensweisen auszuprobieren. Der systemische Blick und die Ideen aus dem Bereich der Klinischen Hypnose sind für Therapeut:innen und Begleiter:innen aller Therapieschulen hilfreich, die die bewusst willentlichen und die unwillkürlichen Welten unserer Klient:innen entdecken und erforschen möchten.

Die Autorinnen haben in diesem Buch all ihr paartherapeutisches Wissen zusammengetragen und um ihre eigenen »Erfindungen« ergänzt. Vor allem im Verweben von bekannten Interventionen aus dem Einzelsetting mit den Besonderheiten und Herausforderungen in Paar- oder Beziehungssettings ist es Claudia Bernt und Katharina Henz gelungen, mich neugierig zu machen: Ich habe Lust, wieder mehr Paare in meine Praxis einzuladen.

Ich wünsche dem Buch viele Leser:innen und dem »Wiener Paarcurriculum« stetigen Zulauf!

Martina Gross
Wien, im Dezember 2024

Vorwort

Es waren einmal zwei Autobusse, die durch Wien fuhren auf der Suche nach der Wiener Zwiebel. Die Wiener Zwiebel war bei zwei Autorinnen zu finden, die durch und durch mit der hypnosystemischen Arbeit verbunden sind als Praktikerinnen und Lehrende. Da stellte sich heraus, dass die Autobusse möglicherweise ein Paar waren. Und die Wiener Zwiebel ein Ordnungsschema zum paartherapeutischen Arbeiten. Sie können es in diesem Buch kennenlernen.

Die hypnosystemische Arbeit jongliert mit Metaphern. Sie ist in der Anwendung spielerisch und bietet Raum für Kreativität und damit lebendige Prozesse. Schon vor längerer Zeit entwickelte die hypnosystemische Therapie – namentlich durch Gunter Schmidt repräsentiert – Konzepte für den therapeutischen Umgang mit affektivem und unwillkürlichem Erleben, die sie bereichernd zur systemischen Basis konstruktivistischen Denkens und der Beschäftigung mit Kommunikationsmustern sowie Ambivalenz hinzufügte. Heute kombinieren viele paartherapeutische Ansätze systemische Elemente (Zirkularität, Kommunikationsmuster) mit neurobiologischen Ansätzen und Stresstheorien und operationalisieren diese gerne mit Seitenmodellen. Der Ansatz ist in der Paartherapie somit nicht neu – aber meines Erachtens hoch aktuell. Paare tragen als Basis der Kleinfamilie enorme gesellschaftliche Aufgaben. Stützende private soziale Netze sind heute reduziert – weil wir mobil sind und die Großfamilie nicht mehr am Ort zu finden ist. Die Erwartungen an Paarbeziehungen sind hoch wie nie, alternative Beziehungsmodelle und traditionelle Konstellationen koexistieren. Je reichhaltiger ausgestattet ein Therapieansatz mit fundierten *und* flexiblen Konzepten, Haltungen und Methoden ist, desto passgenauer gelingen hilfreiche Prozesse für eine Vielzahl unterschiedlicher Konstellationen. Im Unterschied zu einigen manualisierten Ansätzen ist die hypnosystemische Arbeit erfrischend bedeutungsoffen – unter anderem dank ihrer konstruktivistischen Basis. Ein Paar kann vieles sein, und was ein gutes Paar ausmacht, kann kein Lehransatz fassen. Wo Veränderungspotenziale liegen, entfaltet sich von Moment zu Moment im therapeutischen Prozess. Dies ist möglich, wenn die Therapeutin primär haltungsorientiert den Prozess begleitet und steuert.

Dieses Buch liest sich nahezu wie ein Weiterbildungsskript, es ist somit ein Lern- und Anwendungsbuch. Die Autorinnen versammeln darin klassische und neuere Konzepte, und man merkt Ihnen den Spaß an der Arbeit und an der Weitergabe ihrer Kompetenzen an.

Angelika Eck
Karlsruhe, 31.01.2025

1 Das Beste aus beiden Welten: eine Einleitung

Als wir vor vielen Jahren als systemische Therapeutinnen zu arbeiten begannen, galt das Arbeiten auf der äußeren Bühne in der systemischen Welt noch als Goldstandard. Worte wie »inneres Erleben«, »Emotionen« oder »unwillkürliches Erleben« musste man in der systemischen Literatur mit der Lupe suchen, in den gängigen Lehrbüchern sind sie bis heute teils nicht präsent (von Schlippe u. Schweitzer, 2006). Kommunikation und Verhalten waren die Eckpfeiler der Veränderung; welche Art von Erleben sich dazu auf der inneren Bühne (ab)bildete, war nicht besonders von Belang.

In der Einzeltherapie hat sich dazu viel bewegt in den letzten Jahren – eine Art stiller »emotional turn« hat sich in der systemischen Therapie vollzogen (vgl. Wagner u. Russinger, 2016). In der Einzeltherapie basiert dieser Shift vorwiegend auf den Ideen von Gunther Schmidt (2004), teilweise auch auf jenen von Luc Ciompi (1997). Man könnte sagen, auch die »innere Bühne« hielt nun Einzug in die Einzeltherapie, und damit bekamen auch Gefühle und Unwillkürliches eine neue Bedeutung. Dieser Shift oder Turn hat sich allerdings im Mehrpersonensetting konzeptuell nicht mitvollzogen. Wohl tauchen viele neue Interventionsideen auf, die implizit durchaus auf die Veränderung von innerem Erleben abzielen (El Hachimi u. Stephan, 2022) – die theoretischen und konzeptuellen Grundlegungen dafür fehlten aber bisher. Systemische Paartherapie wurde immer noch vorwiegend auf der äußeren Bühne konstruiert: Im Fokus standen die Interaktionen zwischen den Partner:innen und deren sozialer Umwelt.

Im Laufe unserer paartherapeutischen Lehr- und Lernjahre (die übrigens noch lange nicht zu Ende sind; immer noch dürfen wir von und mit Paaren Neues erfahren) kamen wir mit dieser Idee – Unterbrechung dysfunktionaler Muster auf der äußeren Bühne – zwar immer mal wieder ans Ziel, manchmal aber auch nicht. Bei einigen Paaren schien es zu klappen, Paaren ihre Muster bewusst zu machen und ihnen bei der Einübung neuer Muster bzw. Kommunikationen zu helfen. Bei etlichen Paaren aber schwang das Pendel genauso schnell, wie es in eine vielversprechende Richtung gegangen war, auch wieder zurück: Rückfälle waren an der Tagesordnung, Probleme erwiesen sich als äußerst hartnäckig und kaum zu verändern. Mehr vom selben zu versuchen, schien uns nicht erfolgversprechend; neue Ideen mussten also her, wie man Paaren, die mit den üblichen systemischen Werkzeugen nicht »therapierbar« waren, helfen konnte. Situativ und eher intuitiv entwickelten wir so über die Jahre diverse neue Methoden und Ideen, ohne diese deduktiv aus bestimmten Theorien abzuleiten. Unser Konzept der hypnosystemischen Paartherapie ist also induktiv entstanden – erst begannen wir zu forschen und zu experimentieren, danach leiteten wir aus den Ergebnissen ein theoretisches Fundament ab.

Als wir circa 2019 begannen, unser Erfahrungswissen zum Thema Paartherapie zu sammeln und zu kategorisieren – zunächst, um es in eine Fortbildung zu gießen (das »Wiener Paarcurriculum«) und damit auch anderen Kolleg:innen zugänglich zu machen –, war uns noch gar nicht bewusst, wie sehr wir bereits längst begonnen hatten, in der Paartherapie zwischen äußeren und inneren Bühnen hin- und herzuwechseln. Erst als wir unser erstes gemeinsames Buch schrieben – »99 ½ Tipps für Paartherapeut:innen« (Henz u. Bernt, 2023) – wurde uns klar, dass wir schon seit Jahren vom orthodoxen Weg der rein kommunikativen Musterunterbrechung abgebogen waren. Wir hatten uns unbewusst (!) längst in eine hypnosystemische Welt begeben, in der unwillkürliches Erleben, Emotionsfokussierung, Seitenmodelle und der Umgang mit Ambivalenzen eine neue paartherapeutische Ideenwelt geschaffen hatten. Als uns das bewusst wurde, war es an der Zeit, unsere paartherapeutischen Konzepte auch offiziell auf der Ahnentafel der paartherapeutischen Familie zu vermerken.

1.1 Verortung im Stammbaum paartherapeutischer Familien, Zweige und Nebenlinien

Um herauszufinden, »wes Geistes Kind« hypnosystemische Paartherapie ist, lohnt zunächst ein Blick in die generelle Genealogie der paartherapeutischen Familie.

Es ist natürlich nicht auszuschließen, dass der eine oder die andere Schamane oder Schamanin nicht vor tausenden von Jahren auch schon paartherapeutische Interventionen gesetzt hat, leider wurden diese Ideen aber nicht in einem Archiv aufbewahrt. Gleiches gilt für die Legionen an Verwandten, Freund:innen und Seelsorger:innen, die sich der Paarsorgen und -themen ihres Umfelds angenommen haben. Der belegte Stammbaum der Paartherapie beginnt daher erst etwa in den 1920er und 1930er Jahren mit der Gründung von Eheberatungszentren in Deutschland und in den USA (Lepore, 2010).

Nachdem die Beratung von Paaren im Zuge der generellen Professionalisierung von psychosozialen Berufen auch strukturierten und bestimmten Berufsgruppen (etwa Sozialarbeiter:innen, Psycholog:innen, Psychotherapeut:innen und Familienberater:innen) zugesprochen wird, bilden sich langsam einige große paartherapeutische Zweige aus, die hier in aller Kürze vorgestellt werden sollen. Einerseits um die Unterschiede zwischen hypnosystemischer Paartherapie und anderen paartherapeutischen Formaten zu verdeutlichen, andererseits um die Wurzeln dieser »neuen« paartherapeutischen Richtung besser einordnen zu können.

Beginnen wir mit einem der ältesten Zweige, der analytischen Paartherapie. In der Psychoanalyse geht es um die Einsicht in das Unbewusste. Dementsprechend steht im Zentrum der psychoanalytisch orientierten Paartherapie die Einsicht gebende und verändernde Arbeit an unbewussten Beziehungs- und Konfliktmustern bzw. die Analyse zweier unterschiedlicher Bindungsmuster und wieder Unterstützung beim Verstehen und damit Verändern (Scharff u. Savege Scharff, 2019). »Paaren möge ein Licht aufgehen!«, könnte man diesen Zugang in der Paartherapie flapsig übertiteln. Paartherapeut:innen fungieren hier als wissende Expert:innen, die mithilfe von Deutungen und Erklärungen mithelfen, Licht ins bisherige Dunkel zu bringen. Aus diesem Ast entwickelte sich unter anderem die Imago-Paartherapie, die heute zu den am weitesten verbreiteten Methoden zählt (Hendrix, 2009). Auch in der Imago-Paartherapie geht es letztlich darum, von einer unbewussten in eine bewusste Beziehung zu kommen. »Imago« meint dabei das unbewusst entstehende, erste innere Bild von Bezugspersonen, in der Regel von Vater oder Mutter. Wir verlieben uns meist dann, wenn wir einem Menschen begegnen, der uns unbewusst an dieses innere Bild erinnert, das unserem Imago entspricht. Die inneren Bilder, die wir von und über andere haben, steuern also unsere Wahrnehmung des Gegenübers. Wenn diese inneren Bilder eher defizitär sind, entsteht so ein permanent defizitäres Bild unserer Partner:innen.

In dieser Zeit (rund um die 1980er Jahre) beginnen auch Verhaltenstherapeut:innen darüber nachzudenken, wie der behaviorale Ansatz in Beziehungsfragen genutzt werden könnte – der verhaltenstherapeutische Ast der Paartherapie-Familie entsteht (Ewald, Ulbrich u. Kröger, 2021). Hier differenzieren sich ebenso verschiedene Ansätze heraus, der gemeinsame Nenner scheint dabei die Idee zu sein, dass Paare gewisse Fertigkeiten trainieren können. So unterstützt die Therapeutin Paare dabei, eine andere Wahrnehmung einzuüben, in Rollenspielen werden neue Kommunikationsmuster trainiert und manchmal wird sogar explizit von »Problemlösetraining« gesprochen.

Relativ jung ist ein Zweig der kognitiv-behavioralen Paartherapie, nämlich Schematherapie mit Paaren (Roediger, Behary u. Zarbock, 2013). Hier wird von einem dezidierten Modell ausgegangen, nämlich der Idee, dass frühe unbefriedigte kindliche Bedürfnisse zu dysfunktionalen Bewältigungsstrategien führen und bei der Partnerwahl häufig eine Person mit komplementären dysfunktionalen Bewältigungsstrategien ausgesucht wird. Ergebnis: Partner:innen »triggern« einander, indem sie wechselseitig ihre jeweils schemaaktivierenden Knöpfe drücken. Es entsteht so ein »Moduszirkel«, der wie eine Spirale das leiderzeugende Verhalten fortschreibt. Auch hier geht es darum, Verhalten neu zu lernen, indem man das bisherige Verhalten verstehen lernt und neue Bewältigungsstrategien einübt.

Die dritte wichtige Familienlinie ist die systemische Paartherapie, die sich bereits Mitte des 20. Jahrhundert entwickelte und dabei zunächst auf Konzepte aus der Familientherapie zurückgriff. Im systemischen Ansatz sind die Paartherapeut:innen keine Expert:innen im Sinne von »Definieren und Ausdeuten«, sondern bieten Unterstützung beim Muster erkennen und verändern durch das Paar selbst. Auch wird nicht von einer bestimmten immer gleichen Theorie von Paarproblemen ausgegangen, sondern versucht, individuell herauszufinden, woran ein Paar leidet und was hilfreich sein kann (und das muss nicht immer Paartherapie sein). Dabei ist systemische Paartherapie radikal lösungs- und ressourcenorientiert. Mehr dazu im Folgenden.

Wenn wir uns diese verschiedenen Zweige der paartherapeutischen Familie ansehen, dann vor allem deshalb, weil uns interessiert, was alle eint und was sie unterscheidet. Tiefenpsychologische Ansätze gehen davon aus, dass es wichtig ist, Unbewusstes zu verstehen, indem man es in Bewusstheit übersetzt. Verhaltenstherapeutische Modelle setzen auf das Neu-Lernen von bisherigen Verhaltensweisen, während systemische Konzepte wiederum auf die Idee der Mustererkennung und -unterbrechung setzen.

Hypnosystemische Paartherapie ist definitiv ein Kind dieses dritten, systemischen Zweiges. Viele unserer Grundannahmen, Haltungen und Methoden leiten sich in direkter Linie von Generationen systemischer Paartherapeut:innen ab (u.a. Virginia Satir, Arnold Retzer, Rosmarie Welter-Enderlin, Konrad Grossmann, Ulrich Clement), die entweder durch ihre Schriften und Bücher oder aber durch ihr professionelles Handeln Theorie und Praxis der systemischen Paartherapie mitdefiniert haben. Auch wenn der Zusatz »hypno-« vor »systemisch« glauben machen könnte, dass es sich bei diesem Konzept ebenso um eine Fortführung tiefenpsychologischer Ideen handeln könnte – dem ist nicht so.

Hypnosystemische Paartherapie ist deshalb aus unserer Sicht als Erweiterungsraum der »klassischen« systemischen Paartherapie zu sehen. Und es ist oft gar nicht so leicht auseinanderzuhalten, welche unserer Haltungen, Konzepte und Interventionen dem »systemischen« und welche dem »hypnosystemischen« Lager zuzuordnen sind. Da aber diese Art der »Sortierung« weder nützlich noch unsere Absicht ist, bieten wir vielmehr ein Gesamtpaket an, dem wir den Namen »Hypnosystemische Paar- und Beziehungstherapie« geben wollen. (Letzteres übrigens, um auch Beziehungsformen Rechnung zu tragen, die nicht dyadisch, also in reiner Zweisamkeit, organisiert sind.)

Um zu veranschaulichen, welche Axiome, Theorien, Konzepte und Annahmen das Fundament hypnosystemischer Paar- und Beziehungstherapie bilden, werfen wir noch einmal einen Blick auf das »Systemische« und auf das »Hypnosystemische«.

1.2 Best of systemische Paartherapie

Systemische Paartherapie ist ein relativ junges Arbeitsfeld, zu dem es kein eigentliches Gründungsdatum gibt (was übrigens auf die meisten systemischen Entwicklungsschritte zutrifft). Irgendwann in den 1980er und 1990er Jahren »lag es wohl in der Luft«, systemische Konzepte und Ideen auch auf die Paarebene zu übersetzen. Rosmarie Welter-Enderlin (2000, 2003, 2007), Arnold Retzer (1996, 2007) und Ulrich Clement (2016) stehen hier exemplarisch für eine Vielzahl von Therapeut:innen und Berater:innen, die das Feld der systemischen Paar- und Sexualtherapie in den letzten Jahren und Jahrzehnten im deutschsprachigen Raum erschlossen haben. Jeder dieser Zugänge setzt dabei unterschiedliche Akzente – »die« systemische Paartherapie als in sich geschlossenes immer gleich stringentes Konzept gibt es also nicht. Was es aber gibt, ist eine Art »morphisches Feld« (Sheldrake, 1981) also ein Konglomerat aus Ideen und Grundannahmen, das als »formbildende Verursachung« für die Entwicklung von diversen Konzepten fungiert.

Konstruktivismus

Alle systemischen Konzepte – und damit auch alle systemischen Paarkonzepte – basieren auf dem Konstruktivismus. Kurz gesagt handelt es sich dabei um eine Theorie, wie wir die Welt begreifen bzw. erkennen, also eine Erkenntnistheorie (von Glasersfeld, 1992; Lindemann, 2019). Im Kern könnte man den Konstruktivismus so zusammenfassen: Ein Etwas wird erst durch den Vorgang des Erkennens und Beobachtens konstruiert. Wir alle basteln uns also unsere Wirklichkeiten in unserem eigenen Kopf. Wenn man die Welt so versteht, wird man als (Paar-)Therapeut:in ganz neue Fragen stellen und sich für ganz bestimmte Dinge interessieren.

Spannend sind dann nämlich nicht mehr Fragen nach dem »Warum« oder nach der eigentlichen Wahrheit (Was war wirklich?), sondern Fragen nach dem »Wie«. Es geht also nicht um das Wesen der Dinge, sondern um den Prozess und die Entstehung ihrer Erkenntnis. Statt wissen zu wollen, wer jetzt genau einen Streit gestartet hat oder wer genau an einem Seitensprung Schuld trägt, interessieren wir uns nun eher für die jeweiligen Beobachter:innen. Wer etwas wann, wie und in welchem Kontext wahrnimmt, ist bedeutender als die Frage nach der *Wahrheit*. Die kann es nämlich in einem konstruktivistischen Universum gar nicht geben.

Hypothesenbildung

Systemische Paartherapeut:innen erzeugen nur Hypothesen, keine Wahrheiten. Und sie sind nicht in ihre Hypothesen verliebt: Ist eine Hypothese (also eine mögliche Sichtweise, die ein:e Beobachter:in konstruiert hat) nicht nützlich, wird sie beiseitegelegt.

Neutralität

Eine weitere Basisannahme aller systemischen Paartherapeut:innen ist die Neutralität. Man könnte auch sagen, systemische Therapie ist die Schweiz unter allen Therapieschulen. Denn systemische Paartherapeut:innen schlagen sich auf keine Seite – weder bezüglich einer Person noch bezüglich einer Sichtweise oder eines Anliegens (Retzer, 2007; Clement, 2016; Selvini Palazzoli, Boscolo, Cecchin u. Prata, 1981). Sie halten zu allen Anwesenden eine gleichbleibende Nähe bzw. Distanz. Sie ergreifen niemals Partei und sind dadurch allparteilich. Das gelingt besonders gut, wenn man aufhört, Person A oder Person B als Klient:innen zu sehen und stattdessen die Beziehung als Klientin zu verstehen beginnt. Verpflichtet ist man so nicht mehr der einen oder der anderen Person, sondern nur der guten Lösung.

Ebenso verhält es sich mit der Neutralität gegenüber einer bestimmten Sichtweise – alle Erzählungen gelten als gleich interessant und sind weder anzuzweifeln noch für bare Münze zu nehmen (Henz u. Bernt, 2023). Was die Problembeschreibungen betrifft, gilt aus einer neutralen Perspektive, dass nichts per se ein Problem ist. Denn alles könnte auch »nur« ein Phänomen sein. Und wenn Paare unterschiedliche Ziele, Veränderungswünsche und damit verbunden divergente Aufträge formulieren, gilt Neutralität erst recht: Kein Auftrag ist »richtiger« als der andere. Sie gilt sogar dann, wenn es darum geht, ob Paartherapie wirklich das richtige Mittel der Wahl für ein Paar ist: könnte sein, kommt drauf an, vielleicht, vielleicht aber auch nicht. Selbst hier haben neutrale Paartherapeut:innen keine eigene innere Wahrheit. Und erst recht gilt das für die Frage, ob ein Paar sich trennen oder zusammenbleiben soll. Beides ist aus einer neutralen Perspektive »gleich gültig«. (Dass wir sexuellen Präferenzen und Wünschen gegenüber auch neutral bleiben, versteht sich an diesem Punkt ja fast schon von selbst.)

Koproduktion und Musterbildung

Eine weitere Annahme, auf der alle systemischen Paarkonzepte gründen, ist die gemeinsame Musterbildung. Hier wird radikal davon ausgegangen, dass jedwedes Problem eines Paares als Koproduktion wechselseitigen Erlebens und Verhaltens zu verstehen ist, und dass dieses wechselseitig Erleben und Verhalten (wenn du, dann ich und wenn ich, dann du) immer eine Art Muster bildet, das sich über die Zeit chronifiziert. Ziel der Therapie ist es, das Muster zu erkennen, zu benennen und »positiv zu perturbieren« (Maturana u. Varela, 1990), also im Sinne einer Lösung zu verstören (bzw. zu unterbrechen und durch ein bekömmlicheres Muster zu ersetzen). In der Arbeit mit Paaren wird nicht nach linearen Ursache-Wirkungs-Erklärungen gesucht (»Wer oder was ist schuld?«). Stattdessen macht man sich auf die Suche nach dem berühmten »Teufelskreis« oder auch Problemmuster (»Wie wird das Problem aufrechterhalten?«).

Paare bilden miteinander auch wunderbare Muster des Erlebens und Verhaltens im Sinne von koproduzierter Glückseligkeit, aber dies wohl unter Ausschluss von Paartherapie.

Zirkularität

Eng verwandt mit der Musterbildung ist die Idee von Wechselseitigkeit oder auch Zirkularität. Gemeint sind damit Rückkoppelungsprozesse. Denn jede Handlung erzeugt wiederum eine andere, die auf die erste zurückwirkt. Mit bestimmten Fragetechniken versuchen systemische Paartherapeut:innen dieser Kette aus Reaktionen und Gegenreaktionen nachzugehen und auf diese Weise bestimmte Phänomene (z. B. einen Paarkonflikt) anders darzustellen. Es geht eben nicht darum, wer angefangen hat oder wer moralisch im Recht ist, sondern inwiefern das Verhalten einer Person Ursache und Auswirkung für das Verhalten der anderen Person ist und umgekehrt. Und darüber hinaus erhöht die zirkuläre Sichtweise auch das Bewusstsein dafür, dass jede Lösung auch eine Nebenwirkung haben könnte.

Ressourcen- und Lösungsorientierung

Ebenfalls im Standardrepertoire aller systemischen Paartherapeut:innen, egal welche Schwerpunkte sie in der Arbeit mit Paaren sonst noch setzen mögen, ist die Ressourcen- und Lösungsorientierung. Ersteres bedeutet, immer auch ein Auge auf das Gelungene und Gelingende zu werfen: Was macht die Beziehung auch im guten Sinn aus? In Paartherapien wird davon kaum erzählt, das Schwere, Problematische und Misslungene steht im Fokus. Systemische Paartherapeut:innen lassen sich davon aber nicht beirren und fragen unbeeindruckt trotzdem auch immer nach Ressourcen. Und Lösungsorientierung bedeutet, von Anfang an nicht nur auf die lähmende Gegenwart zu schauen, sondern mindestens genauso prominent auf die gute und gewünschte Zukunft.

Auftrag und Ziel verhandeln

Lösungsorientiert zu arbeiten, setzt noch etwas voraus: nämlich das Paar als kompetenten Auftraggeber in eigener Sache zu sehen. Systemische Paartherapeut:innen handeln niemals selbstbeauftragt und glauben auch nicht zu »wissen«, was ein Paar braucht. Sie fragen nach, warum ein Paar hier ist (Auftrag) und was idealerweise am Ende der Paartherapie herauskommen soll (Ziel). Das Ziel wird dabei so konkret wie möglich definiert und im Lauf der Therapie immer wieder evaluiert.

Ausnahmen und Unterschiede sichtbar machen

Aus einer konstruktivistischen Perspektive sind Probleme auch nur »Sichtweisen« auf ein bestimmtes Phänomen. Um die bisherige Sichtweise »zu verflüssigen« bzw. um andere Sichtweisen zu ermöglichen, werden daher gern und oft alternative Brillen angeboten. Systemische Paartherapeut:innen fragen daher zwar auch nach der Beschaffenheit eines Problems, viel lieber und viel öfter aber fragen sie nach Ausnahmen, Unterschieden und Kontexten: Wann tritt das Problem (z. B. die Eifersucht) nicht auf? Unter welchen Bedingungen würde das Problem seinen Hut nehmen und gehen? Wie würde der Alltag sich gestalten, wenn das Problem nicht mehr da wäre? Wie könnte man das Problem dazu bewegen, für immer im Haushalt einzuziehen? Etc.

Individualisieren, kontextualisieren, hypothetisieren

Systemische Paartherapeut:innen haben kein Konzept im eigentlichen Sinn, das bei jedem Paar zur Anwendung kommt, sondern bilden eher eine Art großen Werkzeugkoffer aus, der dabei hilft, für jedes Paar die individuell passenden Interventionen auszuwählen. Um die passenden Methoden zu finden, wird zunächst kontextualisiert: Welche Rahmenbedingungen haben dazu geführt, dass dieses Paar jetzt zu uns in Paartherapie kommt? Wie und wann haben sich Umwelten, und – damit zusammenhängend – Bedeutungen und Sichtweisen verändert? Auf diesen Informationen aufbauend, beginnen systemische Paartherapeut:innen Hypothesen zu bilden: Wie koproduziert dieses Paar sein leidvolles Muster und was wäre die günstigste Möglichkeit, das Muster zu verstören?

Permanentes Fragenstellen

Um Hypothesen zu testen, um Unterschiede sichtbar zu machen, um gewünschte Zukünfte zu visualisieren oder um Ressourcen zu aktivieren gibt es aus systemischer Sicht kein geeigneteres Mittel als das Fragenstellen.

Das systemische Fragenuniversum ist dabei nahezu unendlich groß (Kindl-Beilfuß, 2015; Simon u. Rech-Simon, 2023) und dient als unerschöpfliche Quelle für systemische Paartherapeut:innen.

Transferidee

Ebenfalls zum Standard-Repertoire systemischer Paartherapie gehört die Überzeugung, dass die eigentliche Veränderung gar nicht im Therapieraum, sondern vielmehr zwischen den Sitzungen stattfindet. Logischerweise wird daher versucht, den Output einer Sitzung in den Alltag des Paares zu transferieren. Dies kann auf vielerlei Arten passieren, etwa durch Beobachtungsaufgaben, »Verschreibungen« bestimmter Verhaltensweisen oder durch Rituale, die das Paar in der Zwischenzeit durchführen soll (Henz u. Bernt, 2023).

Welchen Schwerpunkt systemische Paartherapeut:innen in ihrer Arbeit auch wählen mögen – narrative, provokative, langsame oder schnelle Zugänge (Grossmann, 2012; Hess, 2018; El Hachimi, 2022) –, die genannten Punkte gelten immer und überall. Und viele dieser Punkte werden im Verlauf des Buches noch eine prominentere Rolle spielen.

1.3 Best of Hypnosystemik

Bevor wir uns hypnosystemische Konzepte näher anschauen, muss unbedingt eine Person vor den Vorhang: Dr. Gunther Schmidt. Ohne seine Überlegungen würde es die Hypnosystemik nämlich gar nicht geben. Um das Jahr 1980 begann er aus der Symbiose von systemischen Konzepten und Erickson'scher Hypnotherapie (s)eine neue Idee zu entwickeln – eben das hypnosystemische Modell (Schmidt, 2022). Dieses Modell integriert verschiedene therapeutische Ansätze, darunter systemisches Denken, Erickson'sche Hypnotherapie, Neurolinguistisches Programmieren (NLP), aber auch Ideen aus dem Psychodrama und Embodiment-Konzepte. Hypno-Systemik ist so als ein Meta-Konzept zu verstehen, das Therapeut:innen und Berater:innen mit einer bestimmten Brille ausstattet, die Therapie, Begleitung und Beratung besonders wirksam und effektiv gestaltet.

Zentral für die Hypnosystemik sind folgende Überlegungen: Basierend auf systemischen Konzepten zielt sie zusätzlich darauf ab, die unwillkürlichen Informationen und Ressourcen des Klienten zu aktivieren und zu nutzen, um Veränderungsprozesse anzustoßen. Problemerleben wird als Trancezustand im Sinne einer besonderen Aufmerksamkeitsfokussierung utilisiert. Hypnosystemik ist demgemäß eine Erweiterung der systemischen Therapie und Beratungskonzepte. Zur äußeren Bühne gesellt sich nun auch komplementär die innere Bühne. Hypnosystemische Konzepte wurden allerdings in der Literatur bis jetzt eher für Einzelklient:innen nutzbar gemacht (in der Praxis wird natürlich bereits seit Jahren auch im Mehrpersonensetting damit gearbeitet).

Gunther Schmidt selbst hat seit einigen Jahren bereits in diversen Vorträgen und Seminaren skizziert, wie sich die Idee von »Beziehung« per se hypnosystemisch konzeptualisieren lässt und wie sich demgemäß hypnosystemische Ideen auch auf die Begleitung von Paarbeziehungen anwenden lassen[1]. Leider liegen diese Ideen und Konzepte nicht schriftlich vor. Gunther Schmidts Überlegungen fließen aber natürlich in unser Konzept prominent mit ein. Sie bilden quasi die DNA unseres neuen Familienzweiges.

Und auch Roland Kachler skizziert 2015 in »Die Therapie des Paar-Unbewussten« erstmals einen »tiefenpsychologisch-hypnosystemischen« Ansatz (Kachler, 2015). Im Unterschied zu einer rein hypnosystemischen Konzeptualisierung von Paartherapie nähert er sich über die Tiefenpsychologie an – der so entstandene Zweig entspringt also einem anderen Familienzweig der großen Paartherapie-Familie, eben dem tiefenpsychologischen. Damit geht sowohl theoretisch als auch methodisch eine andere Denkweise einher als jene,

1 u.a. beim Kongress »Paare in Bewegung« in Wien, 12.–14.10.2014

die uns mit diesem Buch vorschwebt. Begriffe wie »Abwehr« oder »Kollusion« sind typisch für eine analytisch geprägte Lesart von Beziehung. Spiegel- und Resonanzprozesse stehen im Mittelpunkt seiner Ideen – im Unterschied zu den bereits erwähnten Paradigmen Koproduktion bzw. Musterbildung. Dennoch sei Roland Kachler hier unbedingt erwähnt, da er durchaus bereits Ideen von Gunther Schmidt aufgreift und paartherapeutisch nutzbar macht. Er sattelt das Pferd nur von der anderen Seite her auf.

Warum das Hypnosystemische eine wunderbare Erweiterung des Systemischen ist

Wie der Name bereits nahelegt, sind systemische Grundannahmen Teil der DNA der hypnosystemischen Ideenwelt. (Mutter und Vater der hypnosystemischen Paar- und Beziehungstherapie sind also sozusagen nahe Verwandte.) Was der systemischen Paartherapie aber gefehlt hat, sind vor allem folgende Aspekte:

- Ein überzeugendes Modell zur Erklärung wechselseitigen chronifizierten Unglückes

  In der systemischen Paartherapie wurde zwar eine Art Wechselseitigkeit der Problemerzeugung unterstellt – warum diese sich aber oftmals als gar so hartnäckig erweist, wurde nicht überzeugend dargestellt. Hypnosystemisch gedacht machen diese hartnäckigen Wiederholschleifen aber sehr viel Sinn: Menschen erzeugen autosuggestiv bestimmte Sichtweisen, auch »Problemtrancen« genannt, die sich wechselseitig verstärken. Meine Problemtrance wird damit zu einer Induktion für deine Problemtrance und umgekehrt.
- Eine neue Beschreibung von Differenz(en)

  Differenz bedeutet wörtlich übersetzt nichts anderes als Unterschied. In Beziehungen werden »Differenzen« daher nicht zufällig als Diskrepanzen (Abweichung) oder Meinungsverschiedenheiten übersetzt, während sie in der hypnosystemischen Paartherapie vor allem als Soll-Ist-Differenz gelesen werden: Etwas ist so oder so (Erleben), sollte aber anders sein (Bewertung). Aus diesem Blickwinkel heraus ergeben sich neue Herangehensweisen. So kann entweder an der Bewertung (z. B. durch eine Normalisierung) oder am Erleben durch Neu- bzw. Re-Fokussierung des Erlebens (von der Problem- zur Lösungstrance) gearbeitet werden.
- Die Einbeziehung innerer Erlebniswelten

  Systemische Paartherapie fand bisher vor allem auf der äußeren Bühne statt – das Sichtbare wurde verhandelt, also Beziehungen und Verhalten. Das Unsichtbare – also Gefühle und Erleben – kam kaum bis eher zufällig vor. Dabei ist es gerade diese Ebene, die unser Verhalten steuert. Eine Veränderung auf der inneren Bühne zieht automatisch eine Veränderung auf der äußeren Bühne nach sich: »Haltung steuert Verhalten« (Henz u. Bernt, 2023).

- **Die Utilisierung von imaginativen Prozessen**

  Imaginative Prozess hatten im klassischen Kanon der systemisch-paartherapeutischen Literatur bisher keinen Platz. Dabei sind sie viel wirksamer als rationale Prozesse. So ist auch das *Bild,* das wir von unseren Partner:innen haben, viel bedeutender als die realen Personen. In unseren Fortbildungen sprechen wir immer davon, dass »der Toni in der Vroni viel wirksamer ist als der tatsächliche Toni«. Hypnosystemische Konzepte können beides: sie unterstützen die Kommunikation des rationalen Denkens mit dem Bereich des unwillkürlichen Erlebens. Besonders durch sogenannte »Konversationstrancen« (also solche, die während der Konversation »wie nebenbei« erzeugt werden, wie Metaphern, Symbole, Anekdoten, aufmerksamkeitsfokussierende Fragen etc.) werden eigenständige, autonome Imaginations- und Fokussierungsprozesse angeregt. Die Veränderung der »inneren Bilder« des Partners/der Partnerin ist nicht nur nützlich, sondern oft sogar Bedingung einer guten Lösung – mein Gegenüber kann sich auf der äußeren Bühne um 180 Grad verändern. Wenn ich diese Veränderung imaginativ auf meiner inneren Bühne nicht mitvollziehe, hat sich in der Beziehungsdynamik gar nichts verändert.

- **Ein Modell zur Differenzierung von Paarverhalten und zur Erklärung von Ambivalenzen**

  In der systemischen Therapie wurde bisher eine Art Modell des dysfunktionalen Verhaltens beider Partner:innen ermittelt, um dieses in weiterer Folge zu verstören. Menschen verhalten sich in Beziehungen, aber nie nur auf *eine* bestimmte Art und Weise. Vielmehr wechseln unterschiedliche Erlebens- und Verhaltensweisen einander ab. Jede Beziehung wird also durchaus als ambivalent erlebt – für Paarprobleme gilt dies erst recht. Diese Sichtweise eröffnet neue Möglichkeitsräume. Plötzlich ist es nur mehr »eine Seite«, die sich dysfunktional verhält, eine andere Seite hingegen zeigt sich womöglich als ressourcenreich und liebevoll. Ambivalenzen können so nicht nur mitgedacht, sondern sogar nutzbar gemacht werden.

- **Die Einbeziehung des Körpers**

  Systemische Paartherapie war bisher auf das Verhalten der beiden Protagonist:innen fokussiert. Wurde das emotionale Erleben außen vor gelassen, galt das für das körperliche Erleben umso mehr. Menschen, vor allem Menschen in Liebesbeziehungen, sind aber immer auch mit ihrem Körper präsent. Wer jemals Schmetterlinge im Bauch hatte (oder gar Flugzeuge), kann ein Lied davon singen. Das Einbeziehen der somatischen Ebene hilft, unmittelbare körperliche Reaktionen sichtbar und damit nutzbar zu machen.

Ausgestattet mit diesen erweiterten Blickwinkeln gelingt es in der Paartherapie mühelos, die Ebenen zu wechseln: von der äußeren Bühne (Verhalten) auf die innere Bühne (Erleben), vom Leidenszustand (Problemtrance) zum erwünschten Zustand (Lösungstrance), von der Emotion zum Körper und von der Seite, die X durchlebt, zu der Seite, die Y erlebt.

Äußere Umstände und innere Zustände: Wenn Autobusse sich verlieben

Die Kernidee hypnosystemischer Konzepte erklärt sich am besten mit einer Metapher: Aus hypnosystemischer Sicht ist jeder Mensch mit einem Autobus[2] vergleichbar. In jedem Autobus sitzen viele Persönlichkeitsanteile. Manche sind vielleicht wesentlich jünger als unser aktuelles, biologisches Selbst. Manche sind eventuell in gewisser Hinsicht besonders vulnerabel. Und manche sind wahrscheinlich mit besonderen Ressourcen ausgestattet. Jeder Persönlichkeitsanteil hat spezielle Vorlieben und besondere Abneigungen, was die Reise betrifft. Die einen sind schreckhafter und schlagen schon bei der kleinsten Unebenheit Alarm. Andere geraten schnell in Stress, wenn andere Verkehrsteilnehmer:innen sich nicht an die Regeln halten oder ein Stau den Zeitplan verzögert. Wieder andere halten neugierig die Augen offen und freuen sich über Umwege und ungeplante Zwischenstopps. Und nicht alle haben dasselbe Ziel vor Augen. Jeder darf mal vorne sitzen und die Richtung mitbestimmen. Wesentlich ist nur, im Sinne der Fahrsicherheit, dass ein ressourcenreicher, erwachsener Selbstanteil überwiegend die Kontrolle über das Lenkrad innehat. Ist das nicht der Fall, hat der Bus ein Problem.

Gleichzeitig befindet sich jeder Autobus immer im Austausch mit seiner Umwelt. Autobusse fahren auf Straßen, engen Gassen oder Autobahnen, sind Geschwindigkeitsbegrenzungen unterworfen, müssen sich an Verkehrsregeln halten und passen ihren Fahrstil der allgemeinen Wetter- und Straßenlage an. Sie müssen ab und zu auftanken, hin und wieder Reifen wechseln bzw. zum Service. Vor allem aber sind Autobusse in ständiger Wechselwirkung mit anderen Verkehrsteilnehmer:innen.

Jeder Autobus stimmt sich also ständig sowohl im Inneren unter seinen Passagier:innen als auch im Außen mit seiner Umwelt ab.

Verlieben sich zwei Autobusse, wird es noch komplexer: Die beiden stimmen nun nicht mehr nur ihre jeweiligen Fahrgasträume mit sich selbst, sondern

2 Auch die Autobus-Metapher geht im Kern auf Gunther Schmidt zurück, ist aber schon so lange im Umlauf, dass keine mündliche Quelle mehr ausfindig gemacht werden konnte.

auch auf ihr Gegenüber bezogen ab. Da beide möglichst synchron fahren wollen, müssen Fahrstile angepasst, Routen abgeglichen und Tankpausen akkordiert werden. Das ist oft gar nicht so einfach, weil im ersten Autobus vielleicht ein Insasse vehement eine Toilettenpause fordert, während im zweiten Autobus eine andere Fahrgästin dauernd auf die Uhr schaut und aufs Tempo drückt.

Noch komplexer wird die innere und äußere Abstimmung, wenn auch die Umwelt deutlich Einfluss auf die Fahrt der beiden zu nehmen beginnt: Staus, Baustellen, Umleitungen, Wetterlagen und allerlei sonstige vorhersehbare und unvorhergesehene »Störungen« sorgen für Stress und damit für noch mehr Abstimmungsbedarf.

Hypnosystemische Paartherapie nimmt auf alle inneren Zustände und äußeren Umstände Rücksicht und kann immer dort wirksam werden, wo es nötig ist. Zu Beginn wird mit den beiden Bussen immer das Ziel abgestimmt – wohin soll die Reise denn gehen (vgl. Kapitel 3.17 »Auf einen Blick: Auftragsklärung und Anamnese«)? Manchmal endet die Therapie hier bereits, wenn die beiden realisieren, dass es kein gemeinsames Ziel mehr gibt. In anderen Paartherapien reicht es vielleicht, die Busse darauf hinzuweisen, dass bei den aktuellen Straßenverhältnissen wohl jedes Fahrzeug ins Schlingern geraten wäre (vgl. Kapitel 4 »Kontextualisieren und Normalisieren«). In wieder anderen Prozessen geht es darum, die gemeinsamen Fahrtmuster zu verändern: Ich würde dir ja die Vorfahrt lassen, wenn du nicht immer so drängeln würdest. Ich würde ja nicht so drängeln, wenn du mir die Vorfahrt ließest (vgl. Kapitel 5 »Muster erkennen und unterbrechen«). Gar nicht so selten macht es darüber hinaus Sinn, die jeweiligen Passagier:innen genauer unter die Lupe zu nehmen (vgl. Kapitel 6 »Teilearbeit« bzw. Kapitel 7 »Biografisches Arbeiten«). Wir denken aber auch mit, was passiert, wenn die Wege sich trennen oder es gar zu einem Verkehrsunfall kommt (vgl. Kapitel 9 »Besondere Herausforderungen«). Und wir haben Ideen, wie die kleinen »Autobusserln« am lustvollsten entstehen bzw. welche Rolle Sexualität spielt, wenn Autobusse sich verlieben.

Sonstige hypnosystemische Anreicherungen von Paartherapie

Für Kenner:innen und Liebhaber:innen hypnosystemischer Konzepte seien noch ein paar weitere Ideen angemerkt, die hypnosystemische Paartherapie positiv anreichern können. Leser:innen, die bisher noch nie mit Hypnosystemik zu tun hatten, sollen sich an dieser Stelle keineswegs abschrecken lassen – nicht alles, was möglich ist, muss auch umgesetzt werden! Es geht uns vielmehr darum, die hypnosystemische Erweiterung aus allen möglichen Blickwinkeln zu illustrieren.

Die besondere Rolle der Sprache

In der hypnosystemischen Paartherapie bedienen wir uns gern einer besonderen Sprache, in der Metaphern und (indirekte) Suggestionen eine wichtige Rolle spielen. Sprachbilder erzeugen Bilder im Kopf, die viel schneller auf die Handlungsebene übersetzt werden können als abstrakte Erklärungen. Geschichten transportieren gewünschtes Erleben und Verhalten viel plastischer als jede Theorie. Anbei ein paar Beispiele für den besonderen Umgang mit Sprache in der hypnosystemischen Paartherapie:

- Geschichten
  »Es war einmal ein Gärtner, der einen verwilderten Garten erbte. Anfangs wusste er nicht, wo er anfangen sollte, aber dann entschied er sich, jeden Tag eine kleine Ecke zu pflegen. Und mit der Zeit verwandelte sich der Garten in eine Oase der Schönheit und Ruhe. Vielleicht gibt es auch in Ihrer Beziehung Bereiche, die mit ein wenig Pflege blühen könnten.«
- Positive Suggestionen
  »Sie werden feststellen, dass mit jeder positiven Veränderung, die Sie machen, es Ihnen leichter fällt, auch in schwierigen Situationen ruhig zu bleiben und klar zu denken.«
- Erlaubende Sprache
  »Vielleicht möchten Sie jetzt einfach mal ausprobieren, wie es sich anfühlt, wenn Sie tief durchatmen und sich vorstellen, dass Sie beide sich schon in einem sicheren Hafen befinden, in dem Sie zur Ruhe kommen können.«
- Utilisation von Körperempfindungen
  »Und während Sie das warme Licht spüren, das gerade durch das Fenster fällt, können Sie bemerken, wie sich Ihre Schultern entspannen und sich ein Gefühl der gegenseitigen Entspannung und des Wohlwollens ausbreitet.«
- Scheinbare Ambiguitäten erzeugen
  »Sie können sich entscheiden, ob Sie heute oder morgen damit anfangen, mehr Aufmerksamkeit in Ihrer Beziehung zu produzieren.«

Utilisieren von Problemen

In der hypnosystemischen Paartherapie werden Probleme mit offenen Armen empfangen, da im Problem auch meist schon die Lösung steckt. Statt Probleme zu bekämpfen, werden sie genutzt, um konstruktive Bedeutungen und neue Möglichkeiten zu schaffen. Die »gute Absicht« hinter einem Problem wird herausgearbeitet, gewürdigt und zur Veränderung genutzt oder »utilisiert«: »Welche wertvollen Informationen liefert Ihnen Ihr Misstrauen über Ihre Bedürfnisse?«

Einführen von Metakommunikationen

Meta-Kommunikation, also Kommunikation über die Art und Weise der Kommunikation, wird genutzt, um Zwickmühlen zu benennen und die Kommunikation auf eine übergeordnete Ebene zu bringen:

»Wenn ich Ihnen so zuhöre, gewinne ich den Eindruck, dass Sie beide sich hier im Gespräch verhalten wie zwei Mikado-Spieler:innen: Wer sich zuerst bewegt, hat verloren.«

Pacing und Leading

In der hypnosystemischen Paartherapie bewegen die Therapeut:innen sich in einem Wechselspiel von Pacing und Leading. Pacing bedeutet »im gleichen Schritt gehen« und beschreibt einen Prozess des Angleichens und Spiegelns des Gegenübers. Hier geht es darum, sich empathisch auf die Partner:innen einzulassen, um eine gute Beziehungsebene zu beiden zu schaffen. Das Paar fühlt sich verstanden, erkannt, abgeholt. Gleichzeitig erzeugt das reine Verweilen im empathischen Verstehen keinen Unterschied im Problemerleben. Deshalb ist es gut, wenn ausreichend Beziehungskredit vorhanden ist, ins Leading zu wechseln. Das bedeutet übersetzt »Führen« und heißt, dass Sie das Paar nach und nach mitnehmen in einen anderen Zustand. Dazu müssen die Therapeut:innen aktiv neue Wege vorschlagen, andere Ideen ins Spiel bringen, von sich aus Themen setzen. In der hypnosystemischen Paartherapie ist es sowohl wichtig, mitzugehen, als auch voranzugehen:

»Ich höre Ihnen beiden gut zu und kann verstehen, wie anstrengend und schmerzhaft die letzten Monate für Sie gewesen sein müssen. Enttäuschungen, viel Distanz, viel Sprachlosigkeit hat bei Ihnen beiden Frust und Erschöpfung erzeugt, nicht wahr? Erlauben Sie mir dennoch, kurz abzubiegen und auf einen ganz anderen Aspekt Ihrer Beziehung zu schauen, nämlich das Gelingende?!«

1.4 Tailor made statt »one size fits all«

In diesem Buch zur hypnosystemischen Paartherapie geht es uns nicht darum, eine ganz bestimme »Methode« oder gar »Interventionsform« zu vermitteln, sondern vielmehr das Wissen zur Verfügung zu stellen, mit dem man als Paartherapeut:in für jedes Paar die individuell passende Therapie zusammenstellen kann. An anderer Stelle haben wir Paartherapie einmal mit Kunstschnitzen verglichen (Henz u. Bernt, 2023): Gute Kunstschnitzer:innen können ein

Holz richtig einschätzen, wissen, welche Werkzeuge wann anzuwenden sind, um das gewünschte Werkstück herauszuarbeiten und sie können spontan reagieren, wenn sich unerwarteterweise eine Verhärtung im Holz zeigt oder ein Stück absplittert. Wir fassen diese Fähigkeiten auch gern unter »Fallverständnis« zusammen. Ein gutes Fallverständnis ist aus unserer Sicht viel bedeutsamer als das Nachbeten irgendwelcher Interventions-Manuale oder das Abarbeiten von Fragenkatalogen. Es geht darum, das richtige »Gespür« zu entwickeln, was für dieses eine spezielle Paar, das da auf der Couch sitzt, passend sein könnte. Demgemäß empfiehlt sich in der Paartherapie zwar eine Art Fahrplan (günstig für Autobusse!), es darf aber jederzeit spontan abgebogen bzw. sich auf Umwege begeben werden. Diesen Fahrplan werden wir in den kommenden Kapiteln genauer vorstellen, ein paar Grundsätze seien aber jetzt schon vorweggenommen:

- Haltung steuert Verhalten: Hypnosystemische Paartherapie erfordert eine spezielle Haltung Paaren gegenüber. Die ist nicht verhandelbar und damit Ausgangspunkt jedweder Paar- und Beziehungstherapie.
- Ohne Ziel kein Weg: Ohne zu wissen, wohin die Reise geht, starten wir nicht. Auftragsklärung steht daher immer am Beginn.
- So wenig wie möglich, so viel wie nötig: Manchmal reicht auch eine minimalinvasive Intervention, um den Auftrag zu erfüllen. Wir starten daher immer behutsam, einen Zahn zulegen können wir im Verlauf der Sitzungen immer noch.
- Hypnosystemische Paartherapie ist eine Art Wechselspiel von schnellem und langsamem Denken (Kahneman, 2012). Schnelles Denken ist eher intuitiv, schnell, emotional und vor allem unbewusst und damit der Modus, mit dem in der Sitzung größtenteils operiert wird. Die Kommunikation der Therapeut:innen wird dabei spontan erzeugt: Wir denken nicht über jede Formulierung extra nach, sondern gehen mit unserer Stimmigkeit. Parallel dazu braucht gute Paartherapie auch das langsame Denken: analytische Atempausen, in denen wir langsam und bedächtig über den Prozess im Therapieraum nachdenken und bewusst entscheiden, wie es weitergehen soll. Diese zweite Art des Denkens empfiehlt sich vor allem zur Reflexion bzw. Vorbereitung einer Einheit, bei der Schärfung des Fallverständnisses und bei der Planung des therapeutischen Prozesses.

1.5 Unser Leitkonzept: Die Wiener Zwiebel

Wenn man es mit Autobussen zu tun hat, empfiehlt sich eine gute Landkarte. Deshalb stellen wir an dieser Stelle unser Leitkonzept[3] vor, das uns hilft, an jeder Stelle der Paartherapie den Überblick zu bewahren. Da das Konzept sich aus einem Kern heraus entwickelt, um den herum sich wie bei einer Zwiebel Schicht um Schicht des therapeutischen Prozesses entwickelt, und weil wir dieses Konzept im Rahmen des »Wiener Paarcurriculums« entwickelt haben, nennen wir es der Einfachheit halber die »Wiener Zwiebel«. Wir stellen hier das Konzept im Gesamten vor, werden uns aber in jedem der folgenden Kapitel einer bestimmten Zwiebelschicht noch im Detail widmen.

Die Wiener Zwiebel (s. Abbildung 1) ist unsere Landkarte beim Navigieren von Autobussen. An ihr können wir uns immer und überall orientieren, wo wir gerade im therapeutischen Prozess stehen. Wie die Abbildung veranschaulicht, gruppieren sich um einen Nukleus, den wir »Haltung« nennen, diverse Schichten, die wir an dieser Stelle kurz vorstellen und in den anschließenden Kapiteln noch weiter vertiefen werden.

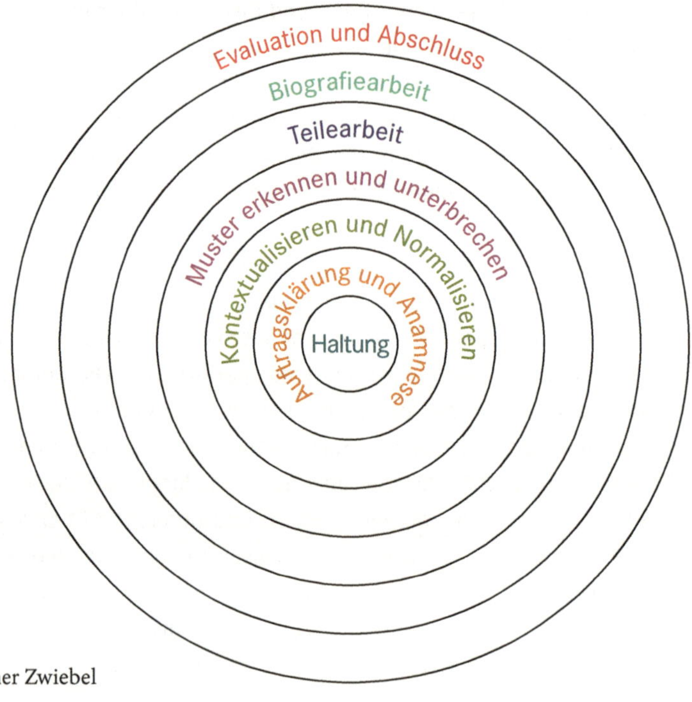

Abbildung 1: Wiener Zwiebel

3 Das erste Mal publiziert haben wir dieses Konzept 2023 in unserem Buch »99 ½ Tipps für Paartherapeut:innen« (Henz u. Bernt, 2023), damals noch unter dem Begriff »Zwiebelprinzip«.

Im Kern der Zwiebel (und jeder Paartherapie) steht immer die professionelle Haltung der Therapeut:innen, die sich aus bestimmten Einstellungen, Konzepten, Grundwerten und Blickwinkeln zusammensetzt. Mit dieser Haltung treten wir als Paartherapeut:innen den Paaren (oder Beziehungskonstellationen) gegenüber. Sie hilft uns, alles was geschieht, aus einem bestimmten professionellen Blickwinkel zu betrachten und einzuordnen und damit abgekoppelt von unserem Alltagserleben agieren zu können. Als Autobusbegleiter:innen brauchen wir eben gute Kenntnis über die Verkehrsregeln, ein gutes Fahrsicherheitstraining, Erfahrung beim Einschätzen der Straßenlage und ausreichend Gelassenheit auch bei riskanteren Manövern. Die Haltung wirkt gleichzeitig auch wie eine Schutzbrille – wir können damit navigieren, ohne uns blenden zu lassen.

Aus dieser professionellen hypnosystemischen Haltung heraus ergeben sich bereits die ersten Handlungsschritte: Die erste Schicht ist unweigerlich die Auftragsklärung und Anamnese mit dem Paar (bzw. der Beziehungskonstellation). Nur wenn wir wissen, welche Bauart die Autobusse haben und wo sie hinwollen, können wir ihnen beim Navigieren optimal helfen.

Haben wir ausreichend Kenntnis über das Ziel, beginnen wir zunächst in der Außenwelt nach Gründen zu suchen, die den Autobussen den Weg versperren. Wir kontextualisieren das Problem und versuchen eventuell auch zu normalisieren:

»Kein Wunder, bei so einer Wetterlage geraten auch die stabilsten Busse ins Trudeln.«
»Zur Hauptreisezeit ist doch mit Staus zu rechnen, oder?«
»Sie hatten aber auch schon lange keine Möglichkeit mehr aufzutanken, nicht wahr?«

Reicht das nicht, um die Autobusse wieder zu beruhigen und ihnen dabei zu helfen, ihre Fahrt ungestört fortsetzen zu können, gehen wir einen Schritt weiter und versuchen, das Interaktionsmuster der Autobusse zu erkennen und zu verändern. »Immer wenn Sie bremsen, beginnt Ihr Mann zu hupen, und sobald Sie eine Hupe hören, bremsen Sie erst recht. Das scheint ein dauerhafter Kreislauf zu sein, wie sehen Sie denn das?«

Reicht das nicht aus, um die beiden sicher zu ihrem Ziel zu geleiten, beginnen wir ab jetzt, uns für die Innenräume der Autobusse zu interessieren. Welche Persönlichkeitsanteile sitzen im Fahrgastraum, wer redet alles mit beim Fahren und wer hat welches Ziel?

Wenn selbst das nicht ausreicht, beginnen wir uns für die biografischen Werdungen derjenigen Anteile zu interessieren, die das Ziel besonders hartnäckig zu boykottieren scheinen.

Sind alle Möglichkeiten ausgeschöpft (wie gesagt, manchmal reicht ja auch nur eine minimalinvasive Intervention), geht es an die Prozessevaluation: Wie gut wurde das Ziel erreicht? Wie sicher ist die Weiterfahrt ohne eine:n Therapeut:in? Wie gut können Rückfälle verhindert werden? Wurde das Fahrtziel erreicht, geht es an die Beendigung der Paar- und Beziehungstherapie. Wurde es nicht erreicht, an die Diagnose: Wurde eventuell etwas übersehen? Macht es denn Sinn, die Fahrt miteinander fortzusetzen? Sollen die Autobusse eher dabei begleitet werden, sich voneinander zu verabschieden? Eventuell gibt es hier einen neuen Auftrag oder der Begleitauftrag wird in gegenseitigem Einvernehmen für beendet erklärt.

Dieses Modell dient uns wie gesagt als Landkarte beim Navigieren durch den paartherapeutischen Prozess und ist damit auch nur eine besondere Form der Aufmerksamkeitsfokussierung, eine Art hilfreiche Arbeitstrance für Paartherapeut:innen, wenn man so will. Was sonst noch hilfreich ist beim Erzeugen eines kompetenten, ressourcenreichen Zustandes, um Autobusse bestmöglich begleiten zu können, werden wir in Kapitel 9 genauer unter die Lupe nehmen.

1.6 Woher kommen eigentlich die kleinen Autobusse? Sexualität als Querschnittsthema

Zu Recht könnte man an dieser Stelle anmerken, dass das wichtige und bedeutende Thema der Sexualität bisher noch keinen Platz gefunden hat. Die »Wiener Zwiebel« hat tatsächlich keine eigene Zwiebelschicht für sexuelle Themen vorgesehen, und zwar aus einem einfachen Grund: »Gestörte« Sexualität ist aus hypnosystemischer Sicht auch nur *ein* mögliches partnerschaftliches Problemfeld unter vielen anderen. Sexualität könnte im Therapieraum daher an allen möglichen Stellen der Zwiebel vorkommen:

- bei der Anamnese und Auftragsklärung (Inwieweit hängen Beziehungsqualität und lustvolle Sexualität zusammen? Wird fehlende oder nicht zufriedenstellende Sexualität als das zentrale Problem präsentiert oder eher als Randnotiz vermerkt? Etc.);
- im Zuge einer Normalisierung (Inwieweit ist es in manchen Lebensumständen – z. B. nach der Geburt eines Kindes – normal, sich sexuell kaum zu begegnen?);
- als leidvolles Muster im Sinne einer dysfunktionalen Koproduktion (Wird sexuelle Bereitschaft als Waffe oder Rache eingesetzt? Bedingt Streit mangelndes Begehren und mangelndes Begehren Streit?);
- Ebenso könnte es lohnend sein, herauszufinden, welche Seiten eigentlich für die Lust zuständig sind und wie man diese am elegantesten wieder ein-

laden könnte. (Welche Seite Ihrer Partnerin ist denn eigentlich für das offensive Flirten zuständig? Und welcher Anteil von Ihnen signalisiert sexuelle Bereitschaft?).

Sexualität ist also aus hypnosystemischer Sicht ein Querschnittsthema: Wenn wir das körperliche Empfinden als Teil unseres Erlebens konzipieren, ist Lust oder Unlust auch nur ein Zustand unter vielen möglichen anderen. Das heißt nicht, dass sexuelle Themen in diesem Buch nicht vorkommen werden, aber wir glauben nicht, dass hypnosystemische Sexualtherapie anders konzeptualisiert werden muss als hypnosystemische Paartherapie.

1.7 Zum Schluss noch ein Blick in die Wirkforschung[4]

Schaut man in die Paarforschung, zeigt sich im Vergleich zur Einzel- und Familientherapie begrenzte Wirksamkeit: Nur bei etwa fünfzig Prozent aller Paare, die Paartherapie in Anspruch nehmen, geben zwei Jahre nach Therapieende eine dauerhafte Verbesserung bzw. eine erhöhte Zufriedenheit im Kontext der gemeinsamen Beziehung an.

Es gelingt »im Durchschnitt offenbar nicht, Paare durch die Behandlung mit ihrer Partnerbeziehung so zufrieden zu machen, wie es der Durchschnitt der Normalbevölkerung ist« (Grawe, Donati u. Bernauer, 1994, S. 544).

Nur unwesentlich besser fallen die Ergebnisse einer von Reiter-Theil und Kollegen publizierten Studie aus, die in einer Wiener Eheberatungsstelle Personen zu ihrer Zufriedenheit mit dem paartherapeutischen Angebot befragt hat. Paarberatung bzw. -therapie wurde von 55 Prozent der Klient:innen als »erleichternd«, von 39 Prozent als »unentschieden« und von 6 Prozent sogar als »belastend« beschrieben (Reiter-Theil, Reiter, Steiner u. Much, 1985, S. 152). Klann und Hahlweg (1994) untermauern die eingeschränkte Wirksamkeit. In ihrer Studie wurden Paartherapien untersucht, die von Therapeut:innen und Berater:innen mit einer mittleren Berufserfahrung von zehn Jahren sowie einer vorwiegend systemischen Ausrichtung durchgeführt wurden. Auch geben Paare eine Verbesserung in manchen Bereichen an, die Messwerte nach einer Paartherapie liegen jedoch immer noch unter den Werten von jenen Paaren, die mit ihrer Beziehung zufrieden sind, ohne jemals Unterstützung in Anspruch genommen zu haben.

4 Vgl. zum Thema Paartherapie auch den Beitrag von Grossmann (o. J.).

Eine weitere Studie belegt, dass Paartherapien häufig in eine anschließende Trennung münden (Willi, 2000, S. 29; Schweitzer u. von Schlippe, 2000, S. 1). Als Basis dieser Ergebnisse diente der Ehe- und Partnerschaftsfragebogen (EFP), der insgesamt 120 Themenbereiche wie Kommunikation, Problemlösung, Sexualität, Kindererziehung etc. mittels verteilter Fragen erfasst. Betrachtet man die Ergebnisse der »Beratungsbegleitenden Erforschung« differenziert, so kann man erkennen, dass die Effektstärken von Paartherapie bei der »allgemeinen Partnerschaftszufriedenheit« am stärksten, am geringsten bei den Themenbereichen »Sexualität« und »Konflikte in der Kindererziehung« sind. So geht Paartherapie »an den Wünschen und offensichtlichen Problemen der Klienten vorbei und bietet keine ausreichende Basis für konstruktive Veränderungen, die für eine tiefgreifende Verbesserung der Partnerschaft notwendig sind« (Schindler, Hahlweg u. Revenstorf, 1998, S. 131). Und es gibt auch einen Genderunterschied, denn die erhobenen Effektstärken sind bei Frauen höher als bei Männern. An dieser Stelle sei auch nochmals angemerkt, dass die Erkenntnis, sich nach einer Paartherapie zu trennen, nicht immer ein negativer Outcome für ein Paar sein muss. Viele Paare wünschen sich mehr Klarheit, sie kommen mit dem Anliegen, eine gute Entscheidung treffen zu können. Ein Paar, dass nach oder während einer Paartherapie entscheidet, sich besser zu trennen, hat sein Therapieziel erreicht. In den bereits beschriebenen Ergebnissen zur Wirksamkeit würden sie jedoch, befragt nach der Zufriedenheit in ihrer Beziehung, natürlich zu einem negativen Outcome beitragen.

Schauen wir weiter, dann belegt die große Zahl an Studien auch noch eine im Vergleich zur Einzeltherapie tendenziell hohe Abbruchrate von nahezu 50 Prozent (Klann u. Hahlweg, 1994; Davis u. Dhillon, 1989). Wir gehen davon aus, dass viele Paare erst dann professionelle Hilfe in Anspruch nehmen, wenn partnerschaftliches Unglück einen bereits chronifizierten Zustand erreicht hat.

Im Vergleich einzelner paartherapeutischer Ansätze zeigen sich analog zur Einzeltherapie keine signifikanten Wirkunterschiede, was dem »Dodo-Verdikt« der Psychotherapieforschung (Luborsky, Singer u. Luborsky, 1975) entspricht. Es gibt keine Wirkunterschiede zwischen behavioralen, kognitiv-behavioralen und sogenannten Einsichtsorientierten Paartherapien (Sexton, Alexander u. Leigh Mease, 2004) bzw. zwischen nicht-systemischen und systemischen paartherapeutischen Ansätzen (Shadish, Montgomery, Wilson, Bright u. Okwumabua, 1993).

Wieso dann überhaupt Paartherapie anbieten? Wir denken, es ist eine Frage der Perspektive: Ist das Glas halb leer oder halb voll? Auch wenn die Ergebnisse verglichen mit Einzeltherapie schlechter ausfallen, so dürfen wir nicht vergessen, dass dieses Angebot für die anderen 50 Prozent jener Paare, die Paartherapie in Anspruch nehmen, durchaus im Moment als hilfreich und/oder stabilisierend wahrgenommen wird.

Es lohnt sich außerdem einen Blick auf die Wirkfaktoren von Psychotherapie zu werfen und diese auch auf den hypnosystemischen, paartherapeutischen Prozess umzulegen, damit Professionist:innen Paartherapie zu einem möglichst effizienten Angebot gestalten.

Nach Frank ist es ein wesentlicher Wirkfaktor, wenn Therapeut:in und Klient:in eine positive emotionale bzw. vertrauensvollen Beziehung aufbauen können, um überhaupt ein »heilendes« Setting zu schaffen (Frank, 1961). Für Paartherapie bedeutet dies, dass es der Professionist:in gleichermaßen gelingen muss, beide Personen emotional ausreichend zu erfassen, um beide in eine vertrauensvolle Beziehung zu ihr:ihm zu überführen, bei gleichzeitiger (unter Umständen) konfliktärer Beziehung der beiden untereinander.

Laut Torrey beruhen diese Wirkmechanismen auf einem gemeinsamen Erklärungsmodell, das Klient:innen und Therapeut:innen für die Ursachen der Schwierigkeiten der Klient:innen entwickeln. Zudem spielen die von den Therapeut:innen »ausgestrahlte« Überzeugung, helfen zu können, sowie der Einsatz bestimmter Techniken eine große Rolle.

Pfeiffer (1991) sieht das Mobilisieren von Zuversicht und Veränderungsbereitschaft durch Psychotherapeut:innen, das Aufnehmen einer emotional bedeutsamen Beziehung, die Interpretation eines Leidenszustands nach einem plausiblen kulturellen Konzept, das »Auftauen« verfestigter Erlebens- und Verhaltensmuster, das Vermitteln korrigierender emotionaler Erfahrungen sowie die »Umstrukturierung« zentraler Konzepte von Klient:innen als zentrale Wirkbedingungen.

Etwas nüchterner betrachten es Grawe, Donati und Bernauer (1994). Sie gehen davon aus, dass ein »mehr oder weniger großer Anteil der Veränderungen zurückzuführen ist auf Veränderungen, die auch ohne jede Behandlung eingetreten wären« (Grawe et al., 1994, S. 711). Dieser Befund stützt sich unter anderem auf Studien, gemäß welchen die Wirkungen sogenannter Placebo-Kontrollbedingungen nahe den Effekten eines tatsächlichen psychotherapeutischen Treatments liegen (Strupp u. Hadley, 1979). Diese kennen wir auch aus der Suchtforschung (Miller u. Rollnick, 2023).

Unspezifische Bedingungen »können vom Therapeuten sehr wirksam oder unwirksam utilisiert werden, was mit entsprechenden Auswirkungen auf das Therapieergebnis einhergeht« (Grawe et al., 1994, S. 713). Damit meinen die Autor:innen jenen Rahmen, innerhalb dessen spezifische Wirkbedingungen zur Anwendung kommen. Grawe und Kolleg:innen benennen vier spezifische Wirkprinzipien, die – als Gegensatzpaare angeordnet – zueinander in einem komplementären Verhältnis stehen: »Ressourcenaktivierung« und »Problemaktualisierung«; »Aktive Hilfe zur Problembewältigung« und »Klärungsperspektive« (Grawe et al., 1994). Diese Logik schließt ganz wunderbar an das hypnosystemische Verständnis von hilfreicher, wirkungsvoller Paartherapie an.

Ein:e Therapeut:in, der:die einem Paar ein Erklärungsmodell anbietet, dass diesem aufgrund seiner mitgebrachten Vorstellungen nicht verständlich oder plausibel ist, der:die unsicher auf Klient:innen wirkt oder durch sein:ihr Vorgehen keine Erfolgserwartungen weckt, der:die Klient:innen kein persönliches Interesse an ihnen vermittelt, bringt unspezifische Wirkbedingungen negativ zur Geltung. Sein:Ihr Handeln birgt so keine große Chance, sogenannte spezifische Wirkbedingungen wirksam werden zu lassen. Hypnosystemik als Metakonzept befähigt Paarberater:innen und -therapeut:innen, sich unmittelbar auf das individuelle Erleben eines Paares (oder einer nicht-dyadischen Beziehungskonstellation) einzustellen, was die Chance auf »wirksame« Veränderung deutlich erhöht.

1.8 Auf einen Blick: Hypnosystemische Paar- und Beziehungstherapie

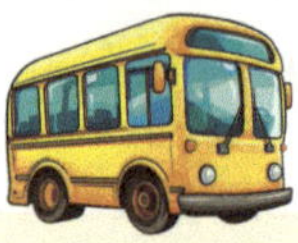

- Hypnosystemische Paar- und Beziehungstherapie ist eine Erweiterung und gleichzeitig Neudefinition bereits bekannter und etablierter systemischer Konzepte für Paare.
- Zentrale Idee für Veränderung ist die positive Verstörung dysfunktionaler Muster.
- Klassische systemische Grundlegungen bleiben gleich: Der konstruktivistische Blick, die absolute Neutralität, die Auftrags- und Zielklärung, die Ressourcen- und Lösungsorientierung, das Mitdenken der Therapiepausen (Transfer).
- Neu ist die Erweiterung der Sichtweise von der äußeren um die innere Bühne: Nicht nur das Verhalten, auch das Erleben wird zentral mitbehandelt.
- Der Fokus liegt nicht darauf, wie das Paar »wirklich« ist, sondern darauf, welche der vielen Beziehungen und Begegnungsmuster zwischen den Partnern gerade präsentiert werden.
- Es geht darum, die Aufmerksamkeit auf die Beziehungen und Interaktionsmuster zu lenken, die lösungsförderlich und zielführend sind, anstatt sich auf Probleme zu konzentrieren.

- Grundannahme ist, dass die Fähigkeiten und Kompetenzen für eine hilfreiche Entwicklung bereits im System vorhanden sind, aber vielleicht nicht aktiviert sind. Die Aufgabe ist es, diese zu reaktivieren.
- Durch Aufmerksamkeitsfokussierung werden hilfreiche Realitäten und Wirklichkeiten innerhalb des Paares erzeugt, anstatt nach der »echten« Realität zu suchen.
- Zusammengefasst liegt der Kern in der Aktivierung von Lösungspotenzialen durch gezielte Aufmerksamkeitslenkung, anstatt sich auf Probleme zu konzentrieren.

2 Die Haltung als Dreh- und Angelpunkt der paartherapeutischen Arbeit

Hypnosystemisch gedacht ist die paartherapeutische Haltung eine Seite der bzw. des Therapeut:in, in der ganz bestimmte nützliche und ressourcenreiche Fühl-Denk-Verhaltens- und Körpermuster abgespeichert sind. Diese Seite sollte relativ rasch aktivierbar sein und umfasst auf der Denkebene ein paar nützliche Sichtweisen, Überzeugungen und Einstellungen, auf der emotionalen bzw. der Körperebene kräftigende Gefühle und ressourcenreiche somatische Marker und auf der Verhaltensebene ein paar Dos und Don'ts im therapeutischen Verhalten. Die therapeutische Haltung ist wie eine Art Grundstimmung oder Einstimmung. So wie sich ein Orchester vor dem Spielen einstimmen muss, stimmen sich auch Paartherapeut:innen auf ihre Arbeit ein. Schließlich haben sie eine Art Dirigent:innenfunktion im komplexen Gefüge einer Paarsitzung. Ist man als Paartherapeut:in nicht klar gestimmt, kommt es sehr schnell zu Überforderungen und dem Gefühl, dass die Sitzung entgleitet. Je besser man aber mit der Seite in Kontakt ist, in der die therapeutische Haltung abgespeichert wurde, desto seltener wird Chaos entstehen. Um diese Seite gut und schnell aktivieren zu können, sollten die Antworten auf folgende Fragen in Fleisch und Blut übergegangen sein:

- Was habe ich für ein Selbstverständnis als Paartherapeut:in?
- Welche Grundannahmen und Einstellungen leiten mich?
- Wie verstehe ich meine Rolle und Funktion?
- Welche Art der Interaktion werde ich zulassen, welche unterbinden und wo ist die Grenze?
- Mit welchen Phänomenen ist zu rechnen?
- Welche Einladungen könnten Paare oder Beziehungskonstellationen mir machen? Welche werde ich keinesfalls annehmen?
- Wie reguliere ich Nähe und Distanz?
- Wie manage ich Komplexität?
- Was brauche ich, um gut in Kontakt mit meinen Ressourcen und Kompetenzen zu kommen?
- Was ist für mich eine optimale Arbeitsumgebung und -position?

Im Folgenden werden wir einige aus unserer Sicht sehr hilfreiche, mitunter sogar unverzichtbare, Antworten auf alle diese Fragen geben. Denn Haltung erzeugt nicht nur Klarheit, sie gibt auch Halt und steuert unser Verhalten.

2.1 Grundannahmen I: Unsere Blickwinkel auf die Welt, auf Beziehungen und auf Beziehungsprobleme

Einige von Ihnen könnten sich fragen, wieso wir so viel Aufmerksamkeit auf scheinbar abstrakte und theoretische Dinge legen und nicht einfach längst mit konkreten Anleitungen für die Praxis starten. Die Antwort ist ganz einfach: Aus unserer Sicht gibt es nichts Praktischeres als eine gute Theorie. Denn Theorien (bzw. Konzepte) helfen uns, die Komplexität der Welt zu strukturieren. Auch scheinbar Zusammenhangloses oder Chaotisches macht mit einer guten Theorie im Hintergrund plötzlich Sinn, wird verstehbar und damit handhabbar. Und der Sinn, den wir einer Situation geben, steuert unsere Aktionen und Reaktionen. Um zu verdeutlichen, wie praktisch und nützlich die »Haltung« ist, werden wir sie daher auch immer wieder mit Beispielen illustrieren.

Konstruktivismus

Systemische und hypnosystemische Konzepte leisten sich, anders als andere therapeutische Schulen, den Luxus einer Erkenntnistheorie, also einer Theorie, auf welche Art und Weise wir die Welt erfassen. Wir glauben daran, dass die Welt ein Konstrukt ist, also keine fixe Entität, die aus allen Blickrichtungen gleich erlebbar und beschreibbar ist, sondern ein Etwas, das erst durch Beobachtung und Beschreibung selbst hervorgebracht wird. Das ist nicht nur graue Theorie aus den Elfenbeintürmen irgendwelcher Philosoph:innen, sondern hat sehr praktische Konsequenzen für den therapeutischen Alltag. Ein Beispiel: Die meisten Säugetiere können nur schwarz-weiß sehen, der Mensch jedoch farbig und Kolibris sehen sogar Farben, die wir uns nicht einmal vorstellen können. Wie also ist die Welt wirklich beschaffen? Ist sie schwarz-weiß, bunt oder infrarot und ultraviolett? Die Antwort lautet: Es kommt darauf an, wer hinsieht. Mit jedem Blickwinkel wird nämlich eine andere Art von Wirklichkeit erzeugt. Wenn dies schon bei der Frage der Farbigkeit gilt, gilt es bei »weicheren« Fragen der Wirklichkeit umso mehr: Woran erkennt man eine glückliche Beziehung? Wer hat Schuld am Scheitern einer Ehe? Wie hat ein Streit begonnen? Was ist erfüllte Sexualität? Wie definiert man generell »Beziehung«? Alle diese Fragen (und viele weitere mehr) sind niemals eindeutig zu beantworten. Niemand »hat

Recht« oder kennt »die Wahrheit«. Je nach Perspektive werden unterschiedliche Antworten erzeugt. Hypnosystemische Paartherapeut:innen verabschieden sich daher von der Idee der »Wahrheitssuche«. Sie sind keine Detektiv:innen, die nach Beweisen suchen, was wirklich geschah und auch keine Richter:innen, die zu einem Urteil über das Geschehene kommen. Hypnosystemische Paartherapeut:innen interessieren sich stattdessen für die unterschiedlichen Blickwinkel und deren Konsequenzen. Jede Perspektive wird dabei weder als wahr oder falsch angesehen, sondern eher als »nützlich« oder »weniger nützlich« im Sinne der gewünschten Veränderung.

Fallbeispiel:

Anja und Attila sind seit drei Jahren ein Paar. Die beiden kommen aufgrund eines seit längerem schwelenden Konfliktes in Paartherapie. Attila möchte jetzt endlich Nägel mit Köpfen machen und Zukunftspläne schmieden. Die jetzige Beziehungsform (zwei getrennte Wohnungen) soll sich in Richtung Verlobung, Zusammenziehen und/oder Familiengründung verändern. »Das, was wir hier leben, ist ja gar keine richtige Beziehung!«, meint er. Anja hingegen ist hochzufrieden mit dem Status quo und sträubt sich gegen Veränderung: »Das, was wir jetzt leben, ist die beste Beziehung, die ich je hatte. So richtig hat es sich noch nie angefühlt – warum sollten wir etwas verändern?«, hält sie dagegen.

Ob Anja und Attila »eine wunderbare Beziehung« oder »gar keine richtige Beziehung« miteinander führen, hängt also von der Perspektive ab. Ein und dieselbe Beziehung kann offenbar als »unrichtig« und »goldrichtig« gleichzeitig konstruiert werden. Aufgabe der:des Paartherapeut:in ist hier nicht, das richtige Konstrukt zu eruieren, sondern die unterschiedlichen Bedeutungsgebungen zu erkunden. Merke: Menschen und Paare beschreiben niemals Realitäten, sondern nur ihre jeweiligen Sichtweisen der Wirklichkeit.

Neutralität

Damit sind wir auch schon bei der zweiten wichtigen Grundeinstellung: Neutralität. Das bedeutet nicht nur, jegliche Art von Bündnis mit einer:einem der Partner:innen, sondern darüber hinaus auch, jegliche Art von inhaltlicher Bewertung zu vermeiden. Hypnosystemische Paartherapeut:innen halten zu allen Anwesenden (seien es zwei oder mehr Personen) den gleichen Abstand, sind nicht parteiisch, sondern allparteilich und tarieren Nähe und Distanz sorgsam unter allen Partner:innen aus. Sehr schnell ist man im Therapieraum verführt, sich auf die eine oder andere Seite zu schlagen, der einen oder anderen Partei Recht zu geben oder gar die eine oder andere Erzählung für glaubwürdiger zu halten. Diesen Verführungen ist unter allen Umständen zu widerstehen. Denn kaum verlässt man den Pfad der Neutralität, hat man sein wichtigstes Gut verspielt: Vertrauen. Person A wird zwar womöglich hochzufrieden sein, dass man als Paartherapeut:in dieselbe Sicht vertritt, Person B hingegen wird einem als Therapeut:in das Vertrauen entziehen.

Wir zeigen uns also Personen, Erzählungen, Sichtweisen, Beschreibungen und sogar Lösungsideen gegenüber neutral.

Das geht sogar so weit, dass aus hypnosystemischer Sicht nicht alles, was in Paartherapie eingebracht wird, automatisch ein Problem darstellen muss. Vielmehr handelt es sich bei jeder Erzählung zunächst um ein Phänomen, das durch eine bestimmte Bedeutungsgebung erst zum Problem wird.

Wir bleiben also neutral bezüglich der Frage,

... ob jemand im Recht ist.
... ob jemand glaubwürdiger ist.
... ob etwas ein Phänomen ist oder ein Problem.
... ob diese oder jene Lösung die richtige ist.
... ob eine Beziehung fortgeführt oder beendet werden soll.
... ob es eine richtige Form von Sexualität gibt.
... ob es unbedingt nur zwei Personen braucht, um eine gute Beziehung zu führen.
... ob Paartherapie überhaupt das Mittel der Wahl ist.
... etc.

Fallbeispiel:

Anja und Attila versuchen die Paartherapeutin auf ihre Seite zu ziehen. »Das ist doch normal, dass man die Beziehung nach einer gewissen Zeit auf eine andere Stufe hebt, nicht? Das sehen Sie doch sicher auch so?!«, sagt Attila. Anja kontert: »Ich habe schon so viele Beziehungen scheitern gesehen, wenn das mit dem Heiraten und Kinderkriegen dazukommt. Davon können Sie doch sicher auch ein Lied singen?!« Die Paartherapeutin antwortet: »Ich kann Sie beide gut verstehen! Sowohl Ihre Sehnsucht nach Verbindlichkeit und Entwicklung, Attila, als auch Ihre Sorge, Anja, dass Lebendigkeit und Leidenschaft auf der Strecke bleiben könnten. Ich kann daher nicht entscheiden, wer Recht hat. Aber ich helfe Ihnen gern herauszufinden, wie eine gute Zukunft aussehen könnte, die für Sie beide stimmig wäre!«

Neutralität bedeutet aber nicht »alles gelten lassen«, sondern hat auch ihre Grenzen: Sobald psychische, körperliche oder sexuelle Gewalt im Spiel sind, positionieren wir uns als Paartherapeut:innen explizit im Sinne des Opferschutzes und verlassen die neutrale Zone – wir beziehen Stellung. Manche von Ihnen haben vermutlich noch andere ethische Grenzen, die das Ende einer neutralen Haltung markieren.

Koproduktion, Zirkularität und Musterbildung

Im Kern der hypnosystemischen Konzeptualisierung von Paartherapie steht die Idee, dass leidvolles Paar- oder Beziehungserleben im Kontext einer Beziehung immer eine *Koproduktion* ist bzw. eine *wechselseitige Problemtrance.* Sind zwei (oder mehr) Personen aufeinander bezogen, produzieren sie automatisch aufeinander abgestimmtes Erleben. Natürlich erlebt sich jeder Mensch auch außerhalb einer Beziehung (übrigens meist in anderen Kontexten, die ebenfalls eine Art Koproduktion hervorbringen, etwa Herkunftsfamilien, Freund:innen oder Arbeitsstellen). Innerhalb einer Liebesbeziehung jedenfalls wird Erleben wechselseitig – also zirkulär – produziert: Eine Person tut etwas, die andere Person reagiert darauf, die eine Person reagiert wiederum auf die Reaktion etc. Das beginnt schon beim Initialstart der Beziehung, nämlich beim Verlieben. Sich einseitig zu verlieben, geht zwar (etwa indem jemand aus der Ferne angehimmelt wird), eröffnet aber keineswegs eine Beziehung, sondern eben nur eine Solo-Verliebtheit. Erst wenn wechselseitige Zeichen und Anzeichen der Verliebtheit ineinandergreifen, sprechen wir vom Beginn einer Liebesbeziehung. Die Frage, wer angefangen hat, wird zwar hier selten gestellt (bei Konflikten dafür umso mehr!), ist aber eben in beiden Fällen nicht zu beantworten.

Fallbeispiel:

Im Zuge eines Erstgesprächs fragt die Paartherapeutin Kevin und Matias, wann und wie sie sich ineinander verliebt hätten. Kevin denkt kurz nach und meint dann: »Während der Regenbogenparade in München! Wir waren da jeweils mit Freunden unterwegs und irgendwer kannte irgendwen, und so waren wir plötzlich auf demselben Truck. Matias tanzte neben mir und dann hat er plötzlich so einen Tango-Move angedeutet. Ich musste lachen und antwortete mit einem ähnlichen Move. Und dann tanzte er mich wieder an und dann ich ihn und so weiter. Über Stunden kein Wort, wir kannten nicht mal unsere Namen, sondern stattdessen intensives Tanzen. Wir haben nicht mal mitgekriegt, als es zu regnen begonnen hat. Am Ende der Parade war dann einfach klar, dass wir jetzt die Nacht miteinander verbringen werden. Seither sind wir zusammen.«

Hätte Kevin nicht auf Matias' Tango-Move reagiert, wäre alles so geblieben, wie es war. Matias hat also nicht »angefangen«, sondern einfach nur ein kommunikatives (in diesem Fall nonverbales) Angebot gemacht, das genauso gut hätte ausgeschlagen werden können. Kevin aber nahm das Angebot an und lud dadurch seinerseits Matias zurück ein, wiederum auf sein kommunikatives Gegenangebot zu reagieren. Unbewusst aktivierte sich parallel dazu in beiden ein bestimmtes Fühl-Denk-Verhaltens-Körpermuster, das man eventuell mit »Flirtmodus« übersetzen könnte: Es entfalteten sich Gefühle wie Neugier und Freude, Gedanken wie »Ich bin attraktiv«, Verhaltensweisen wie Augenaufschläge oder neckisches Grinsen und unwillkürliche Körperreaktionen wie Erröten, erweiterte Pupillen oder schnellere Atmung. Beide gerieten also in eine Art Trance, und beide Trancen verstärkten und bedingten einander.

Zirkularität: Wie zwei (oder mehr) Liebes- und Problemtrancen einander aufrechterhalten

Hypnosystemisch gesehen bedeutet Trance im Kontext Beziehung, eine bestimmte Form der Aufmerksamkeit zu produzieren, die durch die Reaktionen des Gegenübers miterzeugt und aufrechterhalten wird. Diese fokussierte Aufmerksamkeit kann eine Art Liebestrance erzeugen oder eine Problemtrance. In beiden Fällen sind wir sehr absorbiert und fokussiert, unser gesamtes System richtet sich auf das Erleben, das damit verbunden ist, aus. Sind wir verliebt (Liebestrance) laden wir alles, was das Gegenüber tut mit immenser positiver Bedeutung auf: Sie hat mich angelächelt? Bedeutsam! Er will mit mir ins Kino gehen? Bedeutsam! Sie wollen beide neben mir sitzen? Bedeutsam! Wir geraten in eine Art Tunnelblick durch Einengung von Wahrnehmung und Aufmerksamkeit (»Ich habe gar nicht mitgekriegt, dass es geregnet hat!«), in dem sich das Zeitempfinden möglicherweise verändert (»Die Zeit ist wie im Flug vergangen!«) und ein charakteristisches Fühl-Denk-Verhaltens- und Körpermuster aktiviert wird. Der Körper reagiert unwillkürlich mit einem bestimmten somatischen Marker (Damásio, 1994), z. B. mit »Schmetterlingen im Bauch«. Koproduktion bedeutet im Fall von Verliebtheit, dass zwei als positiv erlebte Trancen in einen gemeinsamen Sog geraten, in dem sie einander bedingen und gegenseitig verstärken. Im Falle von Beziehungsunglück gilt dasselbe: Zwei (oder mehr) Problemtrancen erzeugen sich gegenseitig und halten einander aufrecht.

Fallbeispiel:

Nora und Hans, seit 20 Jahren verheiratet, beklagen im Erstgespräch eine seit einigen Jahren hoch konfliktäre Beziehungssituation, in der kaum noch liebevolle Momente Platz hätten. Zu Beginn werden beide von der Therapeutin gebeten, eine typische Streitsituation zu beschreiben: Nora beschreibt eine Szene, in der sie von der Arbeit nach Hause kommt und ihr erster Blick sofort erfasst, dass Hans den Geschirrspüler schon wieder nicht ausgeräumt hat. Hans bekräftigt die Szenenauswahl und beschwert sich, dass er wegen so einer Kleinigkeit dann eine gefühlte Ewigkeit lang die schlechte Laune seiner Frau ertragen müsse. Er hätte dann eine Riesenwut im Bauch und schon gar keine Lust mehr, im Haushalt mitzuhelfen.

Wiederum werden eine Einengung von Wahrnehmung und Aufmerksamkeit (»Ich komm nach Hause und das Erste, was ich sehe, ist natürlich der nicht ausgeräumte Geschirrspüler!«), ein verändertes Zeitempfinden (»Eine gefühlte Ewigkeit lang muss ich dann diese schlechte Laune über mich ergehen lassen!«) und unwillkürliche Körperreaktionen (»Wut im Bauch«) erlebt: Zwei Problemtrancen produzieren wechselseitig partnerschaftliches Unglück.

Musterbildung: die Wiederholung des (Un-)glücks

Die permanente Wiederholung solcher Koproduktionen nennen wir Musterbildung. Das Ziel der paartherapeutischen Arbeit ist immer die Unterbrechung dysfunktionaler Muster und die (Wieder-)Einführung bekömmlicher Muster. Muster können sowohl auf der äußeren als auch auf der inneren Bühne verstört werden. Auf der äußeren Bühne durch Anregungen zur Verhaltensänderung (»Streiten Sie bitte weiter wie bisher, allerdings mit einer kleinen Regeländerung: Sie müssen vorher eine Clownsnase aufsetzen!«). Auf der inneren Bühne durch das Anregen neuer Assoziationsnetzwerke (»Versuchen Sie beim nächsten Streitanlass, jeweils eine andere, erwachsenere Seite von sich zu aktivieren und mit der gemeinsam in den Konflikt reinzugehen!«).

Sicher kann man Paarerzählungen auch ganz anders hören und interpretieren als zirkulär und durch die Musterbrille. Aber der hypnosystemische Blickwinkel hilft enorm, um sich nicht im Beziehungsgeflecht zu verstricken und immer die nötige Distanz zu behalten.

Lösungs- und Ressourcenorientierung

Natürlich kommen Paare (bzw. Beziehungskonstellationen) zu uns in die Praxis, weil sie ein Problem haben (oder zumindest glauben, eines zu haben). Fälschlicherweise verwechseln sie Paartherapie dabei oft mit einer Art ärztlicher Untersuchungssituation. Die Hoffnung lautet: Je genauer die Probleme geschildert werden, desto besser kennt der:die Paartherapeut:in sich aus und desto treffsicherer kann die Therapie auf das Paar zugeschnitten werden. Das Gegenteil ist oft der Fall. Vor lauter Details verliert man als hypnosystemische:r Paartherapeut:in schnell den Überblick. Der Effekt: Bereits in der ersten Sitzung wird in Nullkommanix eine wunderbare Problemtrance produziert, die, wenn nicht gegengesteuert wird, auch mal schnell auf die Therapeut:innen übergreifen kann.

Fallbeispiel:

Veri und Deniz beginnen, kaum, dass sie auf der Couch Platz genommen haben, Klage übereinander zu führen. Veri beschwert sich, dass Deniz auf den letzten Drücker vom Büro losgefahren wäre, »als ob wir diesen Termin nicht schon seit Wochen ausgemacht hätten«. Deniz kontert: »Das ist so typisch! Nie kann ich dir etwas recht machen! Bin ich fünf Minuten zu früh, ist es falsch, bin ich fünf Minuten zu spät, ist es auch falsch. Jetzt war ich auf die Minute pünktlich – wieder falsch!« Veri beginnt daraufhin nach Beispielen zu suchen, um die eigene Sichtweise zu untermauern. Was wiederum Deniz dazu veranlasst, zum Gegenschlag auszuholen und Veri diverse Verfehlungen vorzuwerfen. Dieses »Aber du!«/»Aber du auch!« geht über mehrere Runden. Die Paartherapeutin kommt kaum dazu, sich einen Überblick zu verschaffen.

Damit man sich als Therapeut:in nicht im Dschungel der Problemerzählungen verliert, hilft es, einen radikal lösungsorientierten Blick zu haben. In der hypnosystemischen Logik geht es *nicht* darum, ein Problem so lange zu sezieren, bis man es in alle Verästelungen hinein verstanden hat (Wie oft kam Deniz denn schon zu spät? Was genau werfen Sie Veri denn in Bezug auf den Urlaub vor? Etc.) Es geht vielmehr darum, den Blick stattdessen in Richtung einer möglichen Lösung zu richten.

Fallbeispiel:

»Ich höre, Sie haben sich schon mal ordentlich auf die erste Sitzung eingestimmt, und das Problem hat sich gleich mal untergehängt und ist mit in den Therapieraum gekommen. Wunderbar, da bekomme ich einen sehr lebendigen Eindruck, wie sich ein Konflikt so aufschaukelt bei Ihnen. Jetzt sind Sie aber nicht da, um mehr vom selben zu erzeugen, sondern um eine gute Lösung zu erreichen. Wie würde die denn aussehen? Haben Sie dazu schon eine Idee, mal ganz grob?«

Um die Autobusse in Richtung Lösung zu lenken, stellen wir immer wieder lösungsorientierte Fragen:

- Woran würden Sie merken, dass das Problem verschwunden ist?
- Macht das Problem auch mal Urlaub?
- Wann war denn das letzte Mal so eine gute Phase?
- Bis wann kam die Beziehung auch ohne das Problem gut aus?
- Warum lohnt es sich, sich um eine gute Lösung zu bemühen?
- Wer würde denn die gute Lösung als Erste:r bemerken?
- Etc.

Ressourcen

Auf dem Weg zu einer guten Lösung kommen wir nicht ohne Ressourcen aus. Sie sind der Treibstoff aller Autobusse. Ressourcen umfassen alle Fähigkeiten, Stärken, positiven Erfahrungen, Kompetenzen und schönen Erinnerungen. Hypnosystemisch gehen wir davon aus, dass ein Paar (oder eine Beziehungskonstellation) alle Ressourcen, die es zur Lösung braucht, bereits in sich trägt, mit diesen Ressourcen aber zu Beginn der Paartherapie gerade nicht in Kontakt kommen kann. Wir helfen also dabei, bereits vorhandene Ressourcen zu bergen und fragen daher auch:

- Welche Ressourcen haben Sie als Paar (oder als Beziehungskonstellation) bereits, um eine gute Lösung zu finden?
- Wann und wie ist Ihnen schon mal eine Problemlösung gelungen?
- Welche Stärken zeichnen Sie als Paar generell aus?
- Was aneinander ist so wunderbar, dass Sie noch dabei sind (und nicht längst den Hut drauf gehaut haben)?
- Wer oder was im Außen könnte Ihnen dabei helfen, zu einer guten Lösung zu gelangen?

Unser Blick auf Paare mäandert zwischen Problemerzählung und Lösungsorientierung hin und her. Wichtig ist dabei eine ausgewogene Mischung aus Problemassoziation und Problemdissoziation. Manchmal ist es für Paare (oder Beziehungskonstellationen) wichtig, sich ganz mit dem Problem zu assoziieren, also in eine fette Problemtrance einzusteigen. Oft ist es besser, sich vom Problem zu dissoziieren, also aus der Problemtrance auszusteigen und in ein Bild von einer guten Zukunft einzusteigen (vulgo Lösungstrance).

Individualisieren

Hypnosystemische Paar- und Beziehungstherapie ist immer maßgeschneidert. Was für das eine Paar nützlich ist, kann bei einem anderen Paar genau das Gegenteil bewirken. Deshalb ist hypnosystemische Paartherapie auch keine »Methode«, sondern eine Herangehensweise. So wie eine gute Biogärtnerin zwar für jeden Standort die passenden Pflanzen auswählt, aber insgesamt immer auf Nachhaltigkeit und Artenvielfalt achtet, geht es um handlungsleitende Prinzipien, aus denen sich in einer jeweils konkreten Situation automatisch Handlungsoptionen ergeben. Diese Fähigkeit, zu individualisieren, nennen wir auch Passung oder strukturelle Kopplung. Anschlussfähig zu sein ist viel wichtiger, als nach Lehrbuch zu arbeiten. Nicht immer lässt sich eine bestimmte Vorgehensweise sofort theoretisch plausibilisieren, vieles beruht auf Intuition und Erfahrungswissen. Mit der richtigen Haltung kann man aber nichts falsch machen – wenn sich eine bestimmte Frage oder Intervention für ein bestimmtes Paar stimmig anfühlt – go for it! Gleiches gilt für alle hier vorgestellten Interventionsideen. Wenn die Art und Weise der hier vorgestellten Beispiele nicht zu Ihnen passt – machen Sie es passend! Individualisieren Sie auch Ihren eigenen Zugang, Ihren Stil, setzen Sie auf Finetuning und Kalibrierung.

Fallbeispiel:

Am selben Tag nehmen zufällig hintereinander zwei Paare auf der Couch der Therapeutin Platz, die beide über sexuelle Lustlosigkeit klagen.

Beim ersten Paar kommt die Rede bei der Suche nach gemeinsamen Ressourcen auf gemeinsames Kochen und Essengehen. Die Therapeutin verweilt hier absichtlich sehr lange: Sie stellt Fragen zum Genießen, zu bestimmten Geschmacksrichtungen, zur Zusammenstellung des idealen Sommermenüs, zu Appetithäppchen und Lust auf bestimmte Speisen. Sie interessiert sich dafür, ob manchmal auch ein schnelles gutes Omelett glücklich macht und wie sich beim Marktbummel schon Vorfreude auf das gemeinsame Kochen einstellen kann. Eher beiläufig stellt sie Fragen zur sexuellen Anamnese. Und fragt das Paar, ob nicht manchmal auch der Appetit mit dem Essen kommen könnte. Die beiden beginnen zu schmunzeln.

Beim zweiten Paar wird schnell klar, dass zu Hause zehn Monate alte Zwillinge warten, die heute zum ersten Mal von der Oma beaufsichtigt werden. Die Therapeutin stellt Fragen zur Schlafsituation und Schlafqualität und zur Organisation von Haushalt und Kindern. Sie interessiert sich für das Energieniveau der Eltern und ihre Strategien, um ihre Batterien im Alltag aufzuladen. Sie will wissen, ob die Großmutter grundsätzlich eine Ressource sein könnte, um ab und zu auf die Kinder zu schauen. Sie beruhigt und normalisiert. Und begibt sich mit den beiden auf die Suche nach lustvollen kleinen Auszeiten vom Elternsein. Ein Seufzer der Erleichterung geht durch die beiden hindurch.

Beide Stundenverläufe wurden aus einer hypnosystemischen Haltung heraus gestaltet. In beiden Fällen geht es um die Veränderung einer Problemtrance (Erfüllte Sexualität findet nicht mehr statt, irgendwas stimmt doch nicht mit uns!). In beiden Fällen wird nach Bedingungen und Umständen gesucht, unter denen das erwünschte Erleben sich mit einer höheren Wahrscheinlichkeit wieder aktivieren könnte. Die beklagte mangelhafte Lust wird zum relativen Konstrukt umgedeutet: zu etwas, das sich in vielen anderen Kontexten ohnehin sehr oft zeigt (kulinarischer Genuss) bzw. zu etwas, das in bestimmten Kontexten bei niemandem auftauchen würde (Familiengründung).

Pendeln zwischen Autonomie und Bezogenheit

Ein weitere wichtige Grundannahme hypnosystemischer Paar- und Beziehungstherapie ist Helm Stierlins Theorem, dass jeder Mensch sein Leben lang zwischen Autonomie und Bezogenheit hin- und herpendelt (Stierlin, 2021). Einerseits gibt es eine menschliche Ursehnsucht nach Autonomie: Jeder Mensch will das Eigene leben, will ganz bei sich sein, sich nicht verstellen müssen, die zutiefst eigenen Werte, Bedürfnisse, Grenzen und Möglichkeiten befriedigen. Aber niemand ist eine Insel. Deshalb gibt es gleichzeitig das Grundmotiv nach Bezogenheit: Jeder Mensch will auch Teil von etwas Gemeinsamem sein, will sich wahrgenommen und erkannt fühlen, zugehörig und gewollt. Das Kunststück lautet also, ganz bei sich und gleichzeitig ganz beim anderen Menschen zu sein. Hypnosystemische Paartherapie weiß um diese Dialektik, und sie weiß, dass die Lösung nicht im Entweder-oder liegt, sondern im Sowohl-als-auch. Fast alle Beziehungsprobleme lassen sich im Spannungsverhältnis von Autonomie und Bezogenheit lesen – wir wollen gleichzeitig wir selbst bleiben und mit der anderen Person (oder gar den Personen) verschmelzen.

So wie ein guter Seiltänzer sehr viel Schwankung erzeugen muss und sein Gewicht immer wieder nach links und rechts austarieren muss (ein kerzengerader Seiltänzer würde nämlich unweigerlich binnen kurzem vom Seil fallen), so helfen auch wir Paaren bzw. Beziehungskonstellationen, die Ambivalenz von »ganz bei mir« und »ganz bei dir« auszutarieren. Hypnosystemiker:innen nennen dieses Kunststück »bezogene Individuation« (Stierlin, 2021). Im Prozess der hypnosystemischen Paar- und Beziehungstherapie fördern wir gleichzeitig *Autonomie,* also Selbststeuerung und Eigenverantwortung, und *Bezogenheit,* also Gewahrsein der Verbundenheit und Verantwortungsübernahme für das Gemeinsame.

Transfer – Autobusse auch außerhalb des Therapieraumes auf Spur halten

Die eigentliche Veränderung einer Beziehung findet nicht im Therapieraum statt, sondern im richtigen Leben. Die Sitzung selbst dient daher eigentlich nur als Impuls, als Drehmoment für die gewünschte Richtungsänderung der Autobusse. Die Anwesenden haben in der Stunde etwas verstanden, etwas gelernt, erstmal etwas neu bewertet oder mit anderen Augen gesehen, zumindest aber haben sie sich positiv verwirren lassen. Kurzum, sie gehen mit etwas anders verdrahteten neuronalen Netzwerken aus dem Therapieraum, als sie hereingekommen sind. Nun besagt aber die Hebb'sche Lernregel, dass, je häufiger bestimmte Neuronen miteinander aktiv waren, umso bevorzugter werden sie auch in Zukunft aufeinander reagieren – »what fires together, wires together« (Hebb, 2002). Die Wahrscheinlichkeit, dass die alten neuronalen Netze sich wieder zusammenschließen, ist also hoch. Umso wichtiger ist, es, die neu verdrahteten Synapsen in Bewegung zu halten. Diesen Übungseffekt erzielen wir durch Transferaufgaben, auch Hausübungen genannt. Hausübungen sind aber kein Selbstzweck (Hauptsache, Sie üben, egal was!), sondern stehen immer punktgenau im Dienst der Veränderung, die in der Sitzung bereits begonnen wurde. Hat ein Paar in der Sitzung eine neue Idee entwickelt, wie ein Konflikt auch ausgetragen werden könnte – geben Sie ihm Gelegenheit, diese neue Idee auch umzusetzen. Hat das Paar erstmals verstanden, wie Kränkungen und Frustrationen koproduziert werden – lassen Sie ausgiebig beobachten, wie genau diese Koproduktionen funktionieren. Die wichtigste Regel aber lautet: Frage die Hausübung/Transferaufgabe in der folgenden Stunde immer und unter allen Umständen ab. Transfer funktioniert nur wenn er verbindlich gemeint ist.

Fallbeispiel:

Ilsa und Dominik erarbeiten in der dritten Stunde ein Modell, wie Kränkung (Ilsa) und Ohnmachtserleben (Dominik) einander bedingen und aufrechterhalten: Immer wenn Ilsa sich gekränkt fühlt, stellt sie die Kommunikation ein, sie scheint dann nach außen hin eiskalt und unzugänglich. Dominik erlebt sich dann als völlig ohnmächtig. Um die kommunikative Eiszeit zu beenden, beginnt er, Ilsa zu provozieren. Diese fühlt sich erneut gekränkt und das Muster bleibt stabil. Die Therapeutin fragt die beiden, ob sie dem Muster einen Namen geben können. Sie nennen das Muster »Im Zombieland«. Am Ende der Sitzung lädt die Therapeutin Ilsa und Dominik ein, zu beobachten, in welchen Situationen sie sich am wahrscheinlichsten ins Zombieland begeben und im Fall der Wiederholung den »Grenzübergang« zu markieren. Entweder verbal (»Achtung, wir betreten feindlichen Boden!«) oder nonverbal. Beide willigen ein. Bei der nächsten Sitzung vier Wochen später fragt die Therapeutin nach der Aufgabe. Ilsa beginnt zu schmunzeln und meint, zuerst habe sie die Grenzwächterin gespielt, allerdings mit wenig Erfolg. Dominik habe wohl ihre Markierung als Angriff auf sein Verhalten verstanden. Nachdem sie ihm schnippisch ein »Ok, dann mach' doch du!« zugeworfen hatte, wurde Dominik kreativ. Heimlich bastelte er eine kleine Fantasieflagge mit Zombiesymbolen. Das Schwenken dieser Miniflagge im Anlassfall würde nun beide zum Lachen bringen: »Wir können dann gar nicht mehr so gut streiten!«

2.2 Grundannahmen II: Unser Blick auf uns selbst – Rolle, Funktion und Auftrag

Zur Haltung gehört neben wesentlichen Grundannahmen auch Klarheit über die eigene Rolle und Funktion. Die Funktion ist dabei die Summe aller Aufgaben, die mit der Position als Paartherapeut:in oder -berater:in einhergeht. Die Rolle beschreibt die Verhaltenserwartungen, die an mich in meiner Funktion gerichtet werden. Man könnte auch sagen, Funktion ist *was* ich tue, Rolle *wie* ich es tue.

Funktion

In der Funktion sind mehrere Aufgaben gebündelt:

- Vertrauen vermitteln,
- Rahmen setzen (Anfang, Ende, Zeitstruktur etc.),
- generelles Beobachten und Rückmelden,
- Problemlagen erfassen,
- Hypothesen bilden,
- Hilfe bei der Ressourcenaktivierung,
- Unterstützung beim Verstehen bisheriger Probleme,
- Assistieren beim Finden von Lösungen,
- Begleiten beim Übergang von Problem- zu Lösungsmustern,
- Fördern der Stabilisierung von Lösungen,
- Rückfallprophylaxe,
- eventuell Krisenintervention,
- eventuell Deeskalationsmanagement,
- Abschluss gestalten.

Die Funktionen der Paar- bzw. Beziehungstherapeut:in sind also vielfältig und komplex. Erfreulicherweise müssen nicht alle Funktionen zur gleichen Zeit erfüllt werden, sondern nach und nach. Viele dieser Funktionen sind intuitiv logisch und brauchen keine weiteren Erklärungen (z. B. Vertrauen vermitteln, Rahmen setzen). Viele Funktionen ergeben sich aus der hypnosystemischen Paarlogik ganz automatisch und sind zentrales Thema dieses Buches (z. B. wie man Problemlagen von Paaren und Beziehungen erfasst oder wie man bei der Ressourcensuche unterstützt). Wir werden daher hier nur auf einige wenige Aspekte der Funktion eingehen, nämlich Krisenintervention und Deeskalationsmanagement.

Krisenintervention

Wenn Autobusse unterwegs sind, kann es zu heftigen Verkehrslagen, ja sogar zu Unfällen kommen. Im Therapieraum sind krisenhafte Situationen zwar nicht häufig, aber möglich: sei es, dass eine Trennung einseitig ausgesprochen oder ein Seitensprung aufgedeckt wurde, sei es, dass ein Paar erkennt, dass Trennung wahrscheinlich die beste Option ist oder dass ein Ereignis im Außen (z. B. ein Todesfall) eine Überreaktion auslöst.

Es handelt sich immer um ein akutes Geschehen, eine kritische Situation, die meist mit heftigen Emotionen und wenig Handlungsfähigkeit einhergeht.

Hier gilt, was immer gilt in der Krisenintervention: schneller Moduswechsel von neutralem Begleiten hin zu klarem Intervenieren. Wenn sich eine Situation akut bedrohlich zuspitzt, sollten klare Handlungsanweisungen gegeben werden.

Interveniert wird rasch, kurz, intensiv und abgestellt auf akute Entlastung.

- Liegt Selbst- oder Fremdgefährdung vor?
- Wenn ja, braucht es externe Helfer:innen, z. B. einen Rettungsdienst?
- Wer braucht jetzt was und von wem?
- Wer organisiert was?
- Wie wird es die nächsten Minuten/Stunden/Tage weitergehen?
- Welche Ressourcen können aktiviert werden?

In einer akuten Krisensituation geben wir als Paartherapeut:innen Halt, indem wir Klarheit erzeugen. Das Wichtigste dabei ist, sofort vom Stundenverlauf abzuweichen und auf Krisenmodus umzuschalten.

Deeskalationsmanagement

Eine weitere Funktion ist das Unterbinden von Eskalationen, die den emotionalen und ethischen Rahmen sprengen. Gestritten werden darf, sogar lustvoll. Es ist sogar zu erwarten, dass die Probleme des Paares nicht nur erzählt, sondern quasi in 3D auch inszeniert werden: Lautstärke, Stimmmodulation, Gestik, Mimik zeichnen ein lebendiges Bild der problematischen Situation. Geht der Konflikt aber über ein gewisses Maß hinaus, ist es auch die Aufgabe von Paartherapeut:innen, das zu unterbinden. Hier ein paar Ideen, was getan werden kann. Viel wichtiger aber ist, wie man es tut, nämlich kräftig, bestimmt und mit der Autorität der Sitzungsleitung: »In meinem Therapieraum dulde ich derartiges Verhalten nicht!«

- Oft reicht bereits ein lautes, deutliches »Stopp!«.
- Manchmal braucht es den Hinweis, dass die Stunde abgebrochen wird, wenn hier weiter eskaliert wird.
- In ganz hartnäckigen Fällen kann man auch schon mal zur Tür gehen, diese öffnen und damit das Ende der Sitzung markieren.
- Wesentlich ist hier die eigene Haltung: Es handelt sich hier nicht um leere Drohungen, sondern Therapeut:in meint es sehr ernst.

- Es kann helfen, eine Pause zu markieren: Fenster auf, Schluck Wasser trinken, laut durchatmen, Körper bewegen.

Rolle

Die paartherapeutische Rolle ist die Summe an verinnerlichten Erwartungen an die Art und Weise, wie wir unsere Funktion mit Leben erfüllen. Sie ist wie ein Kostüm, das wir uns beim Arbeiten überziehen, um gut in Kontakt mit dem Verhaltensmuster zu kommen, das einer:einem kompetenten Paartherapeut:in entspricht. Die Rolle kann am besten durch Beispiele und Metaphern veranschaulicht werden.

- Hypnosystemische Paar- und Beziehungstherapeut:innen sind gelassen, weil sie wissen, dass Lösungen nicht aus dem Hut gezaubert werden können.
- Sie bleiben entspannt, weil sie keine Verantwortung für das Ergebnis, sondern nur für den Prozess übernehmen.
- Sie sind neugierig und offen, weil sie keine vorgefertigten Meinungen haben.
- Sie sind allparteilich, weil nicht Person A oder Person B oder Person C ihre Klient:innen sind, sondern die Beziehung ihre Klientin ist. Nur dieser sind sie verpflichtet.
- Sie sind keine Schiedsrichter:innen, die regelverletzendes Verhalten ahnden oder abpfeifen.
- Sie lassen sich daher auch nicht auf Gerechtigkeitsdiskurse ein und entscheiden nicht, was fair oder unfair ist.
- Sie sind eher wie die Schweiz: wohlwollend und neutral.
- Sie bleiben auch bei heftigen Verkehrslagen ruhig, weil sie wissen, dass jedes Verkehrschaos irgendwann endet.
- Sie bleiben bei Stau und Stillstand geduldig, weil sie wissen, dass das Teil jeder Reise ist.
- Sie sind deutungsoffen, was Beziehungsmodelle angeht, und interpretieren Polyamorie nicht als Abweichungsfehler, sondern als Variation.
- Sie sind gelassen, weil sie wissen, dass man bei einem respektvollen und empathischen Begleiten nichts falsch, sondern nur sichtbar machen kann.
- Sie erlauben sich eine gesunde Portion Humor.

Folgende Bilder können hilfreich sein, um die paartherapeutische Rolle auf der inneren Bühne zu gestalten. Hypnosystemische Paar- und Beziehungstherapeut:innen sind unter anderem wie:

- Gastgeber:innen (im Sinne von: Rahmen zur Verfügung stellen),
- Realitätenkellner:innen[5] (im Sinne von: ausprobieren unterschiedlicher Foki),
- Forscher:innen (im Sinne von: neugierig sein und bleiben),
- Sicherheitsfachleute (im Sinne von Bergführer:innen durch schwierige Passagen),
- Haltungstrainer:innen (im Sinne von: Haltung steuert Verhalten),
- Wegweiser:innen (im Sinne von: immer wieder Erinnerung an das gemeinsame Ziel),
- Verkehrslotsen und -innen (im Sinne von: Bewusstmachen von impliziten und expliziten Regeln),
- Dirigent:innen (im Sinne von: Gesamtblick über das komplexe Geschehen wahren).

2.3 Auf einen Blick: Die hypnosystemische Haltung

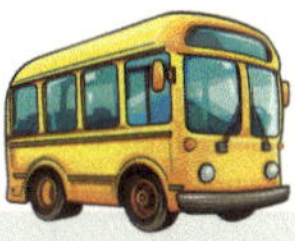

Die hypnosystemische Haltung definiert das Selbstverständnis als Paar- und Beziehungstherapeut:in und umfasst bestimmte Grundannahmen und Einstellungen, die arbeitsfähig machen:

- Die Haltung lässt sich auch übersetzen mit bestimmten nützlichen und ressourcenreichen Fühl-Denk-Verhaltens- und Körpermustern, die auf Abruf in der paartherapeutischen Rolle abgespeichert sind.
- Die hypnosystemische Haltung besteht aus wesentlichen Grundannahmen, gepaart mit Rollen- und Funktionsklarheit.
- Anstatt lineare Kausalitäten sichtbar zu machen, geht es darum Zirkularität und Wechselwirkungen zu erfassen.
- Statt sich auf die Seite einer Person zu schlagen, bleibt man neutral und setzt sich weder für A oder B, sondern für die Beziehung ein.

5 Eine Methapher, die Gunther Schmidt oft und gerne benutzt.

- Probleme und Symptome werden als Ergebnis wechselseitiger problematischer Tranceinduktionen wahrgenommen, die es zu unterbrechen gilt.
- Hypnosystemische Paar- und Beziehungstherapeut:innen wissen, dass keine der gezeigten Verhaltensweisen in Stein gemeißelt ist – wir sehen immer nur eine Seite einer Person. Darüber hinaus gibt es aber viele andere Seiten, die einfach gerade nicht sichtbar sind, aber aktiviert werden können.
- Jedes Paar hat Ressourcen. Je besser wir das Paar damit in Kontakt bringen, desto schneller und kreativer gelingen Lösungen.
- Jedes Paar ist anders, Neugierde und Forscher:innengeist bleiben wach.
- Je gelassener Therapeut:in bzw. Berater:in bleibt, desto mehr Sicherheit bekommt das Paar.
- Es gibt nichts Praktischeres als eine gute, handlungsleitende Theorie. Ein roter Faden ist Gold wert.

3 Auftragsklärung und Anamnese

Nachdem die Haltung, mit der hypnosystemische Paartherapeut:innen arbeiten, nun definiert ist, widmen wir uns dem nächsten Zwiebelring »Anamnese und Auftragsklärung« und damit dem Beginn des eigentlichen Arbeitens.

3.1 Contacting und der Umgang mit den allerersten Informationen

In seltenen Fällen vereinbaren Paare über Telefonkonferenz oder mittels einer gemeinsam verfassten E-Mail mit Therapeut:innen einen Termin. Meist ist es so, dass *eine* der beiden Personen Kontakt aufnimmt, um erste Informationen zu teilen und in der Folge einen Termin zu vereinbaren.

Auch hier eröffnen sich wieder viele spannende Fragen, die bereits einen Unterschied machen könnten:

- Wer ruft an? Wird die E-Mail von einem oder beiden geschrieben bzw. von einem/einer, wobei der/die andere CC gesetzt wird?
- Wird in der »Ich«- oder in der »Wir«-Form kommuniziert?
- Erfolgt die erste Antwort der Therapeutin an eine:n oder an beide?
- Gibt es gute Gründe, warum eine:r der beiden mit der Kontaktaufnahme betraut wurde?
- Wird dem Partner detailreich vom Erstkontakt erzählt oder nur vage?
- Werden beide Partner in die Kommunikation einbezogen? (z. B. Therapeutin kommuniziert mit X, X fragt bei Y nach, X kommuniziert die Antwort von Y an die Therapeutin)
- Werden bei der Kontaktaufnahme schon sämtliche Probleme in einer Art »Briefing« kommuniziert, oder hält das Paar sich bedeckt?
- Wurden mehrere Therapeut:innen kontaktiert? Wenn ja, geht es bei der

Entscheidungsfindung um Schnelligkeit? (Wer sich zuerst meldet, bekommt den Zuschlag!) Oder um Sympathie? (Die Therapeutin hat sich eine halbe Stunde Zeit genommen am Telefon!) Werden mehrere Therapeut:innen parallel »ausprobiert«? (Welche Therapeutin hat unser Problem im Erstgespräch am besten verstanden?)

- Hat nur eine:r von beiden Kontakt aufgenommen und augenscheinlich etwas erzählt, was der Partner nicht wissen soll?

Nicht alle dieser Aspekte können am Telefon oder per E-Mail schon nachgefragt werden. Aber viele davon werden – absichtlich oder unabsichtlich – bei der ersten Kontaktaufnahme bereits preisgegeben. Die Therapeutin kann sich also anhand des »Contacting« schon ein allererstes Bild machen und Hypothesen bilden. Von Beginn an ist es wichtig, die systemische Haltung der Therapeut:innenneutralität für Klient:innen transparent und begreifbar zu machen.

Vorgehen »No Secrets« Policy

Sobald schriftlich per E-Mail oder mündlich am Telefon »heikle« Informationen von Partner:in A über sich selbst oder Partner:in B geteilt werden, sollte die neutrale Haltung der Therapeut:in umgehend markiert werden. Denn neutral zu sein bedeutet nicht nur, den Erzählungen, Beschreibungen und Lösungsideen der Partner:innen mit annähernd gleichem Abstand zu begegnen und sich niemals auf die Seite einer Person zu stellen. Neutralität verlangt auch, niemals Geheimnisträger:in zu werden. Dieser Grundsatz gehört unbedingt kommuniziert, die Regel lautet: In der Paartherapie gehen Therapeut:innen transparent mit Geheimnissen um. Sie verfolgen hier eine »No Secrets« Policy (Phang, 2023; Coughlin, 2024).

Fallbeispiel:

Frau H. vereinbart telefonisch einen Termin bei einer Paartherapeutin. Kurz bevor sich die beiden verabschieden, verändert Frau H. die Stimmlage und spricht beinahe im Flüsterton, so als ob sie nicht wolle, dass man sie hört. Dabei hatte sie vorher versichert, sie wäre ungestört und allein und könne gut telefonieren.

Frau H: »Ich wollte Ihnen noch sagen, also ganz unter uns, dass meine Partnerin ein Alkoholproblem hat, aber das würde sie niemals zugeben. Daher wäre es auch besser, wenn wir das nicht vor ihr erwähnen, aber ich dachte, Sie sollten das unbedingt wissen.«

Therapeutin: »Vielen Dank Frau H., dass wir jetzt gleich die Möglichkeit haben, einen ganz wichtigen Grundsatz in hypnosystemischer Paartherapie zu besprechen. Als Therapeutin ist es für mich äußerst wichtig, dass alles, was ich erfahre auch immer zugänglich und transparent für Sie beide ist. Denn stellen Sie sich vor, Ihre Partnerin würde mir etwas über Sie anvertrauen, was Sie nicht wissen sollten. Würden Sie sich dann wohlfühlen in einer solchen Paartherapie, wenn es zu geheimen Absprachen mit mir kommen könnte?«

Frau H.: »Hm, nein das wäre mir natürlich nicht recht. Aber das mit dem Alkohol ist wirklich ein wichtiges Thema bei Katja. Da hat sie echt einen blinden Fleck.«

Therapeutin: »Ich kann erkennen, dass Ihnen dieses Thema sehr wichtig ist und am Herzen liegt. Dann sollten wir es auch zu dritt im Therapieraum besprechen. Wollen Sie es beim Erstgespräch thematisieren, oder soll ich Ihre Frau zu Beginn kurz über die Inhalte unseres Telefonats informieren?«

3.2 Vorbereitung auf das Erstgespräch

Das Erstgespräch folgt auch in hypnosystemischer Manier einer strukturierten Logik, nämlich der, die Aufmerksamkeit aller Beteiligten effizient zu steuern und zu gestalten. Dazu wird als Gesprächsgrundlage das Konzept von *Pacing* und *Leading* genutzt. Unter Pacing versteht man, die Welt durch die Augen der anderen Person zu sehen, sich einzufühlen und einzudenken, die »innere Landkarte« der Person zu erkunden, also ihr Denken, ihre Sichtweisen, ihre Sprache zu erfassen, mit der jede der beiden Personen auf ihre höchstpersönliche Art und Weise die Welt sieht und beschreibt. Pacing heißt auch, »im gleichen Schritt zu gehen«, und charakterisiert einen Prozess des Angleichens und Spiegelns des Gegenübers, zuerst der einen Person und dann der anderen. Neben inhaltlichen Aspekten können auch der Tonfall, die Körperhaltung, die Bewegungen, sogar der Atem der Klient:innen gepaced werden (Levold u. Wirsching, 2021, S. 262). Im Unterschied dazu meint Leading, etwas anschlussfähiges Neues einzuführen, also den Fokus der Aufmerksamkeit zu verändern und damit die (Gesprächs-)Führung zu übernehmen. In einem hypnosystemischen Verständnis könnten zuvor vereinbarte Therapieziele und Veränderungen nicht angemessen erreicht werden, wenn wir unsere Klient:innen fortwährend ausschließlich spiegeln. Es gehört daher zu den grundlegenden Aufgaben paartherapeutischer Prozessbegleitung, zum richtigen Zeitpunkt die Führung (das Leading) des Gesprächs zu übernehmen.

Das Wechselspiel von Pacing (Mitgehen, Anpassen, Spiegeln) und Leading (Führen) erleichtert es dem Paar sich verstanden und gesehen zu fühlen. Eine interessierte Haltung, ein wohlwollendes Zuhören auf Therapeut:innenseite ist hilfreich, um sich einem Verständnis anzunähern, wie das Paar das Problem gerade wahrnimmt und beschreibt. Auf Basis dieses Einfühlens und Mitschwingens entstehen bei den Begleitenden meist erste Ideen und Hypothesen, was das Paar bräuchte, um erste Schritte in Richtung der gewünschten Veränderung zu machen. Dies ist der Zeitpunkt, um ins Leading zu wechseln und die Führung des Gesprächs zu übernehmen sowie erste (minimale) Interventionen zu setzen.

Paartherapie ist vielschichtig und aufgrund entstehender Dynamiken im Therapieraum lebendiger. Da kann es schon mal vorkommen, dass man den roten Faden verliert. Da Therapeut:innen in der ersten Einheit nicht nur spontan und intuitiv reagieren sollen, sondern auch vieles steuern, kann es Sicherheit geben, eine kurze *Checkliste* oder einen Erstgesprächsbogen mit folgenden Inhaltspunkten, auf die in den nächsten Kapiteln noch detailliert eingegangen wird, zu erstellen.

Checkliste zum Erstgespräch mit Paaren

1. Begrüßung

Das Paar wird willkommen geheißen und sucht sich in den Beratungsräumen einen Sitzplatz aus. Haben alle einen Sitzplatz gefunden, stellt sich der:die Therapeut:in vor, falls sie noch nicht miteinander bekannt sind.

2. Setting und Spielregeln vereinbaren

Der:die Therapeut:in gibt Auskunft über Dauer, Zeitverwaltung der ersten Sitzung sowie über die Aufgabe und das Ziel des Erstgesprächs (Grundlage für eine gemeinsame Entscheidung, ob Paartherapie hilfreich sein kann). Weiters wird über die »Spielregeln« gesprochen, z. B. einander ausreden zu lassen und dass man als Therapeut:in als allparteiliche dritte Person im Raum eine neutrale Haltung einnehmen wird.

3. Eckdaten des Paares erfragen

Details sind für jede Paartherapie bedeutsam, deshalb sollten Informationen zu den Partner:innen eingeholt werden, etwa deren Alter, Dauer und Format der Beziehung (Ehe, Lebensgemeinschaft, Wohnsituation, Kinder, Patchworkfamilie), berufliche Tätigkeiten sowie, ob es Vorerfahrungen mit Psycho- bzw. Paartherapie gibt.

4. Kontext erfragen

Um die Ausgangssituation und die Motivationslage der Beteiligten besser einschätzen zu können, lohnt es sich gleich zu Beginn nachzufragen, wer von den

Partner:innen (bzw. von den anwesenden Personen) die Idee zur Paartherapie hatte, wer recherchiert hat und was der Person dabei wichtig war und wie sie auf das aktuelle Angebot gestoßen ist, z. B. Empfehlung oder Überweisung.

5. Auftrag erkunden

Für hypnosystemische Therapeut:innen ist es von Bedeutung, vom Paar zu erfahren, was die Idee hinter der Anmeldung zum Gespräch für eine mögliche Paartherapie war: »Was führt Sie her?«

6. Ziel erkunden

Bereits in der ersten Sitzung sollte das Ziel der Paartherapie zumindest ausgelotet werden, um die Aufmerksamkeit von Anfang an in Richtung des gewünschten Zustandes zu lenken: »Und was soll dabei herauskommen?«

7. Ressourcen erkunden

Um das Problemerleben des Paares unmittelbar abzumildern und zu verändern, sollten die Therapeut:innen im ersten Termin das vorhandene Potenzial, auch das Gelingende und die Ressourcen der Beziehung, in den Blick nehmen.

8. Vereinbarung treffen

Am Ende des Kennenlerngesprächs gilt es zu überlegen, ob und wie der paartherapeutische Prozess weitergehen soll.

3.3 Begrüßung, Setting und Set-up

Natürlich gibt es auch unter den Paaren »Profis«, die schon (viel) Erfahrung mit Paartherapie haben und sich souverän in diesem Feld bewegen. Für die meisten Paare ist es erstmalig, und daher mit einer gewissen Anspannung und Aufregung verbunden, zur Therapie oder Beratung zu gehen. Daher ist es wichtig, den Personen von Beginn an einen sicheren Rahmen und damit ein gutes Gefühl zu vermitteln. Das startet bei der Kontaktaufnahme und setzt sich beim Ankommen in der Praxis fort. Je transparenter der Ablauf und die hier gängigen »Spielregeln« sind, je eher kann sich das Paar darauf einlassen. Daher empfiehlt es sich, neue Klient:innen beim ersten Termin persönlich an der Tür zu empfangen, willkommen zu heißen und je nach Ablauf in den Warteraum oder direkt in den Beratungsraum zu begleiten. Eine Frage wie die Anreise erfolgt ist, kann helfen, das erste Eis zu brechen und zunächst sehr unverfänglich ins Gespräch zu kommen.

Ob dem Paar im Therapieraum zwei konkrete Plätze zur Auswahl angeboten werden, oder ob zwischen allen Sitzmöglichkeiten freie Auswahl besteht, ist persönliche Geschmackssache. Wichtig ist in erster Linie, dem Paar durch die Anweisung, zwischen welchen Plätzen hier gewählt werden kann, auch wieder Sicherheit zu vermitteln. Spannend ist es zu beobachten, wie sich das Paar hinsetzt. Manche schaffen es, optisch weit entfernt zu sitzen, auch auf einem knappen Zweiersofa. Andere sitzen eng beisammen und berühren sich bei den Händen etc. Erste (unausgesprochene) Hypothesen können entstehen, wie das Paar gerade zueinander steht.

Nachdem alle Ihren Platz gefunden haben, stellt sich die:der Therapeut:in mit Namen und Berufsbezeichnung vor. Danach erfolgt eine kurze Erklärung, wie die heutige Sitzung ablaufen und wie lange sie dauern wird. Empfehlenswert ist ein Zeitfenster von neunzig Minuten. Ziel und Output des ersten Termins ist es, gemeinsam mit dem Paar eine Entscheidungsgrundlage zu schaffen, ob Paartherapie für diese beiden Personen hilfreich sein kann. Parallel dazu ist es, wie bei jeder Einzeltherapie auch, günstig darauf hinzuweisen, dass es für beide Personen nach dem Gespräch keinerlei schwerwiegende Vorbehalte gegen die beratende Person geben sollte. Salopp kann man sagen, dass die Chemie passen muss. Auch in der paartherapeutischen Wirkforschung zeigt sich, dass die Beziehung zwischen Therapeut:innen und Klient:innen einer der Hauptwirkfaktoren ist.

Als Paartherapeut:in hast du keine eigenen Interessen bezüglich der Paarbeziehung und damit für das Paar ein wichtiges Alleinstellungsmerkmal. Diese Haltung nennen wir Neutralität, und sie ist eines der bedeutsamsten Güter in der systemischen Paartherapie. Neutralität ist, wie bereits erwähnt (Kapitel 2), Haltung und Interventionstechnik zugleich und wird auf verschiedenen Ebenen wirksam. Mit dem Paar thematisieren wir jedoch nur zwei dieser Ebenen explizit: die »No Secrets« Policy (Phang, 2023; Coughlin, 2024) und die Allparteilichkeit, also die Neutralität auf Beziehungsebene. Das bedeutet, der oder die hypnosystemische Therapeut:in hält zu allen beteiligten Systemmitgliedern eine gleichbleibende Nähe bzw. Distanz. Sie ermöglicht es den Therapeut:innen, sich empathisch in jede Person, ihre Position und insbesondere ihre Notlage einzufühlen und ihre Verdienste anzuerkennen. Jede:r Therapeut:in besitzt einen Sinn für den Gerechtigkeitsausgleich innerhalb des Paarsystems, und vermag jedem einzelnen Mitglied das Gefühl seines persönlichen Wertes zu vermitteln. Der oder die Therapeut:in ist weder Anwalt von Partner A noch Anwältin von Partnerin B, sondern Anwalt oder Anwältin der guten Lösung.

Zu guter Letzt macht es Sinn, ein paar Worte über allgemeine Kommunikationsregeln zu verlieren, wie »einander gegenseitig ausreden lassen, auch wenn es manchmal schwerfallen mag«, und sich auf eine respektvolle Wortwahl und einen korrekten Umgang miteinander zu einigen.

3.4 Herstellen eines sicheren Rahmens

Was hypnosystemische Paartherapeut:innen mit der Ablauftransparenz und dem Setzen der Spielregeln begonnen haben, führen sie nun mit den beiden Methoden Joining und Validieren fort. Es geht weiterhin darum, einen sicheren Rahmen zu etablieren. Der Begriff »Joining« stammt aus der englischen Sprache und bedeutet übersetzt angrenzen, anschließen, verbinden, zusammenfügen oder verbünden. In eine systemische Logik übersetzt zeigt der:die Therapeut:in Empathie und Verständnis durch das Anpassen an die Kommunikationsstile, Werte und Überzeugungen des Paarsystems. In der (hypno-)systemischen Theorie nennen wir das manchmal auch »strukturelle Kopplung« (Wilke, 2006). Zu Beginn wird das Paar dort abgeholt, wo es steht. Die inneren Landkarten der beiden werden erkundet, indem Therapeut:innen fragen: Wie sieht er oder sie das Problem? Welches Leid entsteht dadurch? Wenn Klient:innen in ihren Antworten klagen, dann dürfen sie klagen. An dieser Stelle wird die Technik des Pacings genutzt, das heißt, Therapeut:innen schließen sich der Sichtweise und eventuell auch Klage des Gegenübers zunächst an. Das bedeutet, dass problemfokussierte Erzählungen akzeptiert werden. Es wird nicht beschwichtigt, kein Optimismus ins Feld geführt, nichts schöngeredet. Denn wenn Klient:innen das Gefühl haben, ihre Klage wird nicht verstanden, können sie diese nicht ziehen lassen. Das Gegenteil ist zu beobachten: Sie halten daran fest. Es braucht also Raum und Zeit, das Problem zu würdigen, was an den Begriff »Validieren« heranführt. Validieren in der Psychotherapie beschreibt eine Methode der Kommunikation, die im Rahmen der dialektisch-behavioralen Therapie, aber auch im systemischen Kontext eingesetzt wird. Ziel ist es, das subjektive Empfinden der Klient:innen anzuerkennen. Validieren wird in sechs Stufen unterschieden (Bohus u. Wolf-Arehult, 2013):

Die sechs Stufen des Validierens

1. Ungeteilte Aufmerksamkeit

Die Therapeut:innen üben sich in aktivem Zuhören, also Spiegeln im Sinne von paraphrasiertem Wiederholen bzw. sich aktiv Erinnern an vorher Gesagtes.

2. Modalitätskonforme Kommunikation

Dies bedeutet, dass die Therapeut:innen auf gleicher Ebene spiegeln, z. B.

- auf eine Kognition mit einer Kognition antworten, z. B.
  Klient: »Meine Frau hat mich angeschrien.«
  Therapeut:in: »Sie hatten also einen Konflikt mit ihrer Partnerin.«
- auf eine Emotion mit einer Emotion antworten, z. B.
  Klientin: »Ich war stocksauer.«
  Therapeutin: »Sie waren enorm wütend.«

3. Kreuzmodale Kommunikation (Mind-Reading)

Bei dieser Stufe wird:

- auf eine Kognition mit einer Emotion geantwortet, z. B.
  Klient: »Meine Freundin hat mich Idiot genannt.«
  Therapeutin spiegelt: »Sie sind jetzt wütend.«
- auf eine Emotion mit einer Kognition geantwortet, z. B.
  Klient: »Ich bin wütend.«
  Therapeut:in: »Sie denken wahrscheinlich: ›So lass ich sicher nicht mit mir reden.‹«

4. Auf Biografie bezogene Kommunikation

Zusammenhang zwischen Erfahrung und Verhalten deutlich machen.
Therapeutin: »Ihr Partner hat womöglich wie Ihr Vater geredet, von dem Sie sich auch nie verstanden fühlten.«

5. Auf gegenwärtigen subjektiven Kontext bezogene Kommunikation

Therapeut: »Sie denken, dass das Leben nur in fester Partnerschaft erträglich wäre.«

6. Generalisierte Kommunikation

Radikale Echtheit: vermitteln, dass das Verhalten normal ist und der Patient ein gleichwertiger Partner ist.
Therapeut: »Bei dem, was Ihnen passiert ist, würde ich auch traurig werden.«

Durch nonverbale Kommunikation kann das Validieren noch verstärkt werden, indem Therapeut:innen sich nach vorne beugen, nicken und eine offene Körperhaltung einnehmen. Bei gehaltenem Blickkontakt können Bemerkungen wie »Aha!« oder »Ach so!« die Klient:innen zum Weiterreden anregen. Emotionen können erkannt und benannt werden durch aktives Zuhören wie: »Das klingt, als wäre das für Sie beide eine wirklich schwierige Situation gewesen, die diffuse Gefühle ausgelöst hat.« Gefühle können dann legitimiert werden, indem die Therapeut:innen verdeutlichen, dass diese angesichts der Umstände verständlich sind, z. B. so: »Ich kann mir nur vorstellen, wie verwirrend das für Sie beide gewesen sein muss.«

Validierung benötigt Zeit, um zu wirken. Klient:innen brauchen etwas Zeit, um zu spüren, dass Sie verstanden und emotional gestützt werden. Ein langsames Arbeiten ist daher in diesen Sequenzen empfehlenswert.

3.5 Überweisungskontext und Eckdaten erfragen

Zu Beginn des paartherapeutischen Prozesses nach dem Kontext zu fragen, aus dem sich das Paar für eine Beratung oder Therapie entschieden hat, lohnt sich. Was auf den ersten Blick als eine Nebensächlichkeit erscheint, ist auf den zweiten Blick oft bedeutsam für die Therapiemotivation. Ob ein Paar von den eigenen erwachsenen Kindern dazu gedrängt wurde, »endlich was zu tun«, oder ob ein befreundetes Paar von seiner eigenen gelungenen Paartherapie erzählt hat und so den Anstoß gab, einen Profi aufzusuchen, macht einen Unterschied.

Fallbeispiel:

Richard meldet sich telefonisch mit der Bitte um einen Ersttermin für ihn und seine Frau. Die Therapeutin vereinbart Zeit und Rahmenbedingungen, nähere Informationen werden noch nicht geteilt. Zum Termin kommen Richard und seine Frau Renate, beide werden – so scheint es – von einer jungen Frau in der Praxis der Therapeutin »abgeliefert«. Während der Anamnese erfragt die Therapeutin auch den Überweisungskontext: »Wer von Ihnen beiden hatte denn die Idee zur Paartherapie, und wie sind Sie denn auf mich gekommen?« Wie aus einem Mund antworten beide: »Unsere Tochter!« Die Therapeutin zeigt sich neugierig: »Das müssen Sie mir genauer erklären! Wieso denn Ihre Tochter?« Renate erklärt, dass die zwei erwachsenen Töchter sich schon lange über die Konflikte der Eltern beklagen würden. Nun habe die Ältere einen »Familienrat« einberufen und die

Eltern vor folgende Entscheidung gestellt: Entweder sie würden jetzt endlich eine Paartherapie machen, oder gemeinsame Familienunternehmungen seien ab sofort eingestellt. »Dann sind wir raus!«, habe die Tochter wohl gesagt. Weil Richard und Renate ihre Töchter lieben, hätte Richard gleich am nächsten Tag den Termin vereinbart. Um sicherzustellen, dass die Eltern nicht nur leere Versprechungen machen, habe die ältere Tochter angeboten, sie mit dem Auto an die Praxisadresse zu bringen.

Hypnosystemische Therapeut:innen erkunden also den »Überweisungskontext«: Wer hat dem Paar geraten, sich an diese Expert:innen oder die Institution zu wenden, und welche Intentionen und Ziele verfolgt die:der Überweisende damit mutmaßlich (»Was denken Ihre Freunde, was das Problem ist?« oder »Woran erkennen Ihre Kinder, dass Sie keine Therapie mehr brauchen?«). Es geht dabei sowohl um »offizielle« Überweiser:innen wie Ärzte und Ärztinnen als auch um private Bezugspersonen, die dem Paar zur Therapie geraten haben.

An dieser Stelle sollte auch die Therapiemotivation (siehe Kapitel 3.15) des Paares exploriert werden, denn nur mit eigenem Anliegen kann ein Veränderungskontrakt geschlossen werden (de Shazer, 1988).

Fallbeispiel:

Im Falle von Renate und Richard war es schlüssig nachzufragen, inwiefern Paartherapie für die beiden auch ohne »Erpressung« der Tochter Sinn machen könnte. Sind sie nur hier, um ihrer Tochter zu signalisieren, dass sie »brav« befolgen, was ihnen als Regel abverlangt wurde? Oder könnte es, ganz unabhängig von diesem »Geschicktsein«, trotz alledem einen Nutzen für beide geben? Als beide bejahten, dass Paartherapie grundsätzlich einen Mehrwert haben könnte, wurde vereinbart, den Töchtern offiziell mitzuteilen, dass *diese* Eltern sich nicht von ihren Kindern erpressen lassen und die Töchter gebeten werden, sich künftig aus der Beziehung von Renate und Richard rauszuhalten.

Nützliche Fragen zum Überweisungskontext

- Wer von Ihnen hatte denn die Idee zur Paartherapie?
- Wie kamen Sie auf diese Idee?
- Wer hat Ihnen denn dazu geraten?
- Wer war denn für die Recherche zuständig?

- Wie kamen Sie auf mich?
- Was erwartet die Person, die Ihnen zur Paartherapie geraten hat, von dieser Stunde?
- Was denkt die Person, die mich empfohlen hat, was ich für Sie tun kann bzw. soll?
- Was haben Sie denn aufgrund dieser Empfehlung für besondere Erwartungen?

Um die Frage »Wer sind die beiden?« zu beantworten, erfragen hypnosystemische Therapeut:innen am Anfang Eckdaten wie Alter, Beruf, Dauer und Format der Beziehung und die familiäre Einbindung. An dieser Stelle kann das Genogramm, eine piktografische Darstellung der Familienstruktur, im Rahmen der Anamnese zum Einsatz kommen – falls das Paar auch ein Elternpaar ist, werden die handelnden Personen im Gegenwartssystem ebenfalls skizziert: Wer lebt aktuell im gemeinsamen Haushalt? Zu Beginn stehen zunächst weniger die Beziehungen der Familienmitglieder untereinander im Fokus therapeutischen Interesses, sondern die familiären Kontexte: Inwieweit hängen Elternschaft (bzw. Schwieger-Elternschaft) und die Qualität der Beziehung zusammen?

Durch das Erfragen der Eckdaten und Erstellen des Genogramms können erste Hypothesen zum Entstehungskontext der problematischen Aufmerksamkeitsfokussierungen gewonnen werden. Dieser Kontext ist oft familiär bedingt, kann aber auch andere Ereignisse, etwa ein Burnout oder einen Konkurs umfassen (Bernt u. Henz, 2024, S. 43).

Beispiele für familiär bedingte Kontexte können sein:

- Eine ungeplante Schwangerschaft belastet die Beziehung.
- Eine oder mehrere Fehlgeburten haben mit dazu beigetragen, dass sich ein Paar entfremdet.
- Eine herausfordernde Patchworkkonstellation wirft immer wieder Fragen auf.
- Ein traumatisches Geburtserlebnis hängt mit körperlicher Distanzierung zusammen.
- Zwei Kinder wurden in sehr kurzen Abständen geboren.
- Ein pflegebedürftiger Elternteil kostet viel Energie und Aufmerksamkeit zu Lasten der Beziehung.
- Der Auszug der Kinder (»empty nest«) stellt ein Paar vor neue Herausforderungen.
- Etc.

3.6 Ein erster Blick auf »das Problem«

Der von Anderson, Goolishian und Windermand (z. B. 1986) eingeführte Begriff »Problemdeterminiertes System« verdeutlicht die systemische Grundidee der Problementstehung: Nicht das Paar oder eine:r der beiden Personen »hat« ein Problem als sozusagen zu ihm:ihr gehörendes Strukturmerkmal, sondern um ein möglicherweise sogar zufällig entstandenes Verhalten oder Thema entwickelt sich durch die Kommunikationen über das Problem ein charakterisiertes Sozial- bzw. Paarsystem. Über die verbale und nonverbale Kommunikation sind alle am Problem beteiligt, auch jene in einer (Paar-)Beziehung die sagen, dass sie nicht daran beteiligt sind. Das Definieren eines Problems »erschafft« ein Problemsystem und erzeugt – hypnosystemisch betrachtet – auch eine spezielle Aufmerksamkeitsfokussierung.

Ein solches Verständnis hat weitreichende Implikationen, die besonders anschlussfähig für Paare sind. Probleme werden nicht als Ausdruck einer Pathologie eines sozialen Systems gesehen, sondern als Verkettung von unglücklichen Umständen.

Vereinfacht lässt sich die beginnende Erzeugung eines Problems, das so manches Paar nach professioneller Hilfe suchen lässt, so skizzieren:

Jemand (z. B. Partner:in) kommt beim Beobachten des Verhaltens eines oder mehrerer anderer Menschen oder bei der Beobachtung seiner selbst zum Eindruck, hier sei »etwas nicht in Ordnung«. Diese Idee verbreitet sich in der Kommunikation mit anderen in einer Art und Weise, dass das Problem zum zentralen Inhalt der kommunikativen Beziehungen der beteiligten Personen wird. Zugleich verengt sich deren kollektive Aufmerksamkeit immer mehr auf das, was »nicht in Ordnung ist«. Es wird oft eine Erklärung für das Problem gefunden, die einerseits so plausibel ist, dass sie sich etabliert, aber andererseits keinen gangbaren Ausweg aus der Problemfokussierung anbietet. Bei Paaren können wir hier oft Erklärungen finden, für deren Lösung der:die Partner:in zuständig wäre (von Schlippe u. Schweitzer, 2016):

> A: »Würdest du weniger meckern, würde ich wieder mehr Zeit mit dir verbringen.«
> B: »Würdest du mehr Zeit mit mir verbringen, würde ich weniger meckern.«

So kommen die meisten Menschen mit der Erwartungshaltung in Therapie, dass in diesem Setting sofort und ausschließlich über »das« Problem gesprochen wird. Nicht selten sind Therapeut:innen überrascht, wie wenig Zeit in hypnosystemischen Therapie- und Beratungssettings für die tatsächliche Problemerzählung im Rahmen einer ersten Sitzung anberaumt ist. Wieso? Interessiert uns nicht, was genau Paare unglücklich macht? Natürlich wollen Therapeut:innen eine Idee bekommen, worauf sich das Paar fokussiert und was es dabei als hinderlich, schmerzhaft, verletzend, beschämend etc. wahrnimmt. Gleichzeitig verfolgen wir die Idee, dass das Reden über das Problem nicht zur Lösung führt, sondern zu einem Aktivieren der inneren Bühne und damit verbundenem Reaktiveren von unerwünschten Gefühlen. Daher »leaden« Therapeut:innen in dieser Sequenz stark und versuchen, das Paar und sich selbst nicht in den Strudel einer Problemtrance hineinziehen zu lassen.

Nützliche Fragen zur Problemerkundung

- Wer beschreibt das Problem, wie?
- Ist sich das Paar einig, was jede:r als Problem sieht?
- Wo gibt es Gemeinsamkeiten und wo Unterschiede in der Problemerzählung?
- Seit wann besteht das Problem?
- Zu wie viel Prozent hat das Problem die Beziehung in Geiselhaft genommen?
- Angenommen das Problem würde nicht mehr existieren, worüber würden Sie sich dann in die Haare bekommen?
- Wann ist das Problem stärker? Wann ist es schwächer? Wann ist es vielleicht sogar verschwunden?

3.7 Ein erster Blick auf »die Lösung«

Als Paartherapeut:in ist es von Beginn an wichtig, die eigene Aufmerksamkeit und in Folge auch die der Paare stets auf Lösungsmöglichkeiten zu richten. Problemerzählungen werden validiert, sollen aber gleichzeitig so wenig Raum und Zeit wie möglich einnehmen. Es lohnt sich, den Blick konstant vom Problem zur Lösung schweifen zu lassen und dabei auf die Fähigkeiten und Kompetenzen der Partner:innen zu fokussieren und hervorzuheben, was (trotz all dem Schwierigen) gelingt. Oft nehmen Paar das Gelingende gar nicht mehr bewusst wahr, weil es möglicherweise als selbstverständlich gesehen wird.

Therapeutin: »Jetzt haben Sie beide über das, als schwierig Erlebte in Ihrer Beziehung erzählt, und ich kann gut nachvollziehen, wie belastend die Situation gerade für Sie beide sein muss. (Validation) Mich würde dennoch interessieren, was Sie beide trotz all dem, was so schwierig ist, als gelingend in Ihrer Beziehung erleben. Wo und wann geht es Ihnen beiden gut als Paar?« (Lösungsfokussierung)

Mit lösungsorientierten Fragen können Ausnahmen von Problemen erforscht werden. Sie folgen der Logik, dass es trotz all dem Schwierigen in der Paarbeziehung doch noch Momente des Geglückten geben muss, denn sonst hätte sich das Paar schon längst getrennt.

- »Was in Ihrer Beziehung ist trotz all dem Schwierigen so wertvoll, dass Sie es unbedingt bewahren wollen?«
- »Was hat Ihnen denn bisher in Krisen geholfen? Wie sind Sie bis jetzt gemeinsam mit ähnlichen oder anderen schwierigen Situationen in Ihrer Beziehung umgegangen?«
- »Was schätzen Sie an sich selbst als Partner oder Partnerin?«

3.8 Zielarbeit: Aufbau von positiven Zukunftsbildern

In der hypnosystemischen Paartherapie ist es wichtig, dass neben einer differenzierten Zielbeschreibung auch eine damit verbundene Vision bzw. Imagination des erwünschten Zustands erarbeitet wird. Da in hypnosystemischer Logik alles Erleben Ergebnis von Aufmerksamkeitsfokussierung ist, können Ziele umso effizienter und zügiger erreicht werden, je ausformulierter sie beschrieben werden. Erst die differenzierten Beschreibungen der Details ermöglichen ein Erleben dieses Lösungszustands, also dessen Imagination.

Bei der Erarbeitung der Ziele ist es wichtig darauf zu achten, dass sie positiv formuliert sind, so konkret wie möglich und zudem im Kontroll- und Wirksamkeitsbereich des Paares liegen und auch von den beiden überprüft werden können. So macht es einen Riesenunterschied, ob ein Paar gemeinsam als Ziel formuliert: »Wir wollen nicht mehr so viel miteinander streiten und diese beschämenden Anschuldigungen sollen verschwinden.« Oder »Wir wollen wieder geduldiger, toleranter und feinfühliger mit den Unterschieden in unseren Bedürfnissen umgehen und eine achtsame Kommunikation zur Aushandlung von Differenzen etablieren.«

Das mag auf den erst Blick einfach wirken, doch wer bereits Erfahrung in der Arbeit mit Menschen in Krisen hat weiß, wie sehr sie von der negativen Sicht und dem Problem vereinnahmt sind. Verständlich, dass Paare diese Probleme einfach nur aus der Welt haben, sie zum Teufel schicken wollen – so sehr, dass Gedanken, was stattdessen erlebbar werden soll – keinen Platz mehr haben. Genau aus diesem Grund ist die Zielbeschreibung nicht nur der Wegweiser für Therapeut:in und Klient:innen, wohin man arbeiten soll, und dass es nun endlich los gehen kann, sondern schon eine erste Intervention. Denn der skizzierte Prozess der Zielentwicklung macht unmittelbar erlebbar, was vom Gewünschten bereits zugänglich ist. Es stärkt die Zuversicht und Hoffnung bei den Paaren, dass ein erster Schritt in die richtige Richtung bereits gesetzt werden konnte und steigert so die Motivation und Kraft, auch tatsächlich etwas verändern zu können.

Manchmal kann dem Paar bereits nach dem Erstgespräch als Hausübung mitgegeben werden, nach genau diesem Zielzustand im Alltag zu suchen und zu beobachten, ob sie etwas dazu beigetragen haben, diesen herzustellen, oder ob sich dieser spontan und unwillkürlich eingestellt hat.

Nützliche Fragen zur Zielerkundung

- »Was soll anders werden?«
- »Woran würden Sie erkennen, dass die gewünschte Veränderung nun tatsächlich geschehen ist?«
- »Woran würde ich es als Therapeutin erkennen?«
- »Woran würden bedeutende andere es erkennen?«
- »Was wäre ein erstes Zeichen für das andere?«
- »Was wäre dann überhaupt anders?«
- »Wo würden Sie die Veränderung am meisten in Ihrem Körper spüren?«
- »Was darf sich keinesfalls ändern?«

Noch elaboriertere Fragen finden sich bei Arnold Retzer (2007, S. 210 ff.):

- »Wenn eine Paartherapie alles wunschgemäß verbessern würde, was käme dann für wen dabei raus?
- Wenn Paartherapie nichts bewirken würde, was käme dann für wen dabei heraus bzw. was bliebe dann für wen wie unverändert?
- Wie müsste Paartherapie verlaufen, was müsste hier geschehen, damit Ihre Ziele erreicht würden [...]?«

3.9 Suche nach Ausnahmen und Unterschieden

Um eine Re-Fokussierung auf das Lösungserleben zu verstärken, kann es sich lohnen, nach Ausnahmen zu fragen und Unterschiede im Problemerleben zu explorieren. Paare in Krisen sind ein wenig wie Schüler:innen im Anfängerkurs für den Führerschein: Sie haben einen Tunnelblick auf das Problemhafte. Durch Fragen nach Ausnahmen und Unterschieden versuchen die Paartherapeut:innen, die Perspektiven zu erweitern.

In einer Pendelbewegung kann daher immer wieder vom Problem zur Lösung geschwenkt werden, wobei in einem ersten Schritt immer die Würdigung des Schwierigen notwendig ist. Das Problemerleben und die dazugehörigen Affekte, die Bedeutungsgebungen sowie das Selbstbild und die damit assoziierten Verhaltensimpulse, dürfen ausformuliert werden. Kurz und bündig. In der nächsten Phase wird der Lösungszustand in allen Qualitäten beschrieben, auch unter Einbeziehung der Körperwahrnehmung. Dieses Pendeln zwischen Problem und Lösung ist »typisch hypnosystemisch«, Gunther Schmidt spricht sogar von »Liebesaffären zwischen Problem und Lösung« (Schmidt, 2004).

Notwendig, um hier vom Problem- zum Lösungszustand zu gelangen, sind unterschiedserzeugende Fragen, die die Aufmerksamkeitsfokussierung auf den Zielzustand lenken sollen:

- Wann war es anders?
- Wann ist es heute noch anders? Gibt es Ausnahmen?
- Wie erklären Sie sich diese Ausnahmen?
- Wie genau wäre es, wenn es anders wäre?
- Angenommen wir schicken Ihr Problem auf Weltreise, was wäre dann anders?
- Wie sind Sie bisher mit Problemen umgegangen?
- Welche Fähigkeiten und Fertigkeiten Ihrer Partnerin haben Sie aus ähnlichen Problemlagen schon mal gerettet?

3.10 Die Kennenlern-Geschichte als Ressourcen-Booster utilisieren

Der Beginn der meisten romantischen Beziehungen ist eine Aufmerksamkeitsfokussierung »de luxe«, die bunten Schmetterlinge im Bauch, rote Backen, Schnappatmung und einen ziemlichen Tunnelblick verursacht, wenn sich das Objekt der Begierde anfangs nähert. Durch diese rosarote Brille sehen wir fast alles am anderen in einem verzückten Licht und erzeugen spannende körperliche und emotionale »Symptome« auf der unwillkürlichen Ebene. Retzer (2007) geht davon aus, dass wir uns diese eigenartigen körperlichen und emotionalen Symptome auch erklären wollen. Jede Liebesbeziehung ist daher auch immer eine erzählerische Schöpfung. Nur eine gute Geschichte plausibilisiert uns selbst, einander und der Welt, dass zwei Menschen, die einander bis dato nicht kannten, plötzlich unzertrennlich sind. Im Erstgespräch einer Paartherapie ist es aus mehreren Gründen sehr sinnvoll, diesen persönlichen Liebesmythos des Paares zu erfragen.

Um das Paar in Kontakt mit seinen ressourcenreichen Beziehungsaspekten zu bringen, helfen Erinnerungen vom gemeinsamen Kennenlernen. Dieses ist in der Regel mit sehr liebevollen Emotionen und wohlwollenden Aspekten assoziiert.

Fallbeispiel:

Therapeut:in: »Ich habe die Erfahrung gemacht, dass es nützlich sein kann, den Blick kurz auf etwas Schönes zu lenken. Deshalb würde ich jetzt gern kurz das Thema wechseln und über Ihr Kennenlernen reden. Ist das in Ordnung für Sie beide? [...] Ich vergleiche das Kennenlernen gerne mit einem Bummel durch die Innenstadt. Man geht so durch die Einkaufsstraße, schaut in das eine oder andere Schaufenster, und plötzlich liegt da etwas in einer Auslage, das Interesse weckt und dazu verleitet, in das Geschäft reinzugehen. Was lag denn damals im Schaufenster Ihrer Partnerin bzw. Ihres Partners? Was hat Sie beim Kennenlernen besonders aneinander fasziniert und angezogen? [...]

Oh, das klingt wunderbar! (evtl. Wiederholen der Worte)

Jetzt habe ich noch eine Frage: Können Sie sich noch erinnern, an welchem Punkt aus großem Interesse Verliebtheit geworden ist?«

Mit dieser Fokusverschiebung können folgende Punkte erreicht werden:

- Mit dieser Intervention wird der Blick schnell und einfach auf das Ressourcenhafte in der Paarbeziehung gelenkt.
- Die Art der Erzählung gibt wichtige Hinweise. Je leichter und freudiger das Kennenlernen vom Paar erinnert und erzählt wird, desto größer sind die Chancen, die Beziehung durch Paartherapie zu verbessern.
- Das In-Kontakt-Kommen mit dem einstigen Verliebtsein erzeugt häufig einen Stimmungswechsel im Therapieraum. Das Gegenüber kann plötzlich wieder mit anderen Augen gesehen werden. Oft ist das der erste Schritt, um aus einem Teufelskreis von unglücklichen Verhaltensmustern auszusteigen.

- Die Ressource »Kennenlernen bzw. gegenseitige Faszination« kann im Verlauf des Therapieprozesses immer wieder herangezogen und von den Therapeut:innen aktiv eingebracht werden.

3.11 Hilfreiche Fragetechniken

Systemische Psychotherapeut:innen sind professionelle Fragesteller:innen. Die differenzierten Fragetechniken sind auch beim hypnosystemischen Arbeiten eine wichtige Interventionsmethode, denn Fragen können hilfreiche Suchprozesse in Gang setzen. Fragen helfen beim Explorieren der inneren und äußeren Bühne. Fragen erleichtern es, die Aufmerksamkeit eines Paares in eine für das Ziel hilfreiche Richtung zu lenken u. v. m.

In der klassischen systemischen Basisliteratur finden sich verschiedene Kategoriensysteme von Fragetechniken. Besonders übersichtlich gestaltet sich die Einteilung von Arist von Schlippe und Jochen Schweitzer (2016):

Fragetechniken

- Fragen, die Unterschiede verdeutlichen, wie
  - Skalierungsfragen,
  - Rangreihungsfragen,
  - Prozentfragen,
  - Übereinstimmungsfragen,
  - Vergleiche von Subsystemen,
- Lösungsorientierte Fragen – Verbesserungsfragen, wie
  - Fragen nach Ausnahmen von Problemen,
  - Fragen nach Ressourcen,
  - die Wunderfrage,
- Problemorientierte Fragen – Verschlimmerungsfragen,
- Fragen nach dem Nutzen eines Problems,
- auf die ferne Zukunft gerichtete Fragen,
- »Fake it, till you make it«-Fragen.

Der Vollständigkeit halber sind hier alle Kategorien zu finden. Im Weiteren werden aber nur lösungsorientierte und problemorientierte Fragen näher beleuchtet, da diese besonders hilfreich sind beim Erarbeiten von Problem-Lösungs-Übergängen.

Problemorientierte Fragen

Verschlimmerungsfragen eignen sich in der Paartherapie für jene Paare, die sich noch nicht auf lösungsorientierte Fragen einlassen können. Woran lässt sich das erkennen? Paare kehren bei Fragen nach Ressourcen, Ausnahmen und dem Gelungenen immer wieder in das Klagen und Beschreiben von Schwierigkeiten zurück. In solchen Fällen eignen sich problemorientierte Fragen. Auch wenn das Paar am Beginn keinerlei Zugang findet, wie es seine Beziehung verbessern könnte, so hat es in den allermeisten Fällen ein großes Wissen darüber, was alles noch schlimmer machen würde. Wie lässt sich dieses Wissen hilfreich nutzen? Wer eine Idee hat, was es braucht, um eine Situation so richtig zu verschlimmern, lässt sich im Anschluss meist auch auf den Rückkehrschluss ein (von Schlippe u. Schweitzer, 2016, S. 160).

Einige Beispiele für problemorientierte Fragen:

- Wie könnten Sie Ihre Partnerin so richtig unglücklich machen?
- Was müssten Sie tun, damit Ihre Partnerschaft auf jeden Fall scheitert?
- Was müssten Sie beide tun, damit Sie Ihre Schwierigkeiten behalten oder sogar noch vergrößern könnten?
- Wie könnten Sie Ihren Mann dazu einladen, dass es Ihnen so richtig schlecht geht?
- Wie könnten Sie die Beziehungsqualität von 5 auf 2 reduzieren?
- Was müssten Sie machen, damit Ihr Mann den nächsten Wutanfall bekommt?
- Wie müssten Sie sich verhalten, damit Ihre Frau wieder schweigend das Haus verlässt?
- Wenn alles so schmerzhaft bleibt, wie es ist, wie geht es dann mit Ihnen weiter?

Lösungsorientierte Fragen

Lösungsorientierte Fragestellungen versuchen, den Blick des Paares auf das trotz all dem Schwierigen noch Gelingende und die Ressourcen zu lenken, wie bereits in den Kapiteln 3.9 und 3.10 ausgeführt.

Die Wunderfrage für Paare und Beziehungskonstellationen

Eine sehr elaborierte Form einer lösungsorientierten Frage ist die Wunderfrage nach Steve de Shazer (2002). Mit ihr führt de Shazer Menschen in der Einzeltherapie in eine Lösungstrance. Er wendet sie besonders dann an, wenn Klient:innen keine Ausnahmen vom Problem finden können. Nichts will sich in Richtung Veränderung bewegen, alles bleibt schrecklich. Dann bleibt nur noch, auf ein Wunder zu hoffen. Diese Technik ist auch in der Paartherapie und -beratung gut einzusetzen.

Die Wunderfrage kann für Paare (bzw. Beziehungskonstellationen) folgendermaßen angeleitet werden:

»Ich möchte Ihnen beiden/allen eine ungewöhnliche Frage stellen. Wenn Sie wollen, schließen Sie die Augen oder fixieren Sie einen Moment lang einen Punkt vor Ihnen auf der Wand oder am Boden. Es geht darum, die Aufmerksamkeit kurz nach Innen zu richten, um der Frage nachgehen zu können und […] auch eine Antwort zu erhalten. Stellen Sie sich vor, Sie gehen heute Abend ins Bett. Während Sie beide/alle nachts friedlich schlafen und es ganz ruhig ist, geschieht ein Wunder. Das Wunder besteht darin, dass Ihr Problem, das Sie beide hierhergeführt hat, gelöst ist. Es ist verschwunden. Es existiert nicht mehr. Allerdings wissen Sie nicht, dass das Wunder geschehen ist, weil Sie beide/alle ja schlafen haben. Wenn Sie also morgen früh aufwachen, was wird dann anders sein, das Ihnen sagt, dass ein Wunder geschehen ist und das Problem, das Sie hierhergeführt hat, gelöst ist?«

Weiterführende Fragen im Anschluss an die Wunderfrage könnten sein:

- »Wer von Ihnen würde als Erstes bemerken, dass das Wunder über Nacht geschehen ist? Und woran würden Sie es erkennen?«
- »Woran könnten Sie es außerdem erkennen?«
- »Woran werden andere, denen Sie nichts von dem Wunder erzählt haben, erkennen, dass das Wunder stattgefunden hat?«
- »Wann in letzter Zeit waren Dinge und Situationen vergleichbar oder ähnlich wie an diesem Tag nach dem Wunder?«
- »Was könnten Sie bis morgen unternehmen, um Dinge zu verbessern?«
- »Was ist Ihr nächster konkreter Schritt?«

Aus der Fülle der verschiedenen systemischen Fragemöglichkeiten sollen hier noch zwei besonders hilfreiche für den Beginn der Paartherapie vorgestellt werden. Bei der ersten Frage geht es darum, die Aufmerksamkeit von all dem

Schmerzhaften, Problematischen oder Ärgerlichen auf das Gelingende zu lenken. Die zweite Frage schließt an diese Logik an und fokussiert auf die Selbstwirksamkeit der eigenen Person. Oft haben Menschen konkrete Ideen, was die andere Person verändern müsste, aber wenig was sie selbst dazu beitragen könnten. An das eigene Veränderungspotenzial und die eigenen Fähigkeiten zu denken, anders zu reden, anders zu handeln und anders zu reflektieren, soll mit der Frage angeregt werden.

Die Paarforschung beschreibt zwei aussagekräftige Faktoren über das Gelingen einer Paartherapie: erstens die Fähigkeit zum Perspektivenwechsel und zweitens die Fähigkeit zur Selbstwirksamkeit. In diesem Sinne können Paare eingeladen werden, sich jeweils zwei Fragen zu stellen:

- »Was an meinem Partner oder meiner Partnerin ist so liebenswert, dass ich nichts unversucht lassen will, um die Beziehung zu verbessern, sogar Paartherapie?«
- »Angenommen mein:e Partner:in verändert sein oder ihr Verhalten derzeit nicht, welchen Spielraum habe ich selbst noch, um die Beziehung zu verbessern?«

3.12 Verführen zur Hypnosystemischen Brille: Psychoedukation von Anfang an

Die Erfahrung in der Arbeit mit Paaren hat gezeigt, dass sich zwei Sichtweisen auf die Entstehung und Aufrechterhaltung von partnerschaftlichem Unglück besonders bewähren, um Paare in eine kooperative Arbeits- und Stimmungslage zu führen, in der Veränderung Schritt für Schritt gelingen kann. Es ist die klassisch systemtheoretische Denkgrundlage der Zirkularität und Wechselwirkung und andererseits das hypnosystemische Konzept der Pluralität.

Viele Paare kommen in Beratung und Therapie, weil eine oder beide Personen unter dem Verhalten der:des anderen leiden. Sie sind der Auffassung, würde sich nur der oder die andere ändern, dann wäre das Problem vom Tisch – oder bei sexuellen Schwierigkeiten aus dem Bett. Dabei fokussieren die Partner:innen auf unerwünschte Verhaltensweisen des oder der anderen und erleben sich selbst dabei als ausgeliefert und außer Stande, am Teufelskreis etwas zu verändern. Paartherapeut:innen sind daher von Beginn an eingeladen, die Paare an die Idee der Koproduktion von Leid (und natürlich auch Glück) heranzuführen. Was bedeutet das? Systemisch gesehen bedingen sich Personen eines

Paar-Systems auf komplexe Art und Weise gegenseitig und erzeugen so bekömmliche und unbekömmliche, komplexe Denk-, Fühl- und Handlungsmuster. Die meisten dieser Muster sind meist funktionell und ökonomisch. Erstarren sie jedoch und lassen sich nicht mehr verändern, werden sie dysfunktional und das wiederum kann zur Bildung von Problemen führen (Neuberger, Lenz u. Seidler, 2020). Wie genau die wechselseitigen Bedingungen in den jeweiligen Paarsystemen funktionieren, liegt im Interesse systemischer Paartherapeut:innen. Die Suche nach dem dysfunktional erlebten Muster, das hypnosystemisch konnotiert auch als Problemtrance bezeichnet wird, kennzeichnet somit die ersten Sitzungen. Bei Paarkonflikten ist aus einer zirkulären Perspektive nicht zu bestimmen, wer angefangen hat oder wer recht hat. Das Verhalten der einen Person ist gleichzeitig Auswirkung von und Ursache für das Verhalten der anderen. Es wird eher von einem Teufelskreis von sich gegenseitig aufschaukelnden Dynamiken anstatt von linearen Ursache-Wirkungs-Ideen ausgegangen. Diese Sichtweise führt unmittelbar von Schuldzuweisungen weg, weil nicht mehr gesagt werden kann, wer begonnen und wer »nur« reagiert hat. Es ist mit dem Henne-Ei-Dilemma zu vergleichen.

Fallbeispiel:

Anna und Frank sind ein junges Paar Mitte Dreißig. Sie sind seit der Schulzeit zusammen und haben in den letzten zehn Jahren in verschiedenen Beziehungsformaten Erfahrungen gesammelt. Als Frank vor einem halben Jahr erfahren hat, dass sein Vater an einer unheilbaren Autoimmunerkrankung leidet und nur mehr kurz zu leben hat, haben die beiden entschieden, ihr offenes Beziehungsmodell zu pausieren. Frank konnte sich nicht vorstellen, mit anderen Frauen zu schlafen. Zu sehr war er emotional gefordert, den drohenden Verlust des Vaters zu verwalten. Anna wollte ganz für Frank da sein, um ihn in dieser schwierigen Lebensphase zu stützen und entschied sich, somit auch auf sexuelle Kontakte außerhalb der Beziehung zu verzichten. Doch nach einigen Wochen häuften sich Streitigkeiten. Frank hatte das Gefühl, dass Anna sich nicht nur dem Sex mit anderen entsagt hatte, sondern auch keinerlei Intimität, Nähe und Sex mehr mit ihm leben wollte. Berühre er sie sexuell auffordernd, reagiere sie kratzbürstig und manchmal auch aggressiv. Anna hingehen warf Frank vor, er verbringe – und das könne sie zu einem Teil auch verstehen – seine Freizeit am liebsten in der Natur, um dort Ruhe zu finden. Aber seine Jagdaktivitäten wären so zeitintensiv, dass es kaum noch Möglichkeiten für sie als Paar gebe, gemeinsam etwas Neues zu erleben, und da habe sie auch einfach keinen Bock mit ihm zu schlafen, wenn er sich sonst nicht für sie interessiere.

Therapeut: »Wenn ich Ihnen so zuhöre, entsteht bei mir der Eindruck, dass Sie sich in einem Teufelskreis befinden. Man kann gar nicht sagen, wo das Problem entstanden ist oder wer begonnen hat. Es ist ein bisschen wie die Frage, was war zuerst da: die Henne oder das Ei?

Ich glaube verstanden zu haben, dass Sie, Anna, gern mehr Zeit mit Ihrem Mann verbringen würden, gemeinsame Unternehmungen planen, wieder mehr Leichtigkeit und Spaß gemeinsam haben wollen. Aber Ihr Mann geht lieber mit seinen Kollegen zur Jagd und ist im Wald unterwegs. Und bei Ihnen, Frank, höre ich den Wunsch, dass Sie gerne wieder mehr Sex mit Ihrer Freundin hätten. Sie wünschen sich mehr Intimität und Körperlichkeit, aber Anna weist Sie oft zurück. Dafür will sie sich keine Zeit nehmen, sondern recherchiert lieber am Laptop nach neuen Lokalen oder einer spannenden Ausstellung in der Innenstadt für ein Date mit Ihnen. Wenn wir das verkürzt formulieren, könnte man zusammenfassen«, und dabei blickt der Therapeut zu Anna, als er weiterspricht: »Ich würde ja wieder mehr Sex mit dir haben, wenn du endlich mit mir mehr aktive Zeit verbringst«, und dann wendet er den Blick zu Frank, »Ich würde ja wieder mehr mit dir unternehmen, wenn du endlich wieder mit mir schläfst!«

Wenn wir in uns hineinhören, finden wir dort selten nur eine einzige »Stimme«, die sich zu Wort meldet. Meistens stoßen wir auf verschiedene innere Anteile, die sich selten einig sind und die alles daransetzen, auf unsere Kommunikation und unser Handeln Einfluss zu nehmen. Ein Miteinander und Gegeneinander finden wir demnach nicht nur zwischen Personen, sondern auch innerhalb des Menschen. Ein zerstrittener Haufen im Inneren kann überaus lästig und quälend sein und bis zur Verhaltenslähmung führen. Dennoch ist »innere Pluralität« letztlich auch wünschenswert, denn sie setzt Synergieeffekte frei. Nicht erst die Psychotherapie hat dieses Konzept entwickelt. Blickt man weiter zurück in der Geschichte, entdeckt man z. B. in der Dichtung bei Goethes »Faust« mit dem Ausspruch »Ach, zwei Seelen schlagen doch in meiner Brust«, dass der Gedanke eines geteilten Selbst auch zu dieser Zeit bereits zugänglich war.

In der modernen Psychotherapie wird zunehmend mit Konzepten gearbeitet, die Bezug nehmen auf den Menschen als ein »multiples Lebewesen« mit unterschiedlichen »Anteilen«, »Schemata«, »Ego-States« oder »inneren Ratgeber:innen« (Hesse, 2009)

In der hypnosystemischen Paar- und Beziehungstherapie ist diese Idee der inneren Pluralität zentral. In diesem Buch nutzen wir die Metapher, dass jeder Mensch auch als ein Autobus mit vielen, unterschiedlichen Insassen gelesen werden könnte. Auf dem Lebensweg steigen neue Anteile ein, manche aus, andere bleiben ein Leben lang und wechseln nur den Platz je nach Situation und Lebensphase. In unterschiedlichen Kontexten sitzen bestimmte Anteile am Steuer, während andere auf der Rückbank ein Nickerchen halten. Treffen sich zwei Menschen und gehen eine romantische Beziehung ein, dann zeigen sie sich im Laufe der Zeit mit einem Großteil ihrer inneren Anteile. Verlieben sich zwei Autobusse soll somit beschreiben, dass wir »viele sind«, ummantelt von einer Haut bzw. einer Karosserie, wenn wir bei der Metapher bleiben wollen.

Paare können durch das Einführen der Idee eines pluralen Selbst erkennen, dass man gleichzeitig gewisse Seiten eines Menschen lieben kann, während man eine andere Seite als abstoßend oder unmöglich erachtet. So kann Geliebtes und Verhasstes nebeneinanderstehen. Mein Gegenüber ist nicht von der Haarwurzel bis zur Zehenspitze ein »schlechter Genosse«, sondern eine Seite von ihm bringt mich manchmal zur Weißglut.

Als Paartherapeut:in kann ich diese Idee schon von Beginn an einbringen, indem ich immer wieder die Ambivalenzen und unterschiedlichen Seiten im Gespräch sichtbar mache. Zunächst noch mit einer sehr allgemeinen Formulierung, z. B. indem Paartherapeut:innen von der einen und der anderen Seite sprechen. »Wenn ich so zuhöre, dann bekomme ich die Idee, dass sich eine Seite von Ihnen nach Harmonie sehnt, aber eine andere immer wieder streitlustig in die Konfrontation ziehen möchte.« Ein vertieftes Arbeiten mit den Anteilen findet sich in Kapitel 6.

3.13 Arbeiten mit Ressourcen- und Lösungs-Trancen

Bei der Zielearbeit mit Paaren haben wir schon von Ressourcentrancen und ihren Wirkideen erfahren. Zwei weitere Lösungstrancen können in der Arbeit mit mehreren Personen in Paar- und Beziehungstherapien ebenfalls gut eingesetzt werden: Das Gesundheitsbild (Merl, 2018) und das gemeinsame Vermögen (Henz u. Bernt, 2023).

Das *Gesundheitsbild* wurde vom Psychiater und Familientherapeuten Dr. Harry Merl entwickelt und ist eine Vision des physiologischen Zielzustandes des Menschen. Mit der intuitiven Methode »Das Gesundheitsbild« kann jeder Mensch lernen, eine Zielvorstellung der eigenen Gesundheit zu visualisieren und abzurufen. Damit eng verbunden ist das Konzept des »Traums vom gelungenen Selbst«. Das Gesundheitsbild verbessert die eigene Intuition und Wahrnehmung von sich selbst und dem aufgestellten Thema. Es ist ganzheitlich (Körper, Ratio und Emotion) unter Einbezug der bewussten und unbewussten Wahrnehmung. Zudem fördert es die Selbstbestimmung und ist überall und jederzeit einsatzbereit. Es wird meist als klassische Hypnose angeleitet, nachdem eine Entspannungstrance das Paar in einen Zustand der fokussierten Aufmerksamkeit auf diesen Such- und Gestaltungsprozess vorbereitet hat. Das Gesundheitsbild kann in Anlehnung an Merl (2018) so angeleitet werden:

Das Gesundheitsbild für zwei (oder mehr)

Angenommen, Sie haben den für Sie beide passenden Lösungszustand herausgefunden ... *(idealerweise wird der Lösungs-/Zielzustand individualisiert vorgelesen, z. B. »Angenommen sind haben den Zielzustand erreicht und können von nun an mit mehr Gelassenheit und Humor reagieren.«)*

- In wie vielen Jahren/Monaten wird das sein? Wie alt sind Sie dann? Wo werden Sie dann leben? Wie wird dann Ihre berufliche Situation sein?
- Was könnte diese Entscheidung erleichtern? Welche Gespräche mit wem? Welche Vorbilder? Oder etwas ganz anderes? Und wie würde diese Veränderung vonstattengehen?
- Was könnte die Veränderung erschweren? Berufliches? Familiäres? Anderes? Wie könnten Sie diese Erschwernisse umgehen oder überwinden?
- Was müssten Sie tun, um diese Veränderung nicht treffen zu können?
- Welche Ihrer persönlichen Fähigkeiten werden es Ihnen ermöglichen, diese Entscheidung zu treffen?
- Wenn Sie diese Veränderung geschafft haben, was wird dann anders sein? In Ihrer Paarbeziehung? Im Persönlichen? Im familiären Beziehungskontext? Im Beruflichen?
- Welche Ihrer inneren und äußeren Qualitäten kommen dann deutlicher zum Vorschein? Welche Wesenszüge werden dann eher in den Hintergrund treten?
- Wer wird das als Erstes merken? Wem würden Sie dadurch ähnlicher werden? Wenn Sie den Zielzustand erreicht haben, was wird dadurch leichter?

Das gemeinsame Vermögen

Das gemeinsame Vermögen ist eine Übung für Paare, deren Fokus stark auf den Defiziten liegt (Henz u. Bernt, 2023). Hier empfiehlt es sich, eine Art »Inventur der Beziehung« vorzunehmen. Also das, was das Paar nach all dem Suchen, was deren Beziehung ausmacht, über die letzten Monate oder Jahre aufrechterhalten hat.

Diese Übung kann prinzipiell an fast jeder Stelle des Therapieverlaufes eingesetzt werden. Besonders sinnvoll ist sie zu Beginn des Prozesses, weil erst der Zugriff auf die eigenen Ressourcen geglückte Veränderung möglich macht. So kann die Übung angeleitet werden:

Fallbeispiel:

»Sie sind deshalb schon so lange ein Paar, weil in Ihrer Beziehung über die Jahre auch vieles gelungen ist. Machen wir doch mal eine Auflistung des gemeinsamen immateriellen Vermögens, also von all dem, was Sie miteinander im besten Fall vermögen: alle Ihre gemeinsamen Kompetenzen, Stärken, Fertigkeiten, Fähigkeiten, Erfahrungen, Talente, Eigenschaften. Einfach alles, was Ihnen miteinander geglückt und gelungen ist, alles, worauf Sie beide stolz sind, wofür andere Sie vielleicht sogar bewundern etc.«

3.14 Metaphernarbeit: Ein erstes Feedback

In der systemischen Beratung und Therapie wird der Begriff »Metapher« oft ausgeweitet auf komplexe Sprachbilder wie Gleichnisse und Fabeln und auf ganze Begriffsfelder (»metaphorische Konzepte« nach Lakoff u. Johnson, 2003). Der

Gebrauch von Metaphern ist beeinflusst durch die Auseinandersetzung mit Paul Watzlawick und Milton Erickson (rezipiert u. a. in Hypnosystemik, Hypnotherapie, neurolinguistischem Programmieren). Methodisch kann unterschieden werden zwischen der Nutzung von Metaphern, die das Paar selbst einbringt (z. B. »Es ist wirklich 5 vor 12 bei uns«), und der Entwicklung von Metaphern durch die Beratenden (z. B. »Wenn ich so zuhöre, entsteht bei mir der Eindruck, bei Ihnen beiden herrscht immer wieder mal Aprilwetter zu Hause«).

Am Ende der ersten Sitzung ist oft ein guter Zeitpunkt, um dem Paar ein erstes Feedback über das beobachtete Muster in Form einer Metapher zu geben. Idealerweise kann an eine Formulierung der Klient:innen angeschlossen werden. Zudem sollte auch die Idee der Koproduktion im zusammenfassenden Feedback für das Paar beinhaltet sein.

Fallbeispiel:

Ruben und Luiz berichten im Erstgespräch von unterschiedlichen sexuellen Vorlieben, die in letzter Zeit häufiger zu Unsicherheiten in der Beziehung führen, was darin gipfelt, dass sich beide sexuell gar nicht mehr aneinander annähern. Die Paartherapeutin exploriert achtsam, dass beide nicht aus fehlendem Begehren am anderen, sondern aus Sorge vor Überforderung des Partners bei gleichzeitiger Angst vor Zurückweisung der eigenen Person, das gemeinsame sexuelle Erleben auf Null zurückgefahren haben. Gleichzeitig kann die Therapeutin beobachten, dass die sexuellen Fantasien und Wünsche, die die beiden (noch) nicht gemeinsam teilen, in einem hohen Maße schambesetzt sind, sodass auch hier im Therapieraum noch gar nicht benannt, geschweige denn näher beschrieben werden könnte, was man denn gerne Neues mit dem Partner oder eventuell auch anderen ausprobieren wollen würde.

Die Therapeutin entscheidet sich daher, mit einer Metapher zu arbeiten, die die noch verborgenen, unbenannten sexuellen Vorlieben als noch verschlossene Türen bezeichnet.

»Wenn ich Ihnen beiden so zuhöre, dann entsteht bei mir ein Bild von einem vertrauten erotischen Raum. Er ist in warmen, wohligen Farben eingerichtet, und die Stoffe an Wänden, Boden und Bänken laden einen förmlich ein, sich anzuschmiegen, hier zu verweilen, sich gemeinsam gehen zu lassen. In diesem Raum haben Sie beide viele schöne Stunden der Intimität verbracht. Doch dann sind da nach und nach Türen in den Wänden entstanden. Manche Türen sind Ruben vertraut, manche Türen sind Luiz vertraut. Doch gemeinsam sind sie noch durch keine hindurchgeschritten aus Angst vor Ablehnung, aus Sorge, dem Partner könne das dahinterliegende Unbekannte nicht gefallen. Und nun, so scheint es mir, besuchen sie beide auch den vertrauten Raum mit den wohligen Farben nicht mehr, weil ihr beider Fokus mehr bei den Türen in der Wand liegt als bei dem, was ihnen vertraut ist und guttut.«

3.15 Analyse des Erstgesprächs: Unterscheide Besucher:innen, Kläger:innen und Klient:innen

Während des Gesprächs, aber mit Sicherheit am Ende der ersten Sitzung, sollte jede:r Berater:in eine kurze Einschätzung über die wahrgenommene Motivationslage des Paares treffen können. Insoo Kim Berg und Steve de Shazer (2002), bekannt durch ihren Ansatz der lösungsfokussierten Kurzzeittherapie, haben unter den Aspekten »Klient:innen-Typ« (Steve de Shazer: »Wer kommt da herein?«) bzw. »Interaktion« (Insoo Kim Berg: »Was kommt dabei – in der Therapie – heraus?«) ein Konzept entwickelt, das Therapeut:innen dabei unterstützt, passende Interventionen zu entwickeln, die auf das Verhalten des Paares zu einem bestimmten Zeitpunkt im Prozess abgestimmt sind. Sie unterscheiden zwischen Besucher:innen, Kläger:innen und Kund:innen.

Besucher:innen werden jene Personen genannt, die bei sich selbst oder für sich selbst kein Problem erkennen und somit kein Anliegen an eine mögliche Paartherapie oder -beratung haben. Oftmals wurde diesen Menschen von anderen ein Problem zugeschrieben (»Das solltest du/solltet ihr euch wirklich mal professionell anschauen«) – und eine Paartherapie empfohlen oder dazu geraten. Paare kommen unter diesen Umständen in die Beratung, weil sie von den »Zuweisenden« Sanktionen oder unangenehme Konsequenzen erwarten. Erinnern wir uns an das Fallbeispiel von Anna, die ihren Eltern verdeutlicht hat, dass es keinerlei Familienausflüge mehr gebe, wenn die beiden nicht endlich an ihrer Paarbeziehung zu arbeiten beginnen. Eine Beendigung der Therapie bevor sie noch begonnen hat, ist somit für jene Paare keine gute Lösung. Was aber nun tun? Paartherapeut:innen sollten zunächst mit der Logik des Paares pacen (»Wir haben kein Problem ...), um in einem nächsten Schritt mit dem Paar einen anderen Auftrag zu verhandeln, der für die meisten hoch attraktiv ist, nämlich: Wie gehen sie mit dem Problem um, dass andere ihnen Probleme zuschreiben. Und wie können sie zufriedenstellend mit ihren Zuweiser:innen umgehen? Dabei ist es unerlässlich, dass Paartherapeut:innen ihre eigenen Problemdefinitionen zurückhalten, damit das Paar seine eigenen Vorstellungen und seine Würde wahren kann (Schmidt, 2022).

Kläger:innen sind Personen, die ganz klar ein Problem erkennen können, sich diesem auch ausgesetzt fühlen, aber es als von anderen gemacht bewerten und somit auch nichts zur Veränderung oder Lösung beitragen können. Diese Menschen erleben sich als Opfer, ausgeliefert, ohnmächtig und/oder wütend. Sie klagen und jammern und schimpfen und weinen. Während Paartherapeut:innen in einem ersten Schritt natürlich das Leid und die Konstruktion würdigen, würde dies für ein Ziel und die Auftragsarbeit noch nicht reichen. Es muss darüber hinaus noch gelingen, mit dem Paar die Kooperation für den Beratungsprozess zu klären, und zwar in dem Sinne, was hier besprochen werden sollte, wenn die »Lösung« in solchen Fällen nur außerhalb von Dritten gedacht und gemacht werden kann. Der Fokus bei der Zielarbeit wird also darauf gerichtet, wie das Paar mit dem bestehenden Problem einen guten Umgang findet. Paartherapeut:innen konzentrieren sich auf den Spielraum, der zur Eigengestaltung bleibt (de Shazer, 2002).

Kund:innen/Klient:innen sind wohl jene Personen, die sich jede:r Paartherapeut:in in der eigenen Praxis wünscht. Diese Paare erkennen Probleme als einen Teil des Lebens an, für die sie selbst verantwortlich sind und Lösungen als etwas, das sie aktiv mitgestalten können. Paartherapeut:innen lenken daher bei dieser Ausgangslage den therapeutischen Fokus auf Interventionsangebote, die das Paar in der Eigenkompetenz stärkt und das Erkennen und Lösen von Problemtrancen und -mustern begünstigt.

3.16 Vorbereitung des Folgegesprächs

Vor dem zweiten Gespräch sollten Paartherapeut:innen in Ihrer Dokumentation überprüfen, ob sie bereits alle wichtigen Kriterien für einen guten Start mit dem Paar besprochen haben. Oft ist beim ersten Termin nicht ausreichend Zeit, um z. B. an einem klaren Auftrag zu arbeiten. Dies sollte dann jedenfalls nachgeholt werden. Der zweite Termin sollte mit einer Wiederanknüpfung an die erste Einheit beginnen, um etwaige Entwicklungen und Veränderungen beim Paar abzufragen. Zum Abschluss der zweiten Einheit empfiehlt es sich, eine Hausaufgabe mitzugeben, um den Transfer in den Alltag zu unterstützen.

Das Ziel der zweiten Sitzung ist es, eine valide, erste Hypothese zu entwickeln, welche Art von Muster das Paar erzeugt (z. B. Nähe–Distanz, Bedrängen–Rückzug, Gerechtigkeit–Großzügigkeit etc.).

Folgende Checkliste kann helfen, die 2. Stunde einer Paartherapie zu planen und den roten Faden zu halten:

Checkliste für das Folgegespräch

- kurze Wiederholung der Inhalte der ersten Stunde, um für alle den Anschluss herzustellen;
- Frage nach Veränderungen, etwaigen Verbesserungen oder Kontextveränderungen in den letzten Wochen seit dem Erstgespräch;
- nach der Hausaufgabe fragen, falls eine im Erstgespräch mitgegeben wurde;

- Therapieziel nochmals überprüfen: Ist es noch dasselbe bzw. spätestens jetzt konkretisieren;
- Zielzustand visualisieren lassen und dazu gegebenenfalls eine kleine Tranceinduktion nutzen;
- Problem kontextualisieren;
- Problem normalisieren;
- Problemerklärungen der beiden nochmals explorieren und versuchen, dadurch das destruktive Muster zu erkennen und sichtbar zu machen;
- Ressourcen des Paares immer im Auge behalten und erfragen;
- Neutralität prüfen, falls Sorge entsteht, einer der beiden Partner:innen habe sich eventuell benachteiligt oder bevorzugt gefühlt;
- passende Hausaufgabe auswählen und die Stunde mit der Vereinbarung eines Folgegesprächs schließen;
- im Anschluss an die 2. Sitzung eine erste Hypothese zum destruktiven Muster des Paares bilden.

3.17 Auf einen Blick: Auftragsklärung und Anamnese

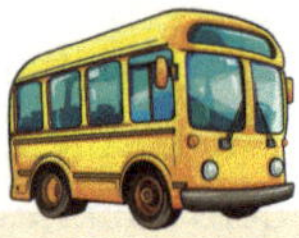

- Im hypnosystemischen Verständnis sind »Aufträge« ein zwischen Therapeut:innen und Klient:in erarbeitetes Verständnis, auf welche Weise die Zusammenarbeit gestaltet werden soll, zu welchem Zweck und mit welchem Ziel.
- Um zu dieser Vereinbarung zu kommen ist es bei der Anamnese wichtig, einige Themenbereiche (Problem, Lösung, Kontexte, Ziele, Ressourcen) im Wechselspiel zwischen Pacing und Leading zu explorieren.
- Das Paar sollte für die Idee der Koproduktion von partnerschaftlichem Glück und Unglück gewonnen werden. Eventuell kann der:die Expert:in bereits erste Muster und leiderzeugende Aufmerksamkeitsfokussierungen erkennen. Den gesamten Prozess über bleibt man als Therapeut:in in einer für die Paare hilfreichen, neutralen Haltung.
- Bei sehr komplexen Problemstellungen, wenn beide Partner:innen viel reden oder auch wenn Therapeut:innen noch nicht allzu viel Übung in der Arbeit am Paar haben, kann es vorkommen, dass sich nicht alle Punkte in der ersten Sitzung ausreichend explorieren lassen. Das stellt in der Regel kein Problem dar, sondern kann in der zweiten Sitzung wieder aufgenommen und abgeschlossen werden.

- Paartherapeut:innen sollten niemals den Fehler begehen, ohne Ziel und Auftrag »draufloszuarbeiten«. Dies entpuppt sich nach kürzester Zeit *immer* als unnötige Herausforderung, weil ohne klare Agenda, wohin das Paar will und wie Paartherapie dabei unterstützen kann, der rote Faden fehlt und jede:r noch so versierte:r Paartherapeut:in hoffnungslos im teilweise hochdynamischen Prozess der Streitenden untergeht. Doch auch dann ist noch nicht alles verloren. Innehalten und »Zurückrudern« ist jetzt die Devise.
- Ziel- und Auftragsklärung sind etwas, das immer passt, wenn Paartherapeut:innen das Gefühl haben, sie haben etwas versäumt, haben vielleicht nicht »sauber« genug gearbeitet oder beim Paar hat sich etwas verändert und es braucht womöglich eine neue Ausrichtung.

4 Kontextualisieren und Normalisieren

In hypnosystemischer Manier lässt sich menschliches Verhalten nicht allein für sich stehend verstehen, sondern nur unter Berücksichtigung in welchen sozialen Kontext es eingebettet ist. Es kann in drei Kontextebenen untergliedert werden: a) der primäre Beziehungskontext der Paarbeziehung, des mehrgenerationalen Familiensystems und anderer wichtiger Bezugspersonen, b) der sekundäre Beziehungskontext, unter dem Freunde oder Arbeitskolleg:innen subsummiert werden und c) der dritte Beziehungskontext, der die soziale Umwelt beschreibt, wie z. B. gesellschaftliche Nomen, Werte, Regeln und Kultur. Kontextualisierung verbindet somit Situationen mit Problemen in einem relevanten sozialen System, in dem sich das Paar gerade befindet. Zusätzlich wird auch eine zeitliche Perspektive eingebracht. Die Kontextualisierung der partnerschaftlichen Problemtrance ist somit ein bedeutsamer Teil einer angemessenen Rekonstruktion des Paarproblems. Es wird nochmals verdeutlicht, dass die Konzeptualisierung eines Problems nicht nur im internalen Selbst (einer oder beider) stattfindet, sondern maßgeblich mit der Bedeutungsgebung und den Erzählungen, die in den Bezugssystemen wiedergegeben werden, zusammenhängt (Levold u. Wirsching, 2021, S. 406).

Probleme und Symptome werden als »Quasi-Trance-Prozesse« (Schmidt, 2022) verstanden, die in (vergangenen) Kontexten erlernt wurden, in denen die Betroffenen oft unter bedrohlichen oder prekären Umständen nur diese Muster zur Verfügung hatten. Dieses Muster wird als Erlebnisepisode mit einer individuellen emotionalen »Ladung« in unserem Erlebnisnetzwerk abgespeichert und ist wieder aktivierbar. Diese Netzwerke werden auch als spezifische »Ego-States« (Watkins u. Watkins, 2019) oder unterschiedliche »Seiten« einer Person bezeichnet. Aktiviert sich eine solche Seite, erleben sich Menschen oft als eine »ganz andere Person«. Jeder Mensch hat ganz viele solcher Seiten. Durch bestimmte Reize, die im gegenwärtigen Kontext unbewusst als ähnlich erlebt werden, aktiviert sich eine bestimmte Seite und greift auf ein Muster zurück, das in der Vergangenheit hocheffizient war, in der aktuellen Situation aber von ihr selbst und/oder der Partner:in als unpassend erlebt wird.

Hypnosystemisch gedacht, ist es daher immer wichtig, ein »Problem« in einem Entstehungskontext zu verstehen und damit eine Idee zu bekommen, wo aus einem »Phänomen« ein »Problem« geworden ist. Der Unterschied zwischen beidem ist in der Soll-Ist-Differenz zu suchen: Passiert etwas im Außen (Geschehen), das eine Reaktion bei uns auslöst (Erleben), und wir interpretieren diese Reaktion als angemessen und »normal«, handelt es sich höchstwahrscheinlich um ein Phänomen. Interpretieren wir unser Erleben auf das Geschehen jedoch als nicht stimmig, als nicht wünschenswert, vielleicht sogar als »behandlungswürdig«, handelt es sich vermutlich um ein Problem. Hypnosystemische Paar- und Beziehungstherapie setzt genau dort an: Wir versuchen, die Differenz von Ist und Soll zu verkleinern. Dazu wollen wir a) die Entstehungsbedingungen dieser Differenz erkunden (kontextualisieren) und b) damit bereits erste Differenz-Verkleinerungen vornehmen (normalisieren):

»In so einer Lebensphase/unter diesen Umständen ist es ja ganz normal ...
..., weniger Lust auf Sexualität zu haben.
..., öfter aneinander zu geraten.
..., dass sich weniger Gelegenheit bietet, einander nahe zu sein.
..., dass plötzlich wieder Eifersucht ins Spiel kommt.
..., dass Menschen ihre Sehnsüchte und Bedürfnisse neu verhandeln.
... etc.«

Fallbeispiel:

Mia und Marie erleben Distanz, glauben aber, das ist ein Problem, weil man sich in einer Beziehung der anderen Person nahe fühlen sollte. Die Therapeutin erkundet die aktuellen Umstände: Vor zwei Monaten adoptierten die beiden ein Baby. Die Therapeutin meint, das würden alle jungen Eltern so erleben, diese vorübergehende Distanzierung sei wohl normal. Da es plötzlich »ganz normal« ist, sich unter gewissen Umständen, wie etwa mit einem Neugeborenen, auch mal distanziert zu fühlen, verändert das Mias und Maries Bewertung. Die erlebte Distanz wird zum erklärbaren Phänomen. Erleichterung macht sich breit.

Der Effekt: Die Soll-Ist-Differenz verkleinert sich. Das Paar/die Beziehungskonstellation erlebt eine erste Entspannung. Das Vertrauen in die Beziehung steigt. Im Unterschied zu klassisch systemischen Arbeiten, geht der hypnosystemische Ansatz davon aus, dass das rein kognitive Verstehen einer Problematik noch nicht ausreicht, um wirksame Veränderung zu erzielen. Es braucht dazu auch eine Aktivierung der emotionalen und körperlichen Dynamiken.

4.1 Normalisieren durch Verallgemeinerung

Für manche Paare ist es ausreichend, ein Problem zu verallgemeinern. Es schafft Erleichterung, wenn die Personen erkennen, dass es vielen in einer solchen Situation ähnlich ergeht. Nicht das reine Narrativ lässt ein Problemsystem entstehen, sondern die Art, wie wir über ein Problem denken. Die Besonderheit des Problemsystems liegt somit in der emotionalen Logik. Paartherapeut:innen sollten demnach versuchen, die emotionale Logik der beiden zu verändern, sprich die Bedeutungsgebung. Zu erkennen, dass es ganz normal ist, in dieser Situation ein Problem zu haben, kann dazu führen, dass das Problem wieder als Phänomen wahrgenommen wird. In der Wiener Zwiebel (s. Abbildung 1, S. 30) befinden wir uns hier in der zweiten Schale. Das Normalisieren kann dazu führen, dass mit mehr Gelassenheit und auch Zuversicht auf die hinderlichen Faktoren geblickt werden kann. Wichtig ist hierbei, dass der Unterschied nicht nur gedacht, sondern auch gefühlt werden kann. Verschiedene Hausübungen oder kleine Interventionen (z.B. Paarskulptur) können eine tiefergehende, emotionale Unterschiedsbildung unterstützen.

4.2 Kontextualisieren von Life-Events

Der Begriff »life event« wurde aus dem Englischen übernommen und bezeichnet ein Lebensereignis, wobei ein belastendes und lebensveränderndes Ereignis im Mittelpunkt steht. Life events können als Vorkommnisse definiert werden, die den meisten Menschen irgendwann im Leben widerfahren, die für den Einzelnen aber dennoch außerordentliche Ereignisse darstellen. Zu den Lebensereignissen zählen z.B. Trauerfälle, die Geburt des ersten Kindes, körperliche Erkrankungen, Entlassungen und Heirat. Für sich genommen können derartige belastende Ereignisse Gelegenheiten für die Entwicklung adaptiver Bewältigungsverhaltensweisen bieten. In der Forschung zu Lebensereignissen wird davon ausgegangen, dass bestimmte Ereignisarten unter bestimmten Umständen, oder eine Überzahl von Ereignissen bei bestimmten Menschen, sogar psychische Störungen auslösen, insbesondere bei jenen, die in ihrer Kindheit schwere Zeiten erlebt haben oder denen es an sozialer Unterstützung mangelt (Henderson u. Ginn, 2012). Auch wenn natürlich nicht alle Menschen nach einem Lebensereignis z. B. depressiv werden, können wir doch den Impact erkennen und davon ausgehen, dass er zumindest für eine Störung im Paarleben verantwortlich sein kann.

4.3 Normalisieren von Ambivalenz

Friedemann Schulz von Thun (Schulz von Thun, o. J.) prägte den Begriff des »Inneren Teams«. Er bezeichnet mit dieser Metapher die verschiedenen Ego-States oder inneren Stimmen, die ein Mensch in sich trägt. Wir setzen es analog zu unserem hypnosystemischen Verständnis, dass jeder Mensch ein ganzer Autobus voller verschiedener Seiten ist, und Ambivalenzen und Widersprüche damit fast vorprogrammiert und ganz normal sind. Diese Seiten stehen stellvertretend ein für unterschiedliche Bedürfnisse, die wir haben. Schulz von Thun nennt sie in seinem Konzept »Teammitglieder«, die individuelle Eigenschaften besitzen und bestimmten Fühl-Denk-Verhaltens- und Körpermustern folgen. So gibt es nicht nur »Engelchen« und »Teufelchen«, so wie wir das aus verschiedenen Filmen vielleicht kennen, sondern eine ganze Busladung anderer Charaktere. Wie in einem richtigen Team schaffen es einige, gut miteinander auszukommen, während andere sich gegenseitig einschränken oder sogar bekämpfen.

Die Zusammenarbeit der einzelnen inneren Teammitglieder wirkt sich auf das Leben und den Alltag einer Person aus – und bestimmt die Art ihrer Kommunikations- und Interaktionsmuster. Je besser das Team miteinander kooperiert und auch kontroverse Meinungen integriert, desto klarer und kongruenter kann eine Person kommunizieren und Entscheidungen treffen. Wenn die Teammitglieder jedoch innerlich zerstritten sind, kostet es Kraft und Energie, und das wiederum zeigt sich auch in der Wirkung nach außen. Dabei gibt es, wie im richtigen Leben, auch Teammitglieder, die ständig im Vordergrund stehen und solche, die sich eher bedeckt halten und im Stillen ihre Arbeit tun. Je nach Situation kommen unterschiedliche Mitglieder zum Zug.

Jedes Team braucht natürlich auch einen Teamleiter bzw. einen Chef. Der Teamchef unseres Inneren Teams sind in dem Fall wir selbst, unser »Kern-Ich«. Wir bestimmen als »Oberhaupt« des Teams, wen wir bei einer Herausforderung zu Wort kommen lassen und wer sich durchsetzen darf. Anders als im richtigen Leben können wir jedoch unbequeme oder ungeliebte Teammitglieder nicht einfach kündigen. Wir können sie vielleicht eine Zeitlang ignorieren, doch sie werden sich irgendwann »unerhört« zu Wort melden. Das ist z. B. dann der Fall, wenn ein Teammitglied, nennen wir sie »die Disziplinierte«, ständig arbeitet, während ein anderes Mitglied, »der faule Hund«, nicht zum Zuge kommen darf.

Wenn dies wiederholt passiert, kann es irgendwann ernsthafte Probleme geben. In unserem eigenen Interesse als Teamleiter sollten wir daher jedes einzelne Mitglied wahrnehmen, wertschätzen und zu Wort kommen lassen. Auf dieser Basis können wir gemeinsame Lösungen finden und Widersprüche integrieren. So können wir die Innere Teamentwicklung fördern und letztlich selbst kongruenter und klarer werden.

Wie bei einem realen Team ist es auch hier manchmal notwendig, bei Unstimmigkeiten oder ernsthaften Konflikten eine Versammlung aller beteiligten Mitglieder einzuberufen. Das Oberhaupt hat hier die Aufgabe, alle Meinungen zu hören, zu strukturieren und letztlich eine Entscheidung zu fällen.

Wenn wir in uns hineinhören, finden wir dort selten nur eine einzige »Stimme«, die sich zu einer bestimmten Situation oder einem Thema zu Wort meldet. In der Regel stoßen wir vielmehr auf verschiedene innere Anteile, die sich selten einig sind und jeder einzelne alles daransetzt, auf die Kommunikation und das Handeln Einfluss zu nehmen. Ein Miteinander und Gegeneinander finden wir demnach auch innerhalb des Menschen. Obwohl ein zerstrittener Haufen im Inneren überaus lästig und quälend sein und bis zur Erstarrung führen kann, handelt es sich dabei nicht um eine seelische Störung, sondern um einen ganz normalen menschlichen Zustand. Diese »innere Pluralität« ist letztlich wünschenswert. Denn aus einem zerstrittenen Haufen eines Inneren Teams werden Synergieeffekte freigesetzt. Die »vereinten Kräfte« bündeln meist mehr Weisheit in sich als eine einzelne Stimme allein. Die Herausforderung besteht darin, die geeigneten inneren Teammitglieder zu einem gegebenen Problem zu identifizieren, zu Wort kommen zu lassen und in einer »inneren Ratsversammlung« zur Zusammenarbeit zu bewegen (Schulz von Thun, o. J.)

4.4 Normalisieren von Unterschieden lebensgeschichtlicher Grundprägungen

Eigene lebensgeschichtliche Grundprägungen sorgen oft dafür, dass Autobusse bestimmte Fahrstile bevorzugen. Hat man selbst aufgrund angeborener Neigungen und angelernter Reaktions- und Verhaltensweisen einen bestimmten »Stil« entwickelt, z. B. große Gewissenhaftigkeit, wird man sich immer wieder wundern, wie es sein kann, dass jemand anderer weniger ordnungsliebend und pflichtbewusst ist. In einer anderen Konstellation wird es vielleicht für eine Person immer unbegreiflich sein, wie der/die andere sich bei anscheinend nichtigen Anlässen so schnell gestresst fühlen kann. Auch hier wird die Soll-Ist-Differenz zum eigentlichen Problem: Du reagierst auf eine bestimmte Art und

Weise und ich bewerte dein Verhalten (oder meine Reaktion auf dein Verhalten) als falsch. Haben wir das Gefühl, dass Autobusse sich in ihren Fahrstilen deutlich unterscheiden, bieten wir als Normalisierung gern das Modell von Fritz Riemann an, das auf seinem 1961 erstmals erschienenen Buch »Grundformen der Angst« (Riemann, 1961/2019) beruht. Riemann leitet darin vier Persönlichkeitstypen ab, die sich anhand zweier Achsen in einem Vierfelderschema differenzieren lassen (s. Abbildung 2). Hypnosystemisch besonders anschlussfähig ist dieses Modell vor allem deshalb, weil das Spannungsfeld von Autonomie und Bezogenheit auf einer der Achsen eine zentrale Rolle spielt (Unabhängigkeit vs. Verbindlichkeit). Alle »Typen« beruhen auf der Idee, dass es a) ein paar menschliche Grundängste gibt und wir b) instinktiv immer jenes Verhalten meiden, das uns Angst verursacht. Angst vor Nähe z. B. führt so zum ständigen Versuch, Distanz zu erzeugen, Angst vor Alleinsein motiviert zum ständen Kontakthalten mit anderen. Die Furcht vor dem Chaos erzeugt eine enge Anbindung an vorgegebene Ordnungen, während umgekehrt die Abneigung gegen ein starres Regelsystem die Boykottierung vorgegebener Normen verursacht. Diese Unterschiede erzeugen Unterschiede in der Begegnung mit anderen Menschen – das ist wiederum »logisch« und daher »erwartungsgemäß«, statt »abnormal« und »erschreckend«. Die eigene lebensgeschichtliche Prägung zu kennen und ebenso die des Gegenübers hilft also, bestimmte Differenzen als »ganz normal« einzustufen.

Unterschiede in der Grundprägung ins Spiel bringen

Um diese Unterschiede zu verdeutlichen, bedienen wir uns einer Grafik von Peter Heintel (2012), der Riemanns Ideen sowohl über einen Fragebogen erfahrbar gemacht als auch in einem Vierfelderschema hinterlegt hat:

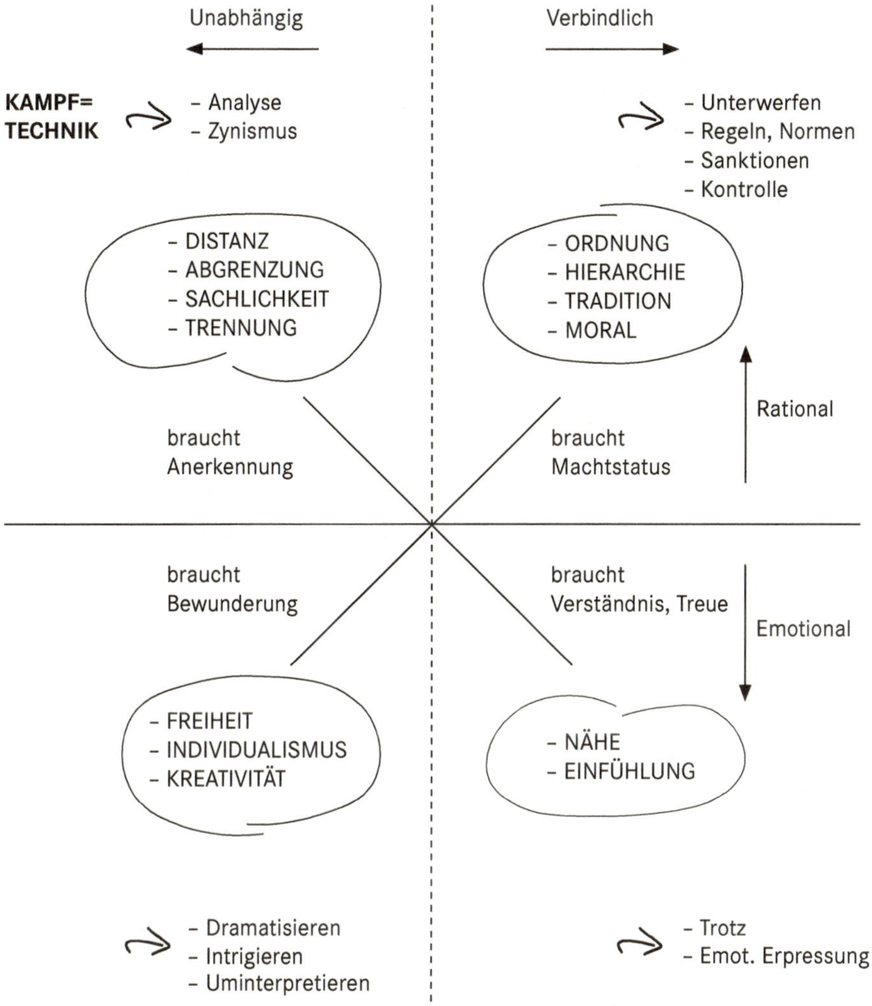

Abbildung 2: Das Vierfelder-Schema nach Riemann und Heintel (nach Heintel, 2012)

Wir arbeiten dazu auf dem Flipchart und machen zunächst die Achsen sichtbar: emotionale bzw. rationale Erfassung der (Um-)Welt und unabhängiges bzw. bezogenes Verhalten *auf* die Umwelt. Je nachdem, welche der Achsen sich gerade kreuzen, entstehen so *vier Persönlichkeitstypen:*

- *Der rational/unabhängige Typ:*
  Neigung zu Distanz und Sachlichkeit, Abgrenzung und Trennung (Grundangst: »verschlungen werden«, zu viel Nähe)
- *Der rational/bezogene Typ:*
  Neigung zu Ordnung und Tradition, Hierarchie und Tradition (Grundangst: »ins Chaos stürzen«, Auflösung)
- *Der emotional/unabhängige Typ:*
  Neigung zu Risiko und Veränderung, Freiheit und Individualismus (Grundangst: »unsichtbar werden«, Erstarrung)
- *Der emotional/bezogene Typ:*
  Neigung zu Gefühl und Fürsorge, Nähe und Einfühlung (Grundangst: »getrennt sein«, Einsamkeit)

Jeder »Typ« hat unterschiedliche *Bedürfnisse (Erwartungen)* und *Reaktionsmuster (»Kampftechniken«)* im Falle der Nichterfüllung der Bedürfnisse bzw. Erwartungen:

- *Der rational/unabhängige Typ:*
  Bedürfnis/Erwartung: Anerkennung
  Reaktion bei Nichterfüllung/Kampftechnik: Rationalisieren, »Nieder-analysieren«, eventuell sogar Zynismus
- *Der rational/bezogene Typ:*
  Bedürfnis/Erwartung: braucht Anerkennung des (»Macht«)-Status
  Reaktion bei Nichterfüllung/Kampftechnik: Pochen auf Regeln und Normen, eventuell sogar Druck durch Sanktionen, Kontrolle
- *Der emotional/unabhängige Typ:*
  Bedürfnis/Erwartung: Bewunderung
  Reaktion bei Nichterfüllung/Kampftechnik: Dramatisieren, Uminterpretieren, Szenen machen, eventuell sogar Intrigieren
- *Der emotional/bezogeneTyp:*
  Bedürfnis/Erwartung: Verständnis, Treue, Loyalität
  Reaktion bei Nichterfüllung/Kampftechnik: Trotz, Liebesentzug, Hilflosigkeit, eventuell sogar emotionale »Erpressung«

Wichtig ist, dass wir die unterschiedlichen Typen vorstellen, ohne bereits Zuordnungen zu treffen. Wir bieten das Modell neutral als »Möglichkeit, wie man die Welt auch sehen kann« an. Gleichzeitig betonen wir, dass es keine »reinsortigen« Typen auf der Welt gibt, sondern dass wir alle ein klein wenig »alles« in uns tragen, ja dass sich im Idealfall alle vier Typen *gleichmäßig* in einer Person verteilen. Je nach Lebensphase kann die Ausprägung des einen oder anderen Quadranten auch kleiner oder größer werden, das Modell wird also als »dynamisch«, nicht als in Stein gemeißelt verstanden. Und wir weisen darauf hin, dass wir damit nur einen kleinen Teil der Wirklichkeit abbilden: Menschen sind so viel mehr, als ihre Grundprägungen – das Modell ist daher nur *eine mögliche Beschreibung,* keine allgemeingültige *Zuschreibung.*

Fast immer beginnen die Paare/Personen bereits nach den ersten paar Minuten zu schmunzeln und ordnen sich selbst einem Typus zu. So beginnt eine neue Art von Verständnis für sich selbst, aber auch für das (jeweilige) Gegenüber. Als Therapeut:innen begegnen wir allen vier Typen mit der gleichen Selbstverständlichkeit: kein Typus ist passender oder weniger passend, keiner leichter oder schwieriger in Beziehungen. Alle haben große Stärken, aber auch gewisse Schwächen. Wir betonen auch, dass das ideale Team aus allen vier Typen besteht, jede Beziehung also enorme Bereicherung durch das Anderssein erfährt. So wird deutlich, mit welch unterschiedlichen Brillen wir einander und der Welt begegnen und wie normal diese Unterschiede (vulgo »Differenzen«) sind. Weil unterschiedliche Brillen eben unterschiedliches Verhalten erzeugen, erscheint das Verhalten des:der Partner:in dann eben nicht mehr als »feindlich« oder »böswillig«, sondern schlicht als »anders« und fast »logisch«. Effekt: Die Soll-Ist-Differenz schrumpft.

4.5 Kontextualisieren durch Reframing

Probleme sind niemals unlogisch, sondern folgen ihrer eigenen Logik. Oft entstehen sie spontan und lösen sich unter normalen Bedingungen genau so spontan wieder auf. Für Paare kann es hilfreich sein, sich der Frage zu stellen, wofür genau denn der aktuelle Konflikt gut sein kann. Wir laden sie ein, die Logik dahinter zu erforschen und zu verstehen. Die Erkenntnis, dass es gerade Sinn macht, sich über das Thema XY in die Haare zu bekommen, kann ausreichen, um die Kommunikation darüber zu verflüssigen, in einen konstruktiveren Dialog einzutreten und somit das Problem auszulösen. Beim Reframing unterbrechen Therapeut:innen das bisherige Muster durch eine neue Sichtweise darauf und folgen somit der Diktion »Verändere deine Realität, indem du deine Beschreibung veränderst«. Reframings sind Musterunterbrechungen, die neue, verblüffende Sichtweiten für das Paar aufzeigen und ihre Neugierde und Aufmerksamkeit wecken. Dem Gesagten und Erlebten wird eine neue Bedeutung zugewiesen, es wird in einen neuen Rahmen (Frame) gestellt und soll dadurch dem Paar neue Sichtweisen gefolgt von neuen Fühl-, Denk- und Verhaltensweisen ermöglichen.

Die Technik des Reframings kann unterschiedliche Kontexte heranziehen und so vielfältig genutzt werden. Zunächst kann sie das störende Verhalten einer oder beider Personen als Ausdruck guter Absichten darstellen. Wünsche, Bedürfnisse und dahinterliegende Motive werden in Zusammenhang mit dem inakzeptablen Verhalten gebracht (Levold u. Wirsching, 2021, S. 169).

»Ihre Streitigkeiten und Konflikte scheinen das einzig emotionale Miteinander zu sein zurzeit. Da spüren Sie sich beide intensiv und sind aufeinander bezogen. Es klingt so, als wäre es das Salz in Ihrer sonst recht tristen Alltagssuppe.«

Die Technik des Reframings kann eigentlich an jeder Stelle des Prozesses genutzt werden. Besonders gern bringen wir sie auch beim biografischen Arbeiten zum Einsatz. So kann ein ängstliches, sich sofort zurückziehendes Verhalten in einer bestimmten Lebensphase eine wichtige (Über-)Lebensfunktion gehabt haben. Im jetzigen Kontext ist es für den:die Partner:in deplatziert und irritierend (siehe Kapitel 7).

4.6 Auf einen Blick: Kontextualisieren und Normalisieren

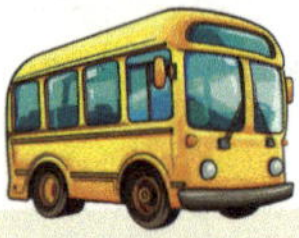

- Hypnosystemisch gedacht, ist es wichtig, ein »Problem« in einem Entstehungskontext zu verstehen und damit eine Idee zu bekommen, wo aus einem »Phänomen« ein »Problem« geworden ist.
- Der Unterschied zwischen beidem ist in der Soll-Ist-Differenz zu suchen. Hypnosystemische Paar- und Beziehungstherapie setzt genau dort an: Wir versuchen, die Differenz von Ist und Soll zu verkleinern.
- Dazu wollen wir einerseits die Entstehungsbedingungen dieser Differenz erkunden (kontextualisieren) und andererseits damit bereits erste Differenzverkleinerungen vornehmen (normalisieren).
- Unterschiedliche psychologische und psychotherapeutische Modelle können bei der gemeinsamen Exploration und Erkundung, wieso ein Phänomen zu einem Problem wurde, helfen, und für Paare ein anschlussfähiges Erklärungsmodell bieten.

5 Muster erkennen und unterbrechen

Musterunterbrechung ist ein zentrales Konzept in der gesamten systemischen Therapiewelt. Das Verstören (»Perturbieren«) eines »Musters« ist genau genommen sogar DIE eigentliche systemische Wirkidee, egal ob in Einzel-, Paar- oder Familienkontexten.

5.1 Musterunterbrechung aus hypnosystemischer Sicht bedeutet die *Unterbrechung der wechselseitigen Problemtrance*

Musterunterbrechung zielt darauf ab, neue Perspektiven und Verhaltensweisen zu ermöglichen, um Veränderungsprozesse in Gang zu setzen. Bei Paaren (bzw. Beziehungskonstellationen) soll die wechselseitige Problemtrance unterbrochen werden. Dabei geht es um die gezielte Unterbrechung von eingefahrenen Denkmustern, Verhaltensweisen und Interaktionsdynamiken sowie somatischen Markern.

Zunächst ist es wichtig und notwendig, das eingefahrene Muster, das ein Paar miteinander produziert und aufrechterhält, zu erkennen. An dieser Stelle sei nochmals erwähnt, dass Paare wohl im Laufe einer Beziehung immer wieder Problemtrancen erzeugen, aber die meisten davon rasch von selbst vergehen. Wenn Menschen sich in Paartherapie begeben, dann handelt es sich meist um Muster, die sich andauernd reproduzieren und wiederholt Leid erzeugen. Sie entsprechen meist einer ähnlichen Logik:

Fallbeispiel:

Anita, die für Gregor emotional wichtig ist, äußert etwas gegenüber Gregor, das dieser – sei es berechtigt oder unberechtigt – als Abwertung oder Aufforderung im Sinne eines Appels »Ändere dich« auffasst. Das löst bei Gregor negative

Gefühle aus wie Ärger, Traurigkeit oder Unwohlsein. Er fühlt sich abgelehnt, unverstanden, vielleicht sogar diffamiert, weil er Anitas Äußerung als kränkend oder beleidigend deutet. Aufgrund dieser Emotionen fordert Gregor von Anita, dass sie ihre Aussage zurücknehmen solle. Im Falle, dass Anita dies verweigert und sich ebenso gekränkt und unverstanden fühlt, geht der Kreislauf weiter.

Das Beispiel verdeutlicht, dass nicht nur bloße Aussagen und Narrative Problemsysteme und somit Problemtrancen hervorbringen, sondern die Art, wie diese Äußerungen aufgefasst und erwidert werden (Ludewig, 2015).

Paartherapeut:innen interessieren sich daher besonders dafür, welche Muster in einem bestimmten Kontext immer wieder auftreten und zu Problemen führen. Diese Muster sind oft unbewusst und können in familiären oder sozialen Interaktionen verwurzelt sein.

Hypnosystemische Paartherapie nutzt Trancezustände, um Zugang zu unbewussten Prozessen zu erhalten. In diesem Zustand können Klient:innen neue Einsichten gewinnen und alternative Verhaltensweisen erproben. Auch der Einsatz von Metaphern und Geschichten kann helfen, bestehende Muster zu hinterfragen und neue Möglichkeiten zu erkunden. Diese Narrative können auf eine Art und Weise präsentiert werden, die das Paar inspiriert, neue Perspektiven einzunehmen.

Durch das gezielte Einführen von Unterbrechungen in den gewohnten Ablauf (z. B. durch unerwartete Fragen, neue Vorschläge oder Veränderungen im Rahmen der Sitzung) wird das Paar dazu angeregt, gewohnte Reaktionen zu hinterfragen und neue Verhaltensweisen auszuprobieren. Diese Unterbrechungen können auch im Alltag eingeführt werden, um die Klienten zu unterstützen, ihre gewohnten Reaktionsmuster zu verändern. Nach der Musterunterbrechung ist es wichtig, die Erfahrungen zu reflektieren und zu integrieren. Die Reflexion hilft, die Veränderung zu festigen und weiterführende Schritte zu planen. Dazu mehr im Kapitel 5.6 »Hausübungen«.

Insgesamt ist das Konzept der Musterunterbrechung aus hypnosystemischer Sicht eine effektive Methode, um festgefahrene Denk-, Fühl,- Körper- und Verhaltensmuster zu verändern, indem neue Möglichkeiten eröffnet und Ressourcen aktiviert werden. Sie fördert das kreative Denken und die Flexibilität, die für Veränderungen im Paarerleben notwendig sind.

5.2 Von der Klage zu Sehnsucht – unbewusste Motive hinter den dysfunktionalen Mustern

Der Übergang von der Klage zur Sehnsucht beschreibt den Prozess, in dem Klient:innen von ihren Beschwerden oder Problemen (Klagen) zu einem tieferen Verständnis ihrer unbewussten Motive und Sehnsüchte gelangen. Dies ist besonders wichtig, um dysfunktionale Muster zu erkennen und zu verändern. Hier sind einige zentrale Aspekte dieses Konzepts:

Die Klage ist immer als Ausdruck von Unzufriedenheit zu verstehen. Menschen sind an diesem Punkt oft tief mit dem Problem identifiziert oder haben ihre Partner:innen damit identifiziert. Diese Klagen sind häufig Symptome tiefer liegender unbewusster Bedürfnisse oder Sehnsüchte. Die Herausforderung besteht darin, die oberflächlichen Probleme zu identifizieren und die zugrunde liegenden Motive zu erforschen. Die meisten Menschen suchen professionelle Hilfe in einer Paartherapie, nicht etwa, weil sie ein Problem bei sich wahrnehmen, sondern weil sie mit dem Partner oder der Partnerin unzufrieden sind. Anders als in der klassischen Einzelpsychotherapie geht es hier meist nicht darum, dass eine Person ein Symptom beschreibt, das aufgelöst werden soll. Das Klagen, die Vorwürfe und/oder Beschuldigungen werden als Strategie eingesetzt, um die andere Person zu verändern. Der:die Klagende selbst sieht sich nicht als Teil der Lösung. Vielmehr steht *der oder die andere* einer Lösung im Wege. Gleichzeitig geht es der klagenden Person meist schlecht. Das Verharren in der Opferrolle und die Fokussierung auf das Schwere an der Beziehung verhindern den Blick auf konstruktive, positive Möglichkeiten. Das Jammern wird begleitet von Verzweiflung, Hoffnungslosigkeit und Missmut. Auch die beklagte Person leidet und hält es in der Beziehung nicht gut aus. Sie versucht womöglich, sich zunächst zu rechtfertigen, es recht zu machen oder sich zurückzuziehen, oder aber sie schlägt mit der gleichen vorwurfsvollen Haltung zurück (Levold u. Wirsching, 2021).

Das dysfunktionale Muster des Klagens entsteht oft aus unbewussten Motiven, die in der Vergangenheit verwurzelt sind. Diese können Schutzmechanismen, erlernte Verhaltensweisen oder unerfüllte Bedürfnisse sein. Durch paartherapeutische Interventionen wird untersucht, welche Sehnsüchte den dysfunktionalen Mustern zugrunde liegen. Diese Sehnsüchte können z. B. das Bedürfnis nach Nähe, Anerkennung, Sicherheit oder Selbstverwirklichung sein.

In der Therapie wird das Paar ermutigt, seine gegenseitigen Klagen zu hinterfragen und herauszufinden, welche tiefer liegenden Wünsche oder Sehnsüchte dahinterstecken. Zum Beispiel könnte eine Klage über Einsamkeit auf eine tiefe Sehnsucht nach Verbindung und Zugehörigkeit hinweisen. Dieser Prozess ermöglicht es den Klienten, ihre Ziele neu zu definieren, nicht nur in Bezug auf das, was sie nicht wollen (z.B. Konflikte), sondern auch auf das, was sie sich wünschen (z.B. harmonische Beziehungen).

Der neue Fokus auf die jeweiligen Sehnsüchte ermöglicht es dem Paar, seine Stärken und Ressourcen zu erkennen, die sie zur Erfüllung ihrer Sehnsüchte einsetzen können.

Ein zentraler Aspekt ist die Bewusstseinsbildung über die eigenen Bedürfnisse und deren Einfluss auf das Verhalten. Diese Einsicht fördert die Selbstreflexion und das Verständnis für die eigenen Reaktionen. Eine langfristige Veränderung kann dann stattfinden, wenn Klient:innen lernen, ihre Sehnsüchte zu erkennen und aktiv zu verfolgen.

Insgesamt ist der Übergang von der Klage zur Sehnsucht ein kraftvoller Prozess, der Paaren dabei helfen kann, die Wurzeln ihrer dysfunktionalen Muster zu erkennen und neue, konstruktive Wege für ihr (gemeinsames) Leben zu finden. Durch die Fokussierung auf unbewusste Motive und Sehnsüchte können tiefgreifende Veränderungen initiiert werden, die zu mehr Zufriedenheit und Erfüllung führen.

5.3 Die gute Absicht hinter destruktivem Verhalten

Die Idee, dass hinter destruktivem Verhalten oft eine »gute Absicht« steht, ist ein zentrales Konzept in vielen therapeutischen Ansätzen, insbesondere in der systemischen und hypnosystemischen Psychotherapie und Beratung. Diese Perspektive hilft, Verhaltensweisen, die auf den ersten Blick schädlich oder unangemessen erscheinen, besser zu verstehen und zu interpretieren.

Destruktives Verhalten kann in verschiedenen Formen auftreten, wie Aggression, Rückzug, Suchtverhalten oder anderen Verhaltensweisen, die schädlich für den Einzelnen oder sein Umfeld sind. Oft ist destruktives Verhalten ein Ausdruck tiefer liegender emotionaler Konflikte, unerfüllter Bedürfnisse oder unbewusster Ängste.

Viele destruktive Verhaltensweisen können als Schutzmechanismen verstanden werden. Zum Beispiel kann jemand, der sich aggressiv verhält, dies tun, um sich vor Verletzungen oder Enttäuschungen zu schützen. Oft steht hinter destruktivem Verhalten der Wunsch nach Nähe, Zugehörigkeit, Anerkennung oder Kontrolle. Das Verhalten, das schädlich wirkt, kann also unbewusst darauf abzielen, ein Bedürfnis zu erfüllen, auch wenn die Methode nicht gesund ist.

Beispiele für gute Absichten:

- Rückzug: Eine Person, die sich zurückzieht, könnte dies aus der Absicht tun, sich selbst zu schützen oder zu verhindern, dass sie verletzt wird, auch wenn dies zu sozialer Isolation führt.
- Aggression: Jemand, der aggressiv reagiert, könnte dies aus einem Gefühl der Machtlosigkeit tun, um sich Gehör zu verschaffen oder um sich vor wahrgenommenen Bedrohungen zu schützen.
- Suchtverhalten: Jemand, der sich in Suchtverhalten flüchtet, könnte dies tun, um mit emotionalem Schmerz oder Stress umzugehen, und sucht damit nach kurzfristiger Erleichterung.

Der Prozess, in dem Klient:innen die guten Absichten hinter ihrem Verhalten erkennen, kann zu einem tiefen Bewusstseinswandel führen. Dies ermöglicht es ihnen manchmal, die Kontrolle über ihr Verhalten zurückzugewinnen. Durch das Verständnis der eigenen Motive können Menschen ihre Ressourcen und Stärken aktivieren, um konstruktive Veränderungen herbeizuführen.

Das Erkennen der guten Absicht hinter destruktivem Verhalten hilft im Alltag, Konflikte besser zu verstehen und empathischere Beziehungen aufzubauen. Es ermöglicht ein tieferes Verständnis für das Verhalten anderer Menschen. Paare lernen, sich selbst gegenüber mitfühlender zu sein und sich die Erlaubnis zu geben, ihre Bedürfnisse auf gesunde Weise auszudrücken.

Die Erkenntnis, dass hinter destruktivem Verhalten oft eine gute Absicht steht, ist ein wichtiger Schritt in der psychotherapeutischen Arbeit. Sie ermöglicht es dem Paar, eigene und des:der anderen betreffende Verhaltensmuster mit mehr Mitgefühl zu betrachten. Dies führt zu einer tieferen Selbst- und Partner:innenakzeptanz.

5.4 Der Vulnerabilitäts-Schutz-Zirkel

Wenn es eine Art »Schweizer Taschenmesser« (im Sinne von Allrounder-Tool) gibt, mit dem Muster erkannt und unterbrochen werden können, dann ist das der Vulnerabilitäts-Schutz-Zirkel (VS-Zirkel). Der VS-Zirkel ist besonders geeignet, um das Konfliktmuster eines Paares deutlich zu machen und aus der gegenseitigen Vorwurfshaltung auszusteigen. Zudem verschränkt er Kommunikations- und Interaktionsverhalten (auf der äußeren Bühne sichtbar) und unwillkürlich auftretende Gefühle (auf der inneren Bühne spürbar). Er kann dann eingesetzt werden, wenn Paare in wiederkehrende Konfliktmuster kommen und Unterschiede nicht verhandelt werden können, sondern zu Eskalation, intensiven Reaktionen, rigiden Positionen und »Irrationalitäten« führen.

Mithilfe des VS-Zirkels werden dysfunktionale Muster und Interaktion verdeutlicht. Zeichnet man den Zirkel gemeinsam mit dem Paar auf ein Flipchart oder ein Blatt Papier, kann diesem Teufelskreis auch ein Bild gegeben werden, das hilfreich ist, um zu lernen, das Muster einerseits zu identifizieren (»Wir sind wieder im Gewitterkreislauf«) und es in einem nächsten Schritt zu unterbrechen.

Das Konzept geht auf Scheinkman und Fishbane (2004) zurück. Die beiden gehen davon aus, dass jeder Mensch Vulnerabilitäten aufweist. Für die praktische Arbeit mit Paaren übersetzen wird diesen Fachbegriff gerne in »Verletzungen« oder »Verletzlichkeiten« oder »emotionale Allergien«. Was ist darunter zu verstehen? Mit Vulnerabilitäten sind Sensibilitäten gemeint, die Menschen aus der Vergangenheit oder aus dem gegenwärtigen Kontext in die Intimität der Beziehung hineintragen. Sie können wie sensible Wunden verstanden werden, die bei Berührung durch die Paardynamik wieder zu bluten und/oder zu schmerzen anfangen. Diese Verletzungen können traumatische Ereignisse in der Vergangenheit, chronische dysfunktionale Muster aus der Herkunftsfamilie, Erfahrungen aus vergangenen Beziehungen oder auch Verletzungen aus der aktuellen Beziehung (Betrug etc.) sein.

Parallel dazu entwickeln Personen Schutzmechanismen und Überlebensstrategien, um sich gegen die Aktivierung dieser alten Verletzungen zu wehren und vor allem um sich zu schützen. Verhaltensweisen, die sich in der Vergangenheit bewährt haben, werden dafür herangezogen und laufen dann meist »automatisch« – also wie in Trance – ab, kaum beginnt die alte Wunde zu schmerzen. Sie sollen dabei helfen, die Kontrolle bei emotional schwierigen Situationen zu bewahren (s. Abbildung 3).

Manchmal beinhalten sie Slogans wie »Es ist gefährlich, wütend zu werden« oder »Sei immer stark und zeig keine Schwächen« oder »Vertraue niemals einer Frau« etc. Überlebensstrategien können gut angepasst eine Quelle für Energie, Kreativität und Individualität sein. Extrem ausgelebt oder sehr starre/rigide Strategien können jedoch problematisch werden und in Beziehungssackgassen münden. Paare werden eingeladen, anders über die Vorwürfe oder erlebten Angriffe des oder der anderen nachzudenken. Denn das Ziel dieser Intervention ist es zu erkennen, dass der Vorwurf des oder der einen eigentlich ein Schutzverhalten ist, aber von Partner:innen als Angriff wahrgenommen wird.

Dieser wahrgenommene Angriff, eigentlich ein Schutzverhalten, trifft wiederum in das vulnerable Feld des Partners oder der Partnerin und löst auch dort sein oder ihr Schutzverhalten aus, das wiederum in das vulnerable Feld des

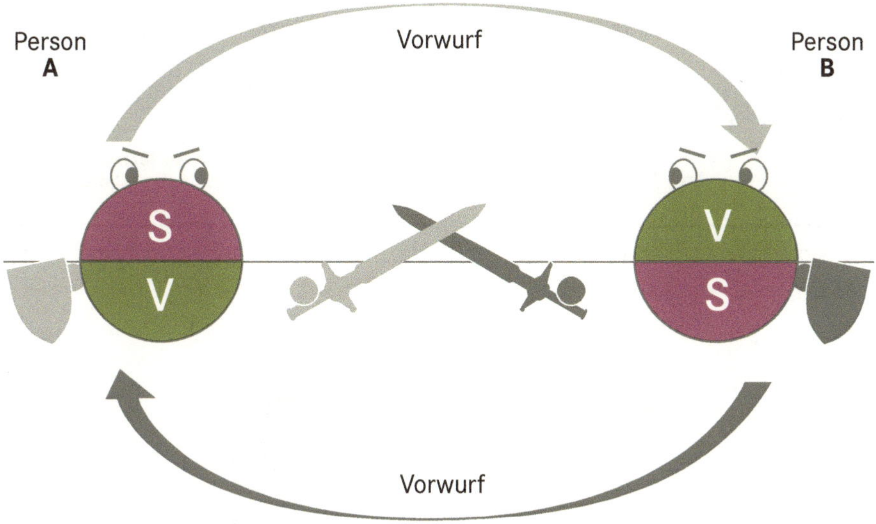

Abbildung 3: Vulnerabilitäts-Schutz-Zirkel: Das Schutzverhalten der einen Person trifft in die vulnerable Zone der anderen und umgekehrt (nach Scheinkman u. Fishbane, 2004)

oder der anderen trifft. Gelingt es den bisher angenommenen Angriff des oder der anderen nun plötzlich als Schutzverhalten zu sehen, ändert sich auch das innere Bild von meinem Partner. Nun ist er nicht mehr der Sturkopf, der sich jeglicher Diskussion entzieht. Jetzt kann er oder sie als überforderter Mensch, der sich durch Rückzug schützen will, gesehen werden. Um diese Perspektivenerweiterung zu erlangen, schlagen Scheinkman und Fishbane (2004) nach der Erklärung über die Entstehung und Wahrnehmung von Mustern eine Exploration der Verhaltens- und Gefühlsebene beider Partner:innen vor. So werden beide über ihr Innerstes befragt, nämlich welche Gefühle entstehen (wie fühlt sich die Person im Innersten?), wenn das Schutzverhalten des anderen in ihre oder seine Wunde trifft. Und beide erhalten die Möglichkeit, die Partner:innen zu beschreiben, wie sie von ihnen wahrgenommen werden, wenn sie ihr Schutzverhalten zeigen (Wie erscheint die Person? Wie wirkt sie auf mich?; s. Abbildung 4).

In einem letzten Schritt richten die Autor:innen den Blick auf eine mögliche Lösung, um aus dem Kreislauf auszusteigen. Hierbei soll der Fokus auf die eigene Selbstberuhigung und Selbstversorgung gelegt werden (was brauche ich in einer Situation höchster Verletzbarkeit?) und in einem zweiten Schritt, werden Partner dazu angeregt zu überlegen, was sie dem Gegenüber anbieten könnten (Bernt u. Henz, 2024).

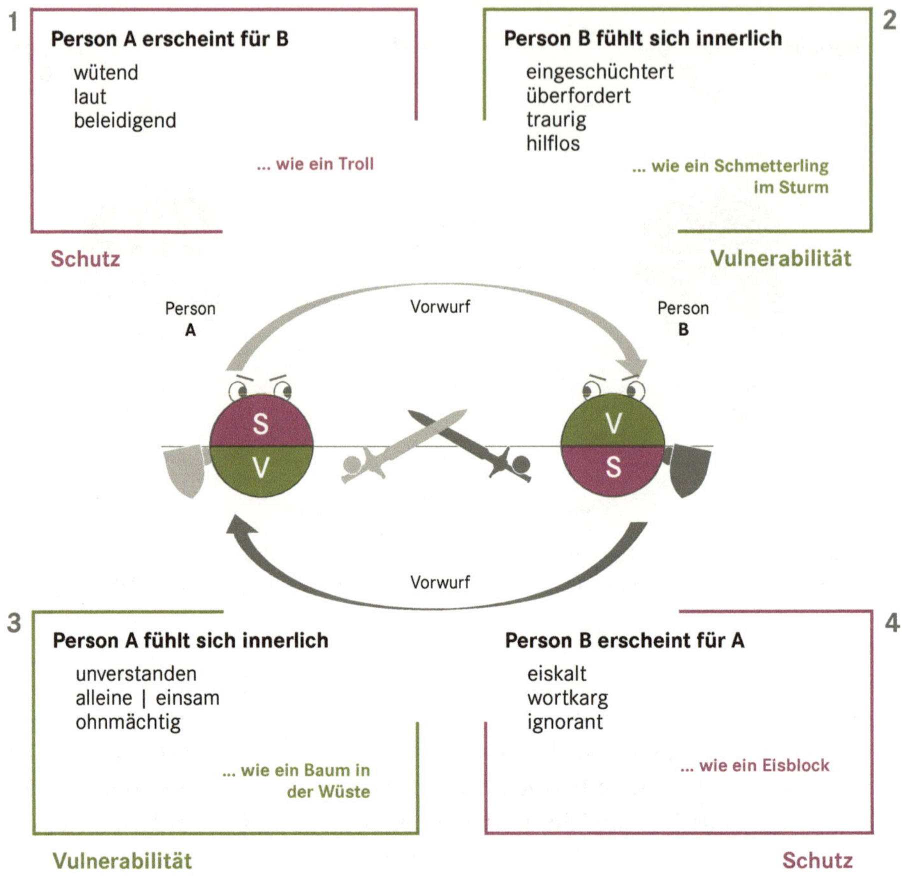

Abbildung 4: Ablauf der Erarbeitung des Vulnerabilitäts-Schutz-Zirkels (bearbeitet nach Scheinkman u. Fishbane, 2004)

5.5 Hauptsache nicht »more of the same«: Unterbrechen dysfunktionaler Muster

Die wichtigste Intervention beim Unterbrechen dysfunktionaler Muster ist das Sichtbarmachen selbst. Sobald ein zwei (oder mehr) Beteiligte »ihrer Unschuld beraubt sind«, also bewusst verstanden haben, wie sie Interaktionsschleifen miteinander koproduzieren, können sie das alte Muster nicht mehr ungestört wiederholen. Ab dem Moment, wo die innere Beobachter:inneninstanz dazugeschaltet wird, sind die Beteiligten gleichzeitig Akteur:innen und Regisseur:innen der Szene, das alte »more of the same« funktioniert dann nicht mehr. Aus »ES ist uns passiert« wird so »wir haben es gemacht«. Oft aber wird die Irritation mit einem »Ja, aber ...!« umgangen: »Ja, wir haben die Situation koproduziert, ABER dann lag ES nicht mehr an mir!« Die reine Beobachtung und Sichtbarmachung des Musters reicht deshalb oft nicht aus. Nachfolgend haben wir einige Ideen aufgelistet, die helfen können, eine nachhaltige Musterunterbrechung zu bewirken.

Mit-Gefühl als Musterunterbrechungsturbo: Erkennen und Anerkennen der Partner:innen-Vulnerabilität

Eine wunderbare Stopptaste beim Anhalten einer wechselseitigen Erlebens- und Verhaltensschleife vulgo Paartrance ist Empathie. Sobald sich zum bisherigen Fühl-Denk-Verhaltens-Körpermuster ein neues Element dazuschaltet, nämlich Mit-Gefühl, gerät der Automatismus, mit dem das Muster aufrechterhalten wird, aus dem Gleichgewicht. Sobald man beim Erleben und Verhalten nicht nur bei sich ist, sondern auch ein Stück beim anderen, kann die automatische Wiederholung von Erleben und Verhalten auf den eigenen Bühnen (innen und außen) nicht mehr ungestört ablaufen.

Wahrgebungen nutzen

Um dieses Mit-Gefühl anzuregen, bedienen wir uns eines kleinen Tricks: Wir bieten unsere eigene »Wahrgebung« an und laden dazu ein nachzuspüren, ob unsere Ideen sich stimmig oder nicht stimmig anfühlen. Jede Person hat so gesichtswahrend die Chance, sich unseren Vermutungen anzuschließen (war ja schließlich die Idee der Expertin) oder eben nicht (man kann ja nichts dafür, wenn etwas nicht stimmig ist). Dabei handelt es sich um einen sehr intuitiven Prozess, in dem wir als Therapeut:innen ganz unseren vorbewussten Hypothesen folgen und dabei etwas »zur Sprache bringen«, was wir und das Paar/die Personen zwar spüren, aber (noch) nicht in Worte fassen können. Gunther Schmidt nannte das einmal »Wahrgebungen aus der ›inneren‹ und ›äußeren‹ Welt des Therapeuten und ihre Nutzung für zieldienliche therapeutische Kooperation« (Schmidt, 2000). Was ein wenig kompliziert klingt, ist anhand eines Beispiels schnell erklärt:

Fallbeispiel:

Piri und Lukas erarbeiten mithilfe der Therapeutin ihren Vulnerabilitäts-Schutz-Zirkel:

Immer wenn Piri sich emotional distanziert fühlt, macht sie »eine Szene«, und wann immer Lukas sich emotional erpresst fühlt, »ist er emotional raus«.

Die Therapeutin bat die beiden, dem Muster einen Namen zu geben (»das Film ab/Film aus-Muster«) und bis zur nächsten Einheit zu beobachten, wann und wie das Muster sich wieder einschaltet.

Die beiden gingen zwar zufrieden nach Hause, waren aber in der nächsten Einheit umso frustrierter: Das Muster wurde jetzt zwar erkannt und benannt, es zu stoppen schien beiden aber noch in weiter Ferne.

Die Therapeutin legt den Kopf schief und sagt Folgendes: »Wissen Sie was, ich habe so einen Verdacht, aber ich kann ihn noch nicht ganz genau in Worte fassen. Darf ich ein kleines Experiment mit Ihnen machen? Ja? Sehr schön!«

Die Therapeutin bietet Piri ein paar Sätze an, die sie an Lukas richten darf und bittet sie, bei jedem Satz zu überprüfen, ob sich der Satz stimmig anfühlt. Falls ja, lädt die Therapeutin Piri ein, den Satz laut auszusprechen:

- »Lukas, ich kann mir vorstellen, dass du meine verzweifelten Versuche, in solchen Momenten mit dir in Kontakt zu kommen, gar nicht als solche erlebst. (stimmig!)
- Schade, dass es da keine Untertitel gibt! (stimmig!)
- Ich wirke vielleicht gar nicht verzweifelt auf dich, sondern laut und übergriffig?! (stimmig!)
- Ich kann irgendwie verstehen, dass du dich da schützen willst. (stimmig!)
- Vielleicht würde ich an deiner Stelle auch die Notbremse ziehen und alle Gefühle stoppen. (stimmig!)
- Aber jetzt in diesem Moment weiß ich ganz sicher, dass du es grundsätzlich immer gut mit mir meinst.« (stimmig!)

Während Piri die Sätze prüft und in eigenen Worten wiederholt, wird Lukas' Gesicht merklich weicher; berührt nickt er ein paar Mal und als Piri den letzten Satz an ihn gerichtet hat, schließt er sie spontan in die Arme und wiegt sie hin und her.

Nach einigen Minuten bittet die Therapeutin auch Lukas um Erlaubnis, ihm Sätze anzubieten, die er bei Stimmigkeit laut aussprechen soll, und auch er willigt ein:

- »Piri, ich glaube, dir geht es wie mir: Du kannst meine verzweifelten Versuche, meinen emotionalen Stress runterzufahren auch nicht als Not wahrnehmen. (stimmig!)
- Wahrscheinlich wirke ich auch nicht sehr gestresst auf dich, sondern nüchtern und kühl? (stimmig!)

- Wenn du spüren könntest, wie ich in solchen Momenten emotional kämpfe, würdest du sicher ganz anders handeln. (stimmig!)
- Aber wenn du mich als kühl und abweisend erlebst, ist das sicher kränkend und tut weh. (stimmig!)
- Auch wenn ich es nicht so meine, tut es mir trotzdem sehr leid, dass das bei dir so eine Verletzung erzeugt. (stimmig!)
- Und ich weiß auch ganz genau, dass du es grundsätzlich immer gut mit mir meinst!« (stimmig!)

Piri hat während Lukas' Sätzen leise zu weinen begonnen, tief bewegt legt sie beide Hände auf die Brust und nickt ebenfalls. Als er endet, formt sie ein lautloses »Danke« mit ihren Lippen und beide umarmen sich lang und innig.

Bei dieser Intervention kann man nichts falsch machen – sind die Sätze/Hypothesen nicht anschlussfähig (und damit auch nicht hilfreich), werden sie von den Paaren einfach nicht angenommen. Treffen sie aber ins Schwarze, können sie enorm hilfreich dabei sein, das gegenseitige Mitgefühl zu aktivieren und damit das Muster nachhaltig zu verstören. Aus einer wechselseitigen Problemtrance wird so eine wechselseitige Wohlwollenstrance.

Utilisieren von Problemen

Das Konzept des »Utilisierens von Problemen« bezieht sich auf die Idee, dass Schwierigkeiten, Herausforderungen oder Probleme nicht nur als negative Erfahrungen betrachtet werden, sondern auch als Chancen für Wachstum, Lernen und Veränderung.

Probleme werden umgedeutet, um ihre positiven Aspekte oder Lernmöglichkeiten hervorzuheben. Zum Beispiel kann ein Konflikt in einer Beziehung als Gelegenheit zur Klärung von Bedürfnissen und zur Verbesserung der Kommunikation gesehen werden. Anstatt Probleme als Hindernisse zu betrachten, werden sie als Herausforderungen gesehen, die persönliches Wachstum und Entwicklung fördern können.

In schwierigen Situationen können Klient:innen ermutigt werden, ihre eigenen Stärken und Ressourcen zu identifizieren, die ihnen helfen können, mit den Herausforderungen umzugehen. Frühere Erfahrungen mit ähnlichen Problemen können als Quelle von Wissen und Bewältigungsmechanismen dienen. Klient:innen können reflektieren, was in der Vergangenheit funktioniert hat und wie sie diese Strategien erneut anwenden können.

Jedes Problem kann eine Gelegenheit zum Lernen darstellen. Klient:innen können angeleitet werden, darüber nachzudenken, welche Lehren sie aus einer bestimmten Situation ziehen können. Fehler und Misserfolge werden als normale Bestandteile des Lebens und des Lernens akzeptiert. Sie bieten wertvolle Einsichten und ermöglichen es, Anpassungen vorzunehmen.

Anstatt passiv auf Probleme zu reagieren, können Klient:innen dazu ermutigt werden, proaktive Schritte zu unternehmen, um ihre Situation zu verändern. Das kann durch Planung, Setzen von Zielen und Umsetzung von Strategien geschehen. Probleme können als Anreiz dienen, neue Verhaltensweisen auszuprobieren, die zu positiven Veränderungen führen. Zum Beispiel kann jemand, der Schwierigkeiten in der Kommunikation hat, neue Kommunikationsstrategien erproben.

Durch das Utilisieren von Problemen können Klient:innen ihre Resilienz stärken, indem sie lernen, mit Herausforderungen umzugehen und sich an Veränderungen anzupassen. Klienten erleben, dass sie in der Lage sind, Herausforderungen zu bewältigen, was ihr Selbstvertrauen und ihre Selbstwirksamkeit fördert.

Rosen und Steine

»Rosen und Steine« ist eine Intervention zur Musterunterbrechung durch das Einführen einer neuen zeitlichen Perspektive. Sie dient dazu, die aktuelle Problemtrance zu weiten, das Große und Ganze wieder in den Blick zu bekommen, sich der eigenen Ressourcen zu erinnern und die Relationen zwischen Ressourcenhaftem und Bedauernswertem wieder neu zu gewichten (Bernt u. Henz, 2024). Diese Intervention eignet sich besonders für Paare, die Traumatisches erlebt haben, und denen die Integration des Erlebten nicht gelungen ist (z. B. eine Fehlgeburt, eine Insolvenz, eine schwere Krankheit etc.).

Auch bei Paaren, die ihre Beziehungsgeschichte nur noch durch eine defizitäre Brille betrachten können, und denen scheinbar der Blick für das Geglückte abhandengekommen ist, kann diese Intervention einen bedeutsamen Unterschied erzeugen. Außerdem unterstützt sie Paare dabei, wenn diese sich verbal im Kreis drehen oder sich generell schwertun, ihre Gefühle zu verbalisieren bzw. ihr Erleben zu abstrahieren.

Für die Umsetzung sind von den Paartherapeut:innen einige Vorbereitungen zu treffen. Es werden folgende Materialien benötigt: eine etwa 5 Meter lange Schnur, ausreichend Steine in unterschiedlichen Größen, kleine und getrocknete Rosenblätter oder künstliche Blumen.

Zu Beginn ist es wichtig, sich die Erlaubnis für ein etwas außergewöhnliches Experiment einzuholen, indem angekündigt wird, in der heutigen Stunde

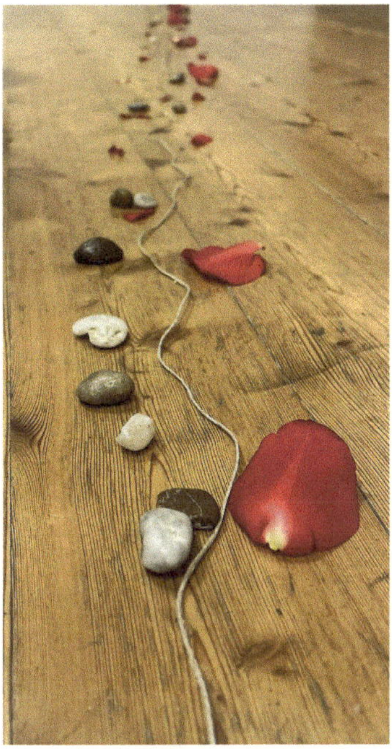

Abbildung 5: Rosen und Steine zur Weitung einer engen Perspektiventrance (Foto: Claudia Bernt und Katharina Henz)

»ein wenig vom gewohnten Programm abzuweichen« bzw. ein kleines Experiment durchzuführen. Das erhöht bereits die Aufmerksamkeitsfokussierung der Personen.

Zuerst wird das Paar aufgefordert, eine Schnur am Boden auszulegen, die die Zeit vom Kennenlernen bis zum heutigen Tag symbolisiert. In einem zweiten Schritt markieren die beiden mit Post-its den Tag des Kennenlernens/Zusammenkommens und den heutigen Tag. Es soll ein wenig Schnur davor und danach übrigbleiben. Schließlich gab es davor auch schon ein (Er-)Leben und nach dem heutigen Tag natürlich ein Weiterleben.

Danach wird das Paar eingeladen, die Timeline gemeinsam abzugehen, und dabei mit Steinen alle herausfordernden Momente ihrer Beziehung zu markieren, mit Rosen alle Ressourcenmomente (s. Abbildung 5).

Als Paartherapeut:in begleiten wir nun das Paar dabei, wie es live miteinander seine Erinnerungen verhandelt, indem wir die eine oder andere Markierung besonders hervorheben und anreichernde Fragen stellen.

Wenn das Paar am heutigen Datum angekommen ist, können die beiden eingeladen werden, vom heutigen Tag weg zurückzublicken. Mit folgenden Fragen können sie noch in einen weiteren Reflexionsprozess und somit in eine positive Trance des gemeinsam Gelungenen geführt werden:

- Welche Gedanken, Gefühle, Impulse tauchen auf? Welche neuen Blickwinkel erlaubt diese Art der Rückschau?
- Welches Kompliment könnte man einander machen, wie man gemeinsam Höhen und Tiefen gemeistert hat?

Dabei ist es günstig, dem Nachspüren ausreichend Raum zu geben und das Paar zu bitten, in die andere Richtung zu schauen und auf der Schnur noch ein Kärtchen für »die gute Zukunft« zu platzieren. Abschließend werden die beiden eingeladen, nochmals nachzuspüren, welchen Weg sie hinter sich haben und dann den ersten Schritt in die gute Zukunft zu machen.

Die Konfliktverlaufskurve

Die Konfliktverlaufskurve ist ein wichtiges Konzept in der Paartherapie zur Beschreibung des typischen Verlaufs von Konflikten in Beziehungen. Sie visualisiert, wie Konflikte entstehen, sich entwickeln und letztendlich gelöst werden können. Diese Kurve hilft Therapeut:innen und Paaren, die Dynamik ihrer Konflikte besser zu verstehen und mögliche Interventionen zu planen.

Die Konfliktverlaufskurve ist ein wertvolles Werkzeug, Bewusstsein zu schaffen, dass Konflikte ein normaler Teil jeder Beziehung sind, und dass es verschiedene Phasen gibt, die Paare bei einer Streitigkeit durchlaufen.

Wer ein Muster erkennt, kann es auch unterbrechen. So weit so logisch. Was in diesem Satz allerdings fehlt, ist die Variable »Zeitpunkt« – nur wer ein Muster *rechtzeitig* erkennt, kann es auch unterbrechen. Mit der Intervention der »Konfliktverlaufskurve« wird der Verlauf eines Konfliktmusters quasi unters Mikroskop gelegt und der Zeitpunkt, an dem das Muster noch veränderbar wäre, identifiziert und bestimmt (Henz u. Bernt, 2023).

Die Konfliktverlaufskurve besteht typischerweise aus mehreren Phasen, die in einem kontinuierlichen Prozess ablaufen können (s. Abbildung 6):

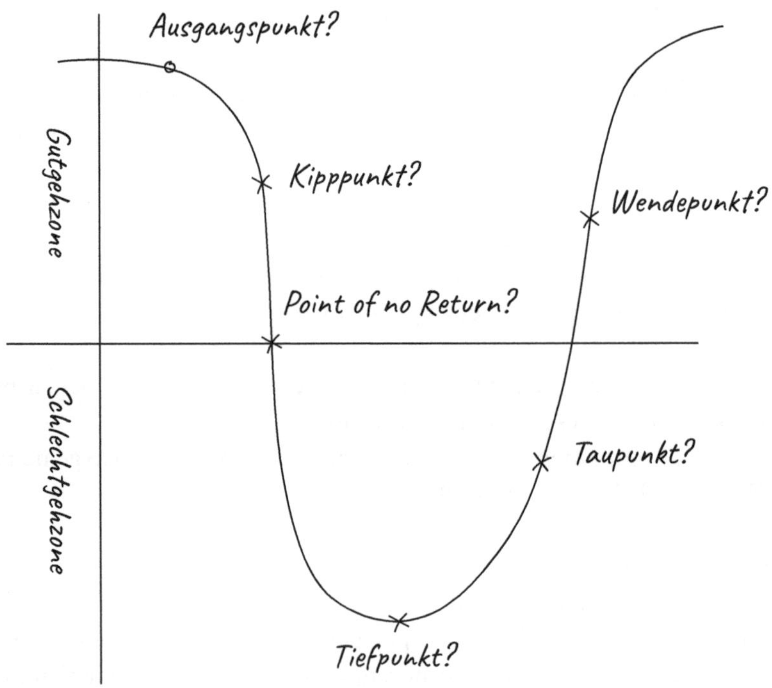

Abbildung 6: Beispiel für eine Konfliktverlaufskurve

a. Auslösende Situation (Ausgangspunkt)

Ein bestimmter Vorfall oder ein wiederkehrendes Problem löst den Konflikt aus. Dies kann ein Missverständnis, eine Verletzung oder eine unterschiedliche Erwartung sein, z. B. ein:e Partner:in vergisst einen wichtigen Termin oder äußert eine kritische Bemerkung.

b. Steigende Emotionen (Kipppunkt)

Nach der Auslösung des Konflikts steigen die Emotionen an. Beide Partner fühlen sich möglicherweise verletzt, frustriert oder wütend. Die betroffene Person reagiert emotional auf das Verhalten des:der anderen, was zu einer Eskalation des Konflikts führen kann.

c. Konfliktverfestigung (Point of no return)

In dieser Phase sind die Partner:innen in ihren Positionen verhärtet. Es kommt zu Schuldzuweisungen und negativen Kommunikationsmustern, was den Konflikt weiter anheizt. Das Paar beginnt, sich gegenseitig Vorwürfe zu machen, und es kann zu einem Teufelskreis aus gegenseitigen Angriffen kommen.

d. Eskalation (Tiefpunkt)

Der Konflikt erreicht einen Höhepunkt, und die Emotionen sind stark angespannt. In dieser Phase können verletzende Worte oder Handlungen auftreten, die die Beziehung weiter belasten, z. B. kommt es zu einem heftigen Streit, in dem alte Konflikte und unerledigte Themen angesprochen werden.

e. Stagnation oder Rückzug (Taupunkt)

Nach der Eskalation kann es zu einem Rückzug oder einer Stagnation kommen, bei der die Partner:innen entweder aufhören, miteinander zu kommunizieren, oder in eine Art »Schweigen« verfallen.

f. Beginn von Lösung oder Klärung (Wendepunkt)

In dieser Phase kommt es zu einer Klärung des Konflikts. Dies kann durch ein offenes Gespräch, das Finden von Kompromissen oder das Arbeiten an Lösungen geschehen. Die Partner setzen sich zusammen, um über ihre Gefühle und Bedürfnisse zu sprechen und eine gemeinsame Lösung zu finden.

Als hypnosystemische:r Paartherapeut:in kann ich dem Paar die Konfliktkurve als Modell vorstellen und mit ihnen gemeinsam auf einem Flipchartpapier individuell abbilden.

Folgende Interventionen können analog zur Konfliktkurve angedacht werden:

In der frühen Phase (auslösende Situation) können Therapeuten den Paaren helfen, Kommunikationsstrategien zu entwickeln, um Missverständnisse zu vermeiden und Konflikte frühzeitig zu adressieren.

In der Phase der steigenden Emotionen kann die Therapie Techniken wie »Aktives Zuhören« oder »Ich-Botschaften« fördern, um die emotionale Kommunikation zu verbessern und Empathie zu stärken.

In der Phase der Konfliktverfestigung ist es wichtig, negative Kommunikationsmuster zu erkennen und zu unterbrechen. Therapeuten können Rollenspiele oder Übungen zur Klärung von Bedürfnissen vorschlagen.

In der Eskalationsphase sollte der Fokus auf der Deeskalation der Emotionen liegen. Techniken zur Stressbewältigung, wie Atemübungen oder Pausen, können hilfreich sein.

In der Lösungsphase unterstützen Therapeuten die Paare dabei, gemeinsam Lösungen zu erarbeiten, Kompromisse zu finden und das Verständnis füreinander zu fördern.

Diese Intervention eignet sich so gut wie immer und überall im therapeutischen Prozess: Sie kann bereits am Beginn einer Paartherapie zu Diagnosezwecken eingesetzt werden, oder sie vermag mittendrin eine hilfreiche Sichtweise auf dysfunktionale Muster zu erzeugen. Und sie kann ganz am Ende einer gelungenen Paartherapie den Unterschied zwischen »Früher« und »Jetzt« noch einmal deutlich machen bzw. zur Erarbeitung einer Rückfallprophylaxe eingesetzt werden.

Fallbeispiel:

Tom und Anna beschreiben, dass sie immer wieder in dasselbe Streitmuster geraten. Die Paartherapeutin schlägt vor, den Konflikt aufzuzeichnen und unterstellt, dass es so etwas wie einen »typischen« Konfliktverlauf gäbe. Diese zeichnet sie auf einem großen Blatt Papier deutlich auf, sodass Tom und Anna beide gut mitschauen können.

Therapeutin: »Das hier oben nenne ich die Gutgehzone, das da unten die Schlechtgehzone und in der Mitte ist die Grenze. Ok, jetzt scheint es immer so zu sein, dass es Ihnen eine Zeit lang ziemlich gut geht miteinander und dann passiert irgendwas und die Kurve geht nach unten, aber irgendwann auch wieder hinauf und dann geht es wieder einigermaßen gut.«

Die beiden nicken und schauen aufmerksam zu.

Therapeutin: »Es gibt da ein paar Punkte auf Ihrer Kurve, die würde ich gerne genauer unter die Lupe nehmen. Nehmen wir doch einmal einen Konflikt aus der jüngeren Vergangenheit. Was ist hier der Ausgangspunkt für die Verschlechterung? Wo ändert sich die Stimmung von ›Gut‹ zu ›Oje‹?«

Anna meint dies wäre für sie der Punkt, wenn Tom bei einer Diskussion die rechte Augenbraue hebe. Da wüsste sie schon, dass er nicht ihrer Meinung ist. Tom nickt schmunzelnd. Ja, und zeitgleich erlebe er Annas Stimme als schrill und fahrig.

Therapeutin: »Und wenn die Kurve ab da nach unten geht – wo ist dann der Point of no return? Was passiert zwischen Ihnen, wo es im Konflikt kein Zurück mehr gibt? Wo es unweigerlich in Richtung Tiefpunkt geht?«

Tom: »Wenn Anna immer schneller spricht und immer emotionaler wird.«

Anna: »Und du dann den Raum wortlos verlässt.«

Therapeutin: »Was ist der Tiefpunkt? Wie erleben Sie den?«

Tom: »Wenn ich runter in den Keller gehe. Dann fühle ich mich total überfordert und missverstanden.«

Anna: »Wenn ich die Kellertüre ins Schloss fallen höre. Dann bin ich so wütend auf ihn, dass er mich wieder ignoriert hat.«

Therapeutin: »Und was ist danach das erste Anzeichen für Verbesserung? Wo ist der Wendepunkt, wie und wann geht es unweigerlich wieder bergauf?«

Die beiden schauen einander schmunzelnd an.

Anna: »Eigentlich sind das dann Situationen, wo uns die Kinder brauchen und wir gemeinsam helfen müssen. Abendessen machen oder Jausenbrote herrichten.«

Tom: »Ja, irgendetwas Alltägliches. Da kommen wir dann in unseren Elternmodus. Da sind wir immer ein super Team. Unzertrennbar.« Er greift nach ihrer Hand, als er die letzten Worte ausspricht.

Therapeutin: »Und jetzt die wichtigste Frage: Wo ist der Kipppunkt? Also der Moment zwischen Auslöser (Ausgangspunkt) und Point of no return? Mit anderen Worten: Wo könnten Sie auf dieser Kurve noch aus dem Konfliktmuster aussteigen? Und wie müssten Sie das bewerkstelligen?«

Tetralemma bei Zielkonflikten

Das Tetralemma ist ein Konzept, das oft verwendet wird, um komplexe Fragestellungen und Zielkonflikte zu analysieren und zu klären (Varga von Kibéd u. Sparrer, 2023). Es handelt sich dabei um eine Form der Argumentation, die vier mögliche Positionen oder Perspektiven umfasst, die in einem Konflikt oder bei einer Entscheidung berücksichtigt werden können.

Die vier Positionen des Tetralemmas

A (Ja): Die erste Position bezieht sich auf die Bejahung eines bestimmten Ziels oder Standpunkts. In einem Zielkonflikt könnte dies bedeuten, dass man sich entscheidet, einem bestimmten Ziel nachzugehen oder eine Entscheidung zu treffen, die mit diesem Ziel übereinstimmt.

B (Nein): Die zweite Position ist die Ablehnung des Ziels oder Standpunkts. Hier könnte man sich entscheiden, das Ziel nicht zu verfolgen oder die Entscheidung nicht zu treffen, die mit dem Ziel in Konflikt steht.

C (Beides): Die dritte Position erkennt an, dass beide Ziele oder Standpunkte gleichzeitig gültig sein können. Dies kann bedeuten, dass man Wege findet, um beide Ziele in Einklang zu bringen oder zu kombinieren, anstatt sich nur für eines zu entscheiden.

D (Weder noch): Die vierte Position berücksichtigt die Möglichkeit, dass weder das eine noch das andere Ziel verfolgt wird. Dies kann darauf hinweisen, dass es vielleicht sinnvoller ist, das Ziel zu hinterfragen oder die gesamte Situation neu zu bewerten.

Zunächst sollten die relevanten Ziele oder Positionen, die im Konflikt stehen, klar identifiziert werden. Dies könnte z. B. in einem beruflichen Kontext zwischen dem Ziel, Karriere zu machen, und dem Ziel, eine bessere Work-Life-Balance zu erreichen, geschehen. Im nächsten Schritt wird jede der vier Positionen des Tetralemmas auf die identifizierten Ziele angewandt:

- A (Ja): Was bedeutet es, wenn wir uns für das Ziel A (z. B. Kinderwunsch) entscheiden? Welche Vorteile und Nachteile hat diese Entscheidung?
- B (Nein): Was passiert, wenn wir uns gegen das Ziel A entscheiden? Was wären die Konsequenzen dieser Entscheidung?
- C (Beides): Gibt es Möglichkeiten, sowohl A als auch B zu verfolgen? Welche Kompromisse oder kreativen Lösungen könnten hier helfen? Welche eigentlichen Motive liegen hinter A bzw. B? (z. B. Sinnerleben vs. Freiheitsdrang) Wie könnten beide Bedürfnisse befriedigt werden?
- D (Weder noch): Was wäre, wenn ich beide Ziele nicht verfolge? Welche anderen Perspektiven oder Ziele könnten dann relevant sein?

Durch die Analyse jeder Position können Paare ein besseres Verständnis für die Dynamik ihrer Zielkonflikte entwickeln. Dies fördert die Reflexion über die eigenen Werte, Prioritäten und die möglichen Konsequenzen von Entscheidungen.

Der Tetralemmaprozess kann helfen, neue Lösungen zu entwickeln, die vorher nicht in Betracht gezogen wurden. Indem man die verschiedenen Perspektiven berücksichtigt, können innovative Ansätze zur Konfliktlösung gefunden werden.

Die Erkenntnisse aus der Tetralemmaanalyse können in konkrete Handlungen und Entscheidungen umgesetzt werden. Paare können Strategien entwickeln, um gemeinsame Ziele zu erreichen, die jeweils ihre persönlichen Bedürfnisse berücksichtigen.

Erkennen der apokalyptischen Reiter

Die »apokalyptischen Reiter« sind ein Begriff, der ursprünglich aus der biblischen Apokalypse stammt und dort vier Reiter beschreibt, die verschiedene Katastrophen und Unheil bringen. In der Paar- und Beziehungskommunikation wird dieser Begriff metaphorisch verwendet (Gottman u. Silver, 2023), um vier typische destruktive Kommunikationsmuster zu beschreiben, die zu Missverständnissen, Konflikten oder sogar zur Eskalation von Situationen führen können.

Hier sind einige zentrale Aspekte der »apokalyptischen Reiter« in der Kommunikation, die häufig als negative Kommunikationsstile oder -muster identifiziert werden:

1. Kritik

Kritisches Verhalten bezieht sich auf die Tendenz, andere Menschen oder deren Verhalten zu bewerten oder zu verurteilen. Dies kann in Form von Beschuldigungen, Vorwürfen oder allgemeiner negativer Rückmeldung geschehen. Kritik kann die Abwehrhaltungen des Gegenübers hervorrufen und eine konstruktive Kommunikation untergraben. Dies führt oft zu defensivem Verhalten und kann Konflikte verstärken.

2. Verachtung

Verachtung ist eine der schädlichsten Formen der Kommunikation, die Demütigung, Herabwürdigung oder Missachtung des anderen umfasst. Dies kann durch sarkastische Bemerkungen, abfällige Gesten oder beleidigende Sprache geschehen.

Verachtung kann die Beziehung zwischen den Kommunikationspartnern ernsthaft schädigen und zu einem Verlust des Respekts führen. Dies ist oft ein Vorbote für ernsthafte Konflikte.

3. Defensivität
Defensives Verhalten geschieht, wenn eine Person auf Kritik oder herausfordernde Fragen mit Abwehrmechanismen reagiert. Dies kann die Form von Rechtfertigungen, Schuldzuweisungen oder das Ignorieren von Feedback annehmen. Defensivität behindert den Dialog und führt dazu, dass Probleme nicht offen angesprochen oder gelöst werden. Dies kann zu einer festgefahrenen Situation führen, in der sich beide Parteien nicht weiterentwickeln.

4. Steinigen/Mauern
Das »Steinigen« bezieht sich auf die Tendenz, das Gespräch zu beenden oder den anderen zu ignorieren, anstatt sich mit den Problemen auseinanderzusetzen. Dies kann auch das Vermeiden von Gesprächen oder den Rückzug aus Konfliktsituationen umfassen. Das Vermeiden von Konflikten führt oft zu einer Ansammlung ungelöster Probleme, die sich schließlich zu größeren Konflikten auswachsen können.

Als Paartherapeut:in ist es hilfreich, mit dem Paar an Strategien zur Überwindung der apokalyptischen Reiter zu arbeiten, wenn diese in Gesprächen wiederholt vorkommen. Die Klient:innen einzuladen, sich selbst und die eigene Kommunikation zu beobachten, kann helfen, destruktive Muster zu erkennen. Indem man sich der eigenen Kommunikationsweisen bewusster wird, kann man gezielt daran arbeiten, diese zu verändern. Anstatt Kritik zu üben, sollte man konstruktives Feedback geben. Dies bedeutet, spezifisch zu sein und sich auf das Verhalten zu konzentrieren, nicht auf die Person.

Empathie und aktives Zuhören sind entscheidend, um Missverständnisse zu vermeiden und eine offene Kommunikation zu fördern. Dies hilft, die Perspektive des anderen zu verstehen und respektvoll zu reagieren. Die Entwicklung von Fähigkeiten zur Konfliktlösung, wie z. B. das Formulieren von Ich-Botschaften, kann dazu beitragen, Spannungen zu reduzieren und die Kommunikation zu verbessern.

Interview mit der Liebe

Häufig zeigen sich destruktive Muster und Problemtrancen direkt im Raum – kaum eine Frage wird konstruktiv beantwortet, die Partner:innen unterbrechen einander, fast jede Äußerung des:der anderen wird mit einer abwertenden Geste, einem Augenrollen oder einem Seufzer begleitet und so fort. Das sind jene Therapieeinheiten, die aus Expert:innensicht als sehr anstrengend empfunden werden. Manchmal hilft es, die destruktive Atmosphäre durch das Dazuholen einer »neutralen dritten Instanz« zu unterbrechen. Wir schlagen dem Paar hier gern ein Interview mit der Liebe vor (Henz u. Bernt, 2023).

Diese Intervention kann leicht wie ein Kasperletheater wirken, wenn Therapeut:innen sie selbst nicht ausreichend ernst nehmen oder dem Paar erlauben, sie ins Lächerliche zu ziehen. Daher ist es ratsam, nur jenen Paaren diese Intervention anzubieten, die das »Interview mit der Liebe« deutlich interessiert und neugierig annehmen. Reagiert ein Paar mit Skepsis oder Faxen, sollte dieser Widerstand anerkannt und lieber eine andere musterunterbrechende Intervention angeboten werden.

Intervention: Interview mit der Liebe

Therapeut:innen können nach einer kurzen Erklärung, dass sie gerne ein Interview mit der Liebe führen würden, wie folgt einleiten:

»Das mag Ihnen vielleicht ein wenig seltsam erscheinen, aber manchmal bekommen wir auf diese Art und Weise nochmal ganz neue und wertvolle Informationen!«

Danach ist es notwendig, »Spielregeln« zu vereinbaren.

»Ich würde das jetzt so machen, dass wir die Liebe hier zwischen Sie beide setzen und vielleicht mit einem Symbol markieren, und ich rede dann hier mit Ihrer Liebe. Wollen Sie beide abwechselnd der Liebe Ihre Stimme leihen? Und darf ich ausnahmsweise mit der Liebe per Du sein? Oder wie darf ich Ihre Liebe ansprechen, ›liebe Liebe‹, wäre das z. B. ok?«

Wenn alle startklar sind, beginnt der:die Therapeut:in, konsequent den Fokus auf den Sessel mit dem Symbol haltend, Fragen zu stellen und Antworten zu kommentieren. Idealerweise beginnt man mit einem Warm-up und arbeitet sich dann langsam zu den heiklen Themen vor.

»Liebe Liebe, wann bist du denn bei X und Y eingezogen?«
»Was ist denn das Besondere an deinem Paar?«
»Was waren denn die Highlights dieser letzten Jahre?«
»Warum möchtest du denn gern bei den beiden bleiben?«
»Wo hast du dich denn das erste Mal so ein bisschen unwohl gefühlt?«

»Hast du eine Erklärung dafür, warum X und Y dich manchmal gar nicht wahrnehmen?«
»Wie geht es dir denn, wenn die beiden streiten?«
»Hast du eine Idee, was die beiden bräuchten, damit du wieder einen guten Platz bekommst?«
»Was müssten X und Y denn tun, damit du dir ein Dauer-Abo löst, also quasi nie mehr weggehst?«
»Hast du vielleicht noch eine Geheimwaffe im Köcher?«

Am Ende fragen Paartherapeut:innen die Liebe, ob sie etwas übersehen haben und ob sie noch wichtige Abschiedsworte sagen möchte, entrollen dann die Situation und knüpfen im »normalen« Paartherapiemodus wieder an: »Wie geht es Ihnen, wenn Sie Ihrer Liebe so zuhören, X und Y?«

Verwirrtaktiken

Verwirrtaktiken sind ein innovatives und manchmal provokantes Werkzeug innerhalb der hyposystemischen Therapie, das darauf abzielt, Klient:innen durch kreative und unerwartete Interventionen zu neuen Einsichten und Verhaltensweisen zu führen. Sie bieten eine Möglichkeit, festgefahrene Muster zu durchbrechen und die Dynamik innerhalb von Beziehungen zu verändern. Es ist wichtig, dass solche Taktiken mit Sensibilität und Rücksichtnahme eingesetzt werden, um sicherzustellen, dass sie dem Paar tatsächlich helfen und nicht zusätzlich verwirren oder belasten.

Verwirrtaktiken nutzen

1. Paradoxien: Die Verwendung von paradoxen Aussagen oder Anweisungen kann Klient:innen dazu bringen, ihre gewohnten Denkmuster zu hinterfragen. »Verändern Sie bitte gar nichts bis zur nächsten Sitzung, machen Sie unbedingt so weiter wie bisher« ist eine verlässliche Arbeitsanweisung, um Paare zur Veränderung anzuregen.
2. Ironie und Humor: Durch den Einsatz von Ironie oder Humor können ernste Themen auf eine Weise angesprochen werden, die den Paaren hilft, ihre Perspektive zu ändern und sich von der Schwere ihrer Probleme zu distanzieren. So kann der Einsatz von roten Clownsnasen manchmal Wunder wirken beim Musterunterbrechen.

3. Unerwartete Fragen: Therapeuten können unerwartete oder provokante Fragen stellen, die Paare zum Nachdenken anregen und sie dazu bringen, ihre eigenen Annahmen zu hinterfragen: »Wie kann ich Ihnen dabei helfen, auch die nächsten dreißig Jahre unglücklich zu sein in Ihrer Beziehung?«
4. Verwirrende Anweisungen: Manchmal gibt der Therapeut absichtlich verwirrende oder widersprüchliche Anweisungen, um eine Reaktion zu provozieren und ein Paar aus seiner Komfortzone zu bringen. »Sind Sie bereit, alles zu tun, um Ihre Ehe zu retten? Dann müssen Sie die nächsten zwei Wochen durch die Streit-Hölle gehen, ob es Ihnen passt oder nicht!«
5. Rollenspiele: Durch Rollenspiele und andere kreative Techniken können Paare neue Sichtweisen einnehmen und verschiedene Reaktionen auf ihre Probleme ausprobieren.

Das Hauptziel der Verwirrtaktiken in der hyposystemischen Theorie ist es, Klienten aus festgefahrenen Denk- und Verhaltensmustern zu befreien. Indem die gewohnten Reaktionen und Denkmuster infrage gestellt werden, können Klienten neue Einsichten gewinnen und alternative Lösungen für ihre Probleme finden. Diese Taktiken sollen nicht nur zur Problemlösung beitragen, sondern auch die Flexibilität und Kreativität der Klienten fördern.

Beispiele für Verwirrtaktiken sind:

- »Streiten Sie bitte genau so wie bisher, aber legen Sie sich unbedingt vorher flach auf den Boden.«
- »Ich erzähle Ihnen jetzt eine Geschichte, die nur auf den ersten Blick nichts mit Ihren Problemen zu tun hat …«
- »Werfen wir doch einfach eine Münze, Kopf hat jedenfalls immer Recht.«
- Tun Sie doch zehn Minuten lang so, als ob Sie Romeo und Julia wären und die Zeit würde ticken. Sie hätten nur zehn Minuten Zeit, um einander Ihre Liebe zu erklären. Die Zeit läuft!«

So tun als ob

Wenn Paare in Therapie oder Beratung kommen, sind sie immer in einer »Problemtrance« gefangen (Schmid, 2010). Diese selbst induzierte Ko-Hypnose des Unglücks ist hochwirksam – je tiefer eine:r der Partner:innen in die Trance geht, desto mehr lädt er oder sie die andere Person dazu ein, mitzugehen. Wie in jeder echten Trance handelt es sich dabei um eine bestimmte Form der Aufmerksamkeitsfokussierung – bestimmte Aspekte der Realität (äußere Bühne) werden einfach ausgeblendet, damit andere Aspekte (vor allem jene auf der inneren Bühne) umso deutlicher hervortreten können. Hypnosystemische Interventionen arbeiten genau mit dieser Aufmerksamkeitsfokussierung, allerdings in die andere Richtung: Therapeut:innen versuchen, eine Art »Lösungstrance« herbeizuführen.

»Fake it till you make it!«-Interventionen sind meist bei Paaren zu Beginn einer Paartherapie gut einsetzbar. In dieser Phase kann kaum ein guter Ratschlag in die Tat umgesetzt werden. Mit ein Grund, warum auch Ratgeberliteratur hoffnungsvoll von vielen Paaren gekauft wird, aber fast nie funktioniert. Die Problemtrance ist noch zu stark, um plötzlich freundlicher, aufmerksamer, liebevoller oder wertschätzender zu handeln. Wir laden Paare daher dazu ein, »so zu tun, als ob«:

Fallbeispiel:

»Es wird Ihnen natürlich nicht gelingen, ab sofort wirklich wohlwollender zu sein miteinander. Es ist sogar höchst unwahrscheinlich, das wäre ja ein Wunder. Gleichzeitig wäre das Traurigste, was passieren könnte, dass das Wunder passiert, und keiner merkt es, nicht wahr? Deshalb wäre es günstig herauszufinden, ob »mehr Wohlwollen« wirklich etwas ändern würde. Ich lade Sie beide deshalb dazu ein, bis zur nächsten Sitzung so zu tun, als ob das Wohlwollen wieder in Ihr Leben zurückgekehrt wäre. Sie kennen vielleicht den Spruch ›Fake it, till you make it!‹ Versuchen Sie ganz nach dem zu handeln und schauen Sie mal, ob das einen Unterschied macht.«

An jeder guten (Problem-)Trance ist immer auch der Körper beteiligt. Bestimmte Körperhaltungen assoziieren wir mit bestimmten Gefühlszuständen. (Versuchen Sie doch mal, eine ganz geknickte Körperhaltung einzunehmen und dabei überzeugend »Hurra!« zu schreien.) Der Körper vertieft also eine Trance, kann aber auch dabei helfen, sehr schnell aus einer Trance auszusteigen. Wir leiten dazu Paare in der Sitzung an, uns ihre Körperhaltungen für »das Problem« und für »die Lösung« zu zeigen. Und laden sie dann ein, dieses Problemlösungs-Yoga bis zur nächsten Sitzung auszuprobieren:

Fallbeispiel:

»Und hier kommt die Hausaufgabe: Machen Sie ein wenig Problemlösungs-Yoga! Ob allein oder miteinander ist dabei ganz egal. Es funktioniert ganz einfach: Jedes Mal, wenn Sie wieder ganz intensiv mit dem Problemzustand verbunden sind, verändern Sie Ihren Körper in Richtung Lösung. Und dann wieder zurück in die Problempose und retour in die Lösungshaltung. Einfach ausprobieren und in der nächsten Sitzung berichten, ob sich Ihre Haltung auch auf Ihr Verhalten ausgewirkt hat.«

Erste Musterunterbrechung von sexuellen Konfliktzirkeln

Zur Erinnerung: Sexualität ist für hypnosystemische Paar- und Beziehungstherapeut:innen »auch nur ein Thema wie jedes andere auch«. Wir glauben nicht, dass hypnosystemische Sexualtherapie grundsätzlich anders konzeptualisiert werden muss als hypnosystemische Paartherapie. Dennoch hilft ein wenig »Feldkompetenz«, die Scheu vor dem Ansprechen und Bearbeiten sexueller Probleme zu nehmen.

Daher zunächst ein paar Worte zur systemischen Sexualtherapie: Die sexuellen Probleme und Konflikte eines Paares werden nie losgelöst nur auf der Körperebene, sondern immer im Kontext ihres sozialen und relationalen Umfelds betrachtet. Anstatt sexuelle Probleme isoliert zu betrachten, wird der Fokus auf die Beziehung zwischen den Partner:innen und auf die Dynamiken innerhalb dieser Beziehung gelegt. Es wird untersucht, wie Kommunikation, Interaktionen und gemeinsame Erfahrungen das sexuelle Erleben beeinflussen. Hypnosystemisch gedacht interessieren sich Paartherapeut:innen im ersten Schritt dafür, wie sich die sexuellen Problemtrancen der beiden Personen gegenseitig aufrechterhalten. Dabei berücksichtigen Expert:innen den sozialen, kulturellen und familiären Kontext, in dem das Paar lebt. Dies kann Aspekte wie gesellschaftliche Normen, Werte und persönliche Hintergründe umfassen. Der Ansatz konzentriert sich auf die Stärken und Ressourcen des Paares. Therapeut:innen helfen den Partner:innen, ihre positiven Erfahrungen, Kommunikationsfähigkeiten und Problemlösestrategien zu identifizieren und (wieder) zu nutzen.

Die systemische Sexualtherapie kann verschiedene Interventionen umfassen, wie z. B. Rollenspiele, Kommunikationsübungen oder das Erarbeiten neuer Verhaltensweisen. Ziel ist es, die Interaktionen zwischen den Partnern zu verbessern und ein besseres Verständnis füreinander zu entwickeln. Im Sinne der Neutralität denken hypnosystemische Paartherapeut:innen inklusiv und respektieren die Vielfalt der sexuellen Orientierungen und Identitäten. Diese Haltung fördert ein offenes und nicht wertendes Klima, in dem alle Aspekte der Sexualität besprochen werden können.

Die hypnosystemische Sexualtherapie kann hilfreich sein bei verschiedenen Themen, wie z. B. sexueller Dysfunktion, Lustlosigkeit, sexueller Identität und Orientierung, sowie bei der Bearbeitung von Traumata, die das Sexualleben beeinflussen. Bei der Sexualität werden körperliche Reaktionen von unseren Gedanken, Vorstellungen und Gefühlen beeinflusst. So hat die Stimulierung im Kopf in der erotischen Begegnung oft einen stärkeren Einfluss auf die sexuellen Funktionsabläufe als die körperliche Stimulation selbst. Sexuelle Reaktionen sind unwillkürlich, das heißt, sie sind nicht über den Willen bestimmbar oder steuerbar. Fehlendes Begehren oder Ängste fokussieren zudem die Aufmerksamkeit auf lusthemmende Vorstellungen. Als Konsequenz können dann die gewünschten Sexualreaktionen ganz ausbleiben. Hypnosystemische Sexualtherapie nutzt z. B. eine sogenannte »erotische Trance«, die eine Bewusstseinsveränderung auslösen kann und somit auch eine verändernde Auswirkung auf die körperlichen Erregungen hat. Hypnosystemische Sexualtherapie unterstützt und ermöglicht zudem die Entwicklung neuer, passenderer Lösungen in der Sexualität – und sie erleichtert das Verständnis für die eigene Paardynamik.

Musterunterbrechungen bei sexuellen Konfliktzirkeln sind Interventionen oder Strategien, die darauf abzielen, negative Verhaltensmuster zu durchbrechen, die in sexuellen Beziehungen oder Konflikten auftreten können.

Musterunterbrechungen sexueller Problemzirkel

1. Offene Kommunikation: Ein offenes und ehrliches Gespräch über Bedürfnisse, Wünsche und Grenzen kann helfen, Missverständnisse zu klären und Konflikte zu vermeiden.
2. Aktives Zuhören: Sich die Zeit nehmen, um aktiv zuzuhören und die Perspektive des Partners zu verstehen, kann helfen, Empathie zu fördern und die Beziehung zu stärken.
3. Bewusstseinsbildung: Das Paar sollte sich ihrer eigenen Muster und Verhaltensweisen bewusst werden. Dies kann durch Reflexion oder therapeutische Interventionen wie den Vulnerabilitäts-Schutz-Zirkel unterstützt werden.
4. Grenzen setzen: Klare Grenzen zu definieren und zu respektieren, kann helfen, unangemessene Verhaltensweisen zu vermeiden und das Gefühl von Sicherheit in der Beziehung zu stärken.

5. Konfliktlösungstechniken: Strategien wie »Ich-Botschaften« oder das Finden von Kompromissen können dazu beitragen, Konflikte konstruktiv zu lösen.
6. Pausen einlegen: In hitzigen Momenten kann es hilfreich sein, eine Pause einzulegen, um Emotionen abkühlen zu lassen und einen klareren Kopf zu bekommen.
7. Rollenspiele: In geschützten Umgebungen können Rollenspiele helfen, neue Reaktionen und Verhaltensweisen auszuprobieren.
8. Achtsamkeit und Selbstreflexion: Praktiken wie Achtsamkeit können helfen, die eigenen Emotionen besser zu verstehen und impulsives Verhalten zu reduzieren.

Diese Ansätze können individuell oder in Kombination angewendet werden, um den sexuellen Konfliktkreis zu durchbrechen und eine gesündere, respektvollere Beziehung zu fördern.

5.6 Hausübungen als Musterunterbrechung to go

Hausübungen sind ein wichtiger Bestandteil der hypnosystemischen Paartherapie, da sie den Paaren helfen, die in den Therapiesitzungen erarbeiteten Erkenntnisse und Techniken im Alltag anzuwenden. Diese Übungen können als Musterunterbrechungen dienen, die dazu beitragen, Problemtrancen zu durchbrechen und neue, konstruktive Lösungstrancen zu fördern. Hier sind einige Beispiele für Hausübungen, die in der (hypno-)systemischen Paartherapie eingesetzt werden können:

Komplimenteregen

Jede:r erstellt eine Liste von Eigenschaften oder Verhaltensweisen, die man am anderen schätzt. Diese Listen können dann in einer gemeinsamen Sitzung besprochen werden, oder aber der:die Therapeut:in fordert das Paar auf, diese schon vor der nächsten Beratung oder Therapie offenzulegen.

Fallbeispiel:

Therapeut:in: »Ganz am Ende hätte ich noch eine kleine Hausübung für Sie.

Besitzen Sie eine Eieruhr? Gut, dann stellen Sie nächsten Sonntag die Eieruhr um Punkt elf Uhr vormittags auf genau eine Minute ein. Sobald die Zeit läuft, beginnen Sie einander mit Komplimenten zu überhäufen. Keine Fake-

Komplimente! Echte Wertschätzung, Dankbarkeit und Bewunderung. Wofür auch immer. Wenn die Minute um ist, kurz bedanken und dann Ihre Routinen wieder aufnehmen.«

Erinnerungen an positive Erlebnisse

Paare können aufgefordert werden, gemeinsam Erinnerungen an schöne Momente, Erlebnisse oder Reisen zu teilen. Diese können in Form einer Kollage oder eines Visionboards gemeinsam kreativ gestaltet und festgehalten werden und helfen dabei, die positiven Aspekte der Beziehung in den Vordergrund zu rücken.

Rollenspiele

Paare können gebeten werden, in Rollenspielen bestimmte Konfliktsituationen nachzustellen, um verschiedene Reaktionen und Lösungen auszuprobieren. Besonders hilfreich ist es, dabei auch mal in die Rolle des:der Partner:in zu schlüpfen. Dies hilft, empathisches Verständnis für die Perspektive des:der anderen zu entwickeln.

Verhaltensänderungen

Paare können aufgefordert werden, konkrete Verhaltensänderungen auszuprobieren, z. B. die Einführung von regelmäßigen Date-Nights oder das Einführen von Ritualen, die die Intimität fördern.

Achtsamkeitsübungen

Paare können angeleitet werden, Achtsamkeitsübungen zusammen zu praktizieren, um ihre emotionale Verbindung zu stärken und Stress abzubauen. Dies kann Meditation oder Atemübungen umfassen.

Kommunikationsübungen

Paare können gebeten werden, regelmäßig »Ich-Botschaften« zu verwenden, um ihre Gefühle und Bedürfnisse auszudrücken, ohne den Partner anzugreifen oder zu beschuldigen. Eine Übung könnte darin bestehen, jeden Abend eine bestimmte Zeit für ein offenes Gespräch über ihre Gefühle oder Erlebnisse des Tages einzurichten.

Feedbackrunden

Paare können sich regelmäßig Zeit nehmen, um sich gegenseitig konstruktives Feedback zu geben. Dies sollte in einem geschützten und respektvollen Rahmen geschehen und kann helfen, Missverständnisse frühzeitig zu klären.

Sensate Focus für zwei (oder mehr)

Übungen, die darauf abzielen, die körperliche und emotionale Intimität zu fördern, können ebenfalls hilfreich sein, z. B. durch Berührungs- oder Massagerituale. Die wahrscheinlich bekannteste Berührungsübung ist unter dem Begriff »Sensate Focus« bekannt, ist in vier Phasen unterteilt und stammt von den Sexualtherapeut:innen Masters und Johnson (u. a. Masters, Johnson u. Kolodny, 1994). Das Paar wird hierbei angeleitet, sich gegenseitig zu streicheln. Der Koitus steht nicht im Vordergrund, ist sogar während der Übung verboten. Im Wechselspiel lernt das Paar, als aktiver und empfangender Part, den eigenen Körper und den des:der Partner:in besser kennen zu lernen mit dem Fokus, die eigene Lust und die des:der anderen zu erforschen. In unserem Buch »99 ½ Tipps für Paartherapeut:innen« (Henz u. Bernt, 2023) finden sich einige konkrete Anleitungen dazu. Eine von uns gerne verwendete Variation des »Sensate Focus« geht so:

Fallbeispiel:

»Ich lade Sie ein, bis zur nächsten Sitzung eine kleine Übung zu machen. Nehmen Sie sich dafür insgesamt eine halbe Stunde Zeit. Beide sind dabei einmal Gebende, einmal Nehmende – werfen Sie eine Münze, wer in welcher Rolle startet. Die nehmende Person sucht sich zunächst eine ganz sichere und bequeme Sitz- oder Liegeposition. Auch die Frage, wie bekleidet, eingehüllt oder nackt sie dabei sein will, bleibt der nehmenden Person überlassen. Sobald diese das Startsignal gibt, darf die gebende Person beginnen, die nehmende Person zehn Minuten lang zu berühren. Wichtig ist dabei der Leitsatz: Berührung nur auf eine Art und Weise, die der gebenden Person die meiste Lust (oder die größte Freude) bereitet. Die nehmende Person hat dabei ein Veto-Recht: Durch die Signale ›Stop‹ oder ›Weiter‹ kann sie eine bestimmte Berührung verhindern oder verstärken. Außer diesen beiden Vokabeln wird nicht gesprochen. Nach zehn Minuten wird gewechselt. Am Ende der Übung bedanken sich beide für das gegenseitige Vertrauen und nehmen ihre vorherigen Routinen wieder auf.«

Hausübungen helfen nicht nur, neue Verhaltensweisen zu etablieren, sondern fördern auch das Bewusstsein für die Dynamiken innerhalb der Beziehung. Durch die regelmäßige Praxis können Paare lernen, ihre Muster zu erkennen und aktiv zu verändern, was zu einer stärkeren emotionalen Verbindung und einer gesünderen Beziehung führt.

5.7 Auf einen Blick: Muster erkennen und unterbrechen

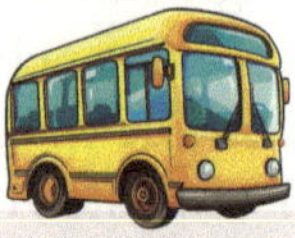

- Wie in der systemischen Therapie spielen auch in der hypnosystemischen Paartherapie die Konzepte der Mustererkennung und Musterunterbrechung eine zentrale Rolle, da sie den Klienten helfen, ihre Verhaltens- und Beziehungsmuster zu verstehen, womöglich einen Nutzen darin erkennen, um sie dann erst verändern zu können.
- Mustererkennung bezieht sich auf den Prozess, durch den Paare und Therapeut:innen wiederkehrende Verhaltensweisen, Denkweisen und Interaktionen identifizieren, die in den Beziehungen oder im eigenen Verhalten auftreten.
- Die Mustererkennung ist wichtig, weil sie den Klient:innen hilft, sich ihrer eigenen Rolle innerhalb dieser Muster bewusst zu werden. Oft sind Menschen in schädliche oder dysfunktionale Muster verstrickt, die sie wiederholt in Probleme führen, ohne sich dessen bewusst zu sein. Musterunterbrechung ist der Prozess, durch den Klienten aktiv versuchen, diese erkannten Muster zu durchbrechen oder zu verändern.
- Ziel ist es, neue, konstruktive Verhaltensweisen und Interaktionen zu etablieren.
- Mustererkennung und Musterunterbrechung sind eng miteinander verbundene Prozesse in der hypnosystemischen Therapie. Die Erkennung von Mustern ist der erste Schritt, um die Dynamiken innerhalb einer Beziehung oder eines Systems zu verstehen. Die Unterbrechung dieser Muster ermöglicht es den Personen, neue Wege zu finden, um mit Herausforderungen umzugehen, ihre Beziehungen zu verbessern und letztendlich ein erfüllteres Leben zu führen. Das fördert das Bewusstsein für eigene Verhaltensweisen und stärkt die Fähigkeit, aktiv Veränderungen herbeizuführen.

6 Im Fahrgastraum der Autobusse: Teilearbeit mit Paaren

An dieser Stelle des paartherapeutischen Prozesses befinden wir uns in der fünften Schale der Zwiebel. Ist es nach der Auftragsklärung, einer versuchten Normalisierung und einer ersten Musterunterbrechung noch immer zu keiner ausreichenden Veränderung gekommen, gehen wir von einer hartnäckigen Ambivalenz aus, die spätestens jetzt einen Innenblick in die Fahrgasträume der Autobusse erfordert.

6.1 Zwei Autobusse mit Kurs auf Ambivalenz

Sollte es im Verlauf der bisherigen Kapitel noch nicht deutlich genug geworden sein – in der hypnosystemischen Paar- und Beziehungstherapie spielen Ambivalenzen, manchmal sogar Multivalenzen eine zentrale Rolle. Ist eine Person vollkommen ambivalenzfrei, also absolut klar in ihrem Wollen bzw. Nicht-Wollen, dann wird sie auch nicht dazu zu bewegen sein, in Paartherapie oder Paarberatung zu gehen. Denn was sollte dort noch verhandelt werden? In der absoluten Klarheit werden Entscheidungen nicht abgewogen, sondern getroffen. Punkt. Paare bzw. Beziehungskonstellationen, die sich entschließen zur Therapie zu gehen, sind also, was ihr Gegenüber betrifft, immer ambivalent: »Ich liebe dich, aber ... so kann es nicht weitergehen!« Diese Ambivalenz ließe sich in unzähligen Beispielen veranschaulichen, letztlich aber handelt es fast immer um eine Ambivalenz zwischen Autonomie und Bezogenheit: Was will ich, was brauche ich, wo sind meine Grenzen vs. wie können wir einander nahe sein, was brauchst du, wie entsteht ein Wir.

Fallbeispiel:

Liv und Tim erzählen im Erstgespräch von unzähligen nächtlichen Diskussionen, die sich doch immer nur im Kreis drehen und beide an den Rand der Erschöpfung gebracht haben. Auf Nachfrage der Therapeutin, um was genau in diesen Diskussionsmarathons gerungen wird, antwortet Liv, dass sie ihren Partner liebe, aber seine Unordentlichkeit und Sorglosigkeit satthätte. Tim wiederum beteuert, dass Liv immer schon und immer noch seine Traumfrau sei, er aber die ständigen Meckereien und Beschwerden nicht mehr ertrage. Die Therapeutin will wissen, woran sie, wäre sie ein kleines Mäuschen im gemeinsamen Haushalt, merken würde, dass Liv immer noch Tims Traumfrau sei und dass Liv ihren Partner liebe. Die beiden berichten von wunderschönen Bergtouren, gutem Sex und Einigkeit in politischen Diskussionen.

Beide – Liv und Tim – sind also hochambivalent: Ich liebe dich/ich ertrage dich nicht. Ich will nicht mir dir/ich will nicht ohne dich. Wie aber kann das sein? Wie kann man den gleichen Menschen gleichzeitig anziehend und abstoßend finden? Die hypnosystemische Antwort darauf ist so einfach wie schlüssig: Unterschiedliche Seiten einer Person erzeugen unterschiedliche Sicht- und Verhaltensweisen. So ist eine Seite von Liv davon überzeugt, dass Tim sorglos und schlampig ist, und findet auch ständig Evidenzen für diese Sichtweise (unaufgeräumte Küche, überzogenes Konto). Eine andere Seite von Liv erlebt Tim als höchst verantwortungsbewusst (gemeinsame Bergtouren) und aufmerksam (guter Sex). Ebenso erlebt Tim aus unterschiedlichen Seiten unterschiedliche Wirklichkeiten: Eine Seite von ihm fühlt sich ungerecht behandelt und abgewertet (Evidenz: Livs Meckereien), eine andere Seite fühlt sich gewollt und geschätzt (Evidenz: lustvoller Sex, spannende politische Diskussionen). Die Frage, welche Seite nun die *tatsächliche* Beziehungsrealität abbildet, lässt sich ebenso wenig beantworten wie die Frage, ob das Licht Teilchen oder Welle ist – je nachdem wer hinschaut, wird das eine oder das andere »gemessen«. Beides ist also wahr und falsch zugleich. Im Seitenmodell steckt aber nicht nur eine schlüssige Erklärung für hochambivalente Beziehungen, sondern auch gleich der Schlüssel für die Lösung.

6.2 Seiten oder Anteile aus hypnosystemischer Sicht

Selbstverständlich glauben Hypnosystemiker:innen nicht, dass Menschen tatsächlich multiple Persönlichkeiten sind, à la Dr. Jekyll und Mr. Hyde. Vielmehr werden durch Aufmerksamkeitsfokussierung bestimmte Fühl-Denk-Verhaltens- und Körpermuster aktiviert, die jeweils ein bestimmtes Erleben und Verhalten umfassen. Je nach Kontext (Bergtour oder Küche) schließen sich andere neuronale Netze zusammen und erzeugen bestimmte Blickwinkel, Überzeugungen, Emotionen, Körpersensationen und damit verbundene Reaktionen. Viele dieser neuronalen Netzwerke sind recht geübt in ihrer Zusammenarbeit und damit auch schnell aktivierbar. Mit dem richtigen »Trigger« (= negativer kontextbezogener Auslösereiz) bzw. »Glimmer« (= positiver kontextbezogener Auslösereiz) kann so ein neuronales Netzwerk bzw. eine Seite einer Person sich blitzschnell einschalten (Dana, 2021). Und sehr oft ist das gezeigte Verhalten einer Seite der anderen Person genau der richtige Trigger (bzw. Glimmer), um eine meiner inneren Seiten zu aktivieren, deren Verhalten wiederum bestens als Trigger (bzw. Glimmer) für mein Gegenüber funktioniert und so weiter.

Im Falle von Liv und Tim zeigen sich folgende Fühl-Denk-Verhaltens- und Körpermuster:

1) Livs Trigger: die unaufgeräumte Küche

- Gefühl: Ärger, Enttäuschung
- Gedanken: Auf mich nimmt man einfach keine Rücksicht.
- Verhalten: Beschwerde führen
- Körper: Verspannung im Schulterbereich

→ Livs Verhalten ist wiederum ein optimaler Trigger für Tims Fühl-Denk-Verhaltens- und Körpermuster:

2) Tims Trigger: Ein Satz, der mit »Du hast schon wieder nicht …« beginnt

- Gefühl: Ohnmacht, Ungerechtigkeitserleben
- Gedanken: Ich kann es nie recht machen.
- Verhalten: Rechtfertigung, Zynismus
- Körper: flaues Gefühl in der Magengegend

Der Fokus als Therapeut:in oder Berater:in liegt als nicht darauf, herauszufinden, wie ein Paar »wirklich« ist, sondern darauf, welche der vielen Seiten und Begegnungsmuster zwischen den Partner:innen sich als dysfunktional oder als funktional erweisen: *dysfunktional* im Sinne einer Aufrechterhaltung des Problems, *funktional* im Sinne einer Lösung bzw. günstigen Veränderung. Oder anders ausgedrückt: Mache die bekömmlichen und wenig bekömmlichen Seiten eines Paares sichtbar, erzeuge Einsicht und Verständnis und hilf den beiden (oder mehreren), ihre Seiten flexibler im Sinne einer guten Zukunft einzubringen. Nicht in allen Paartherapien ist es notwendig, Seiten der Persönlichkeit sichtbar zu machen. Manchmal reicht, wie in Kapitel 4 ausführlich dargestellt, auch ein Wechsel der Bedeutungsgebung. Aus »schrecklich« wird dann z.B. »den Umständen geschuldet anstrengend«, aus »unmöglich« wird »erwartbar« etc. Bei besonders beharrlichen Musterbildungen aber empfehlen wir jedenfalls, mit diesem Modell zu arbeiten.

6.3 Wie man das Seitenmodell nutzen kann

Mit dem Seitenmodell zu arbeiten, ist Haltung und Methode zugleich: Es ist eine bestimmte Perspektive, die Ambivalenzen für Therapeut:innen sichtbar macht und scheinbare Widersprüche erklärt. Es ist aber auch ein Handwerkszeug, das hilft, mit diesen Widersprüchen kreativ umzugehen. Mit dem Seitenmodell kann nämlich die Komplexität einer Beziehung gleichzeitig erweitert und reduziert werden. Es ist eine Art hochflexibles Schweizer Taschenmesser für Paar- und Beziehungstherapeut:innen.

Teilearbeit einführen (im Sinne einer Psychoedukation)

Hypnosystemische Paar- und Beziehungstherapie zeichnet sich auch durch hohe Transparenz aus. Wir sind von unserem Selbstverständnis her keine allwissenden Expert:innen, die im Verborgenen ihre Schlüsse ziehen und zur rechten Zeit mit der einzig richtigen Analyse und Deutung an die Öffentlichkeit gehen. Sondern wir lassen die Paare immer sehr transparent an unseren Hypothesen und Ideen teilhaben. (Und sollte eine Idee gar nicht anschlussfähig sein, dann können wir uns auch gut davon verabschieden und eine andere Idee anbieten.) Das gilt auch für das Seitenmodell. Je früher wir Paare (oder Partner:innen) für diese Sichtweise gewinnen können, desto besser für den therapeutischen Prozess. Wir versuchen daher, das Konzept der Seiten möglichst bald vorzustellen und die damit verbundenen Sichtweisen einzuüben.

Fallbeispiel:

Luca, Ils und Lovis erzählen beim ersten Termin von ihrer polyamoren Beziehungskonstellation: Grundsätzlich seien alle sehr zufrieden mit dem Status quo. Luca und Ils seien seit vier Jahren zusammen, seit zwei Jahren sei die Beziehung um Lovis erweitert worden. Alle drei hätten jeweils eine eigene Wohnung. Wochenenden und Urlaub verbringe man zu dritt, unter der Woche könne es auch sein, dass sich jeweils nur zwei Personen verabreden. Die Beziehungskonstellation sei eigentlich erfüllend, wenn das Thema Eifersucht nicht »ab und zu dazwischenfunken« würde. Die Therapeutin versucht zunächst den Unterschied zwischen Gelassenheit/Vertrauen und Eifersucht/Misstrauen herauszuarbeiten. Beide Varianten werden mit Beispielen illustriert. Schließlich sagt die Therapeutin Folgendes: »Es wirkt so, als ob Sie alle drei jeweils unterschiedliche Anteile hätten: Ich höre hier von eifersüchtigen, misstrauischen Seiten und von gelassenen, vertrauensvollen Seiten.« (Alle drei nicken.) »Und das ist ja ganz normal. Wir haben alle unsere unterschiedlichen Seiten und Anteile. Jeder Mensch hat da ein ganzes Arsenal davon, man könnte auch sagen, jeder Mensch ist eine Art Autobus. Und in jedem Autobus sitzen viele verschiedene Anteile drin. Verletzlichere, kräftigere, jüngere, erwachsenere, selbstbewusstere und kränkbarere. Und ich bekomme so die Idee, dass sich manchmal hier verletzlichere, unsichere Seiten zeigen, und die haben Angst, emotional zu kurz zu kommen. Aber es gibt auch durchaus Seiten, die sich ganz sicher sind, gewollt und geliebt zu sein. Stimmen Sie mir zu?« (Wieder Nicken.) »Fein, dann wissen Sie gleich, wie ich als Paartherapeutin so ticke: Ich lade Sie ein, diese Seiten ein wenig besser kennenzulernen und zu schauen, unter welchen Umständen sich welche Seite aktiviert. Und parallel dazu könnten wir miteinander rausfinden, wie hier eher die vertrauensvollen Seiten miteinander in Kontakt kommen und wie die unsicheren Seiten gut versorgt werden können. Haben Sie da Lust drauf?« Alle drei willigen höchst motiviert ein.

Dieses Modell vorzustellen, bringt fast immer unmittelbare Entlastung und Erleichterung mit sich: Ah, nur eine Seite von mir erlebt Eifersucht, ich bin also vielleicht nicht per se ein eifersüchtiger Mensch. Gleiches gilt für meine:n Partner:in: Nicht er:sie ist per se abwertend, sondern nur eine Seite von ihm:ihr. Wir werben also sehr früh dafür, sich unserer Sichtweise anzuschließen, um mehr flexible Distanz zu den eigenen und den partnerschaftlichen Verhaltensweisen zu erzeugen. Diese neue Sichtweise macht schon einen enormen Unterschied, zu dem wir aktiv einladen (»Versuchen Sie doch mal bis zur nächsten

Sitzung, mit dieser Brille durch die Welt zu gehen!«) und den wir sprachlich im Therapieraum immer wieder markieren (»Wir erinnern uns: Nicht Lovis ist eifersüchtig, eine Seite von Lovis erlebt Eifersucht!«). Sehr oft reicht das Einführen dieses Betrachtungswinkels aus, um unmittelbar eine erwünschte Veränderung in Gang zu setzen.

Explorieren der Anteile: Erkennen und Benennen

Manchmal aber ist es nötig, die Seiten nicht nur anzusprechen, sondern auch kennenzulernen. Durch einen gemeinsamen Lupenblick, also eine detailgenaue Betrachtung bestimmter Seiten, kann Verständnis für die eigenen Anteile, aber auch für die Anteile des Gegenübers erzeugt werden. Wir zoomen sozusagen in bestimmte Fahrgäste aus dem Autobus hinein, um sie näher kennenzulernen und um ihre Bedürfnisse und Reaktionen besser nachzuvollziehen. Dieser Prozess ist komplex genug, deshalb versuchen wir bei der Auswahl der Seiten, die Komplexität eher zu reduzieren. Wir zielen dabei auf eine simple Unterschiedsbildung ab: Seiten, die für die Beziehung besonders bekömmlich sind (»förderlich«), vs. Seiten, die für die Beziehung eher unbekömmlich sind (»hinderlich«; s. Abbildung 7):

Fallbeispiel:

Selda und Akim sind seit etwa drei Monaten in Paartherapie, vier Sitzungen fanden bereits statt. Sie haben ein gemeinsames Therapieziel formuliert (wieder mehr Leichtigkeit und Freude im Alltag erleben; deutliche Steigerung von Wohlwollen), der aktuelle stresserzeugende Kontext wurde gewürdigt (Seldas pflegebedürftige Mutter, Akims berufsbegleitendes Masterstudium). Beide haben verstanden, dass sie ein sehr schmerzhaftes Muster miteinander koproduzieren: Rückzug (Akim) und Provokation (Selda) bedingen einander. Dennoch sind Rückfälle an der Tagesordnung, gute Phasen werden immer wieder von tagelangen Konflikten abgelöst. In der fünften Sitzung bietet die Therapeutin das Seitenmodell an. Die Idee der unterschiedlichen »Businsass:innen« ist für beide anschlussfähig. Die Therapeutin zeichnet nun am Flipchart folgende Ausgangslage auf:

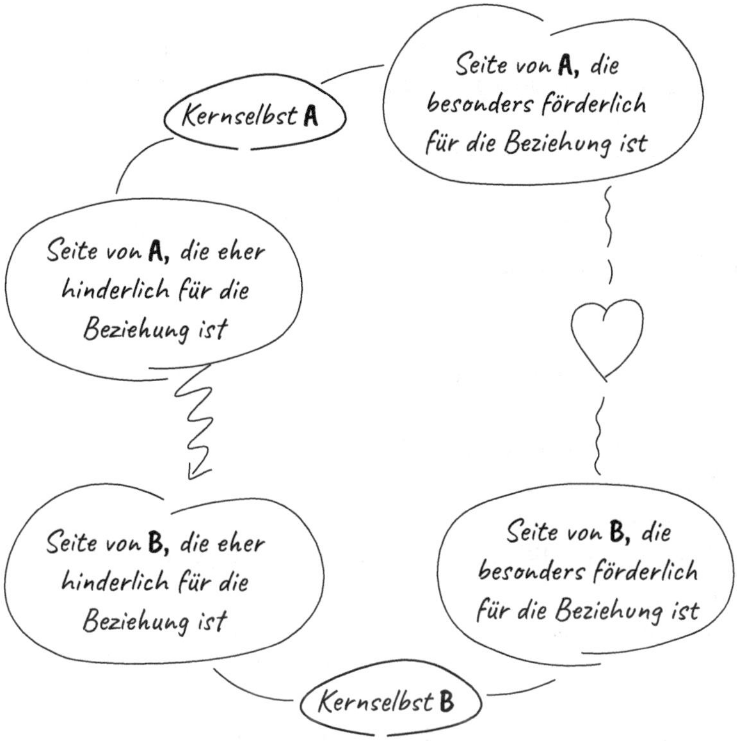

Abbildung 7: Beispiele für die inneren Anteile zweier Personen, die in der Paartherapie relevant sind

Sie bittet zunächst Selda, jene Seite von Akim zu benennen, die besonders förderlich ist für die Beziehung. Selda meint: »Ganz klar, das ist seine humorvolle Seite!« Auch Akim kann ebenfalls schnell sagen, welche Seite von Selda besonders förderlich ist für die Beziehung: »Ihre warmherzige Seite!« Das gegenseitige Würdigen der Ressourcenseiten erzeugt unmittelbar einen positiven Unterschied, beide beginnen zu lächeln. Dann wird Selda gebeten, denjenigen ihrer eigenen Anteile zu benennen, der eher hinderlich ist für die Beziehung. Nach einigem Nachdenken sagt sie: »Wahrscheinlich meine ungeduldige, gekränkte Seite …« Akim ist offenbar berührt von Seldas Mut und nickt anerkennend. Er setzt gleich nach: »Meine wenig bekömmliche Seite ist so die Vogel-Strauß-Abteilung, Kopf in den Sand und Ohren zuhalten …«. Jetzt ist Selda berührt, sie streichelt seinen Arm und sagt: »Wow!«

Die für die Beziehung förderlichen und hinderlichen Anteile werden also zunächst erkannt und benannt. (Die förderlichen werden zirkulär, also wechselseitig, abgefragt – A über B – die hinderlichen werden behutsam direkt exploriert – A über A.)

Zu erkennen, welche Seiten im Zuge eines Konfliktes »im Spiel« sind, ist die halbe Miete. Die andere Hälfte erreichen wir, in dem wir mit den Seiten neue Handlungsmöglichkeiten verknüpfen. Behutsam werden nach und nach unterschiedliche Konstellationen erkundet:

→ Wenn die zwei förderlichen Seiten einander begegnen, was ist dann möglich?

- Welche Art von Erleben wird dann erzeugt?
- Welche Beispiele gibt es dafür?
- Wie können diese Anteile aktiviert werden?
- Unter welchen Bedingungen zeigen sie sich gern bzw. ungern oder gar nicht?
- Wie kann Selda die humorvolle Seite von Akim einladen?
- Wie kann Akim die warmherzige Seite von Selda einladen?

→ Wenn die zwei hinderlichen Seiten einander begegnen, was wird dann unmöglich?

- Welche Art von Erleben wird dann erzeugt?
- Welche Beispiele gibt es dafür?
- Wie werden diese Anteile aktiviert?
- Unter welchen Bedingungen zeigen sie sich sicher/wahrscheinlich/gar nicht?
- Wie wird die ungeduldig-gekränkte Seite von Selda eingeladen?
- Wie die Vogel-Strauß-Seite von Akim?

Parallel dazu erkunden wir neue Spielräume, also Konstellationen, die bisher kaum oder nie vorgekommen sind:

- Angenommen, Seldas ungeduldig-gekränkte Seite wäre aktiviert und gleichzeitig Akims humorvolle Seite – was wäre dann möglich? Und umgekehrt: Wie würde Seldas warmherzige Seite auf Akims Vogel-Strauß-Seite reagieren?
- Wie könnte sie ihre warmherzige Seite utilisieren, wenn sie merkt, dass die ungeduldig-gekränkte Seite beginnt, sich vorzudrängeln? Wie könnte Akim das Potenzial seiner humorvollen Seite nutzen, wenn sich der Vogel-Strauß-Modus einzuschalten beginnt?

- Was könnte Selda daran erinnern, dass in Akims Bus ja nicht nur ein Vogel-Strauß-Anteil sitzt, sondern auch ein humorvoller Anteil? Was könnte Akim daran erinnern, dass die ungeduldig-gekränkte Seite und die warmherzige Seite letztlich im gleichen Bus sitzen?
- Welche anderen Anteile könnten eventuell motiviert werden, an einer Lösung mitzuarbeiten?

Meistens eröffnet Teilearbeit den Partner:innen ganz neue Räume. Das Bild, das X von Y hat, wird um wesentliche Sichtweisen erweitert (= Involvieren der imaginativen Ebene) und ebenso der eigene Handlungsspielraum:

- Nicht du, sondern nur eine Seite von dir verhält sich auf eine bestimmte Art und Weise.
- Du bist viel mehr als dein Verhalten in einer bestimmten Situation.
- Deine und meine Seiten aktivieren sich nicht aus heiterem Himmel, es braucht Trigger und Glimmer.
- Ich habe mehrere Seiten zur Verfügung, um auf einen bestimmten Trigger zu antworten.
- Ich kann Seiten ein- und ausladen.
- Du kannst Seiten ein- und ausladen.
- In dem Moment, wo ich mich (und dich) aus einer erwachsenen Metaperspektive dabei beobachte, wie sich unsere Seiten aktivieren, hat sich bereits etwas verändert.
- An die Stelle von »Es passiert mir« tritt nun »Ich habe Einfluss«.

Natürlich kann die simple Versuchsanordnung »förderliche/hinderliche Seiten« auch verändert werden. So kann z. B. auch mit den konkreten Anteilen aus dem Vulnerabilitäts-Schutz-Zirkel gearbeitet werden, wenn es um weniger bekömmliche Seiten geht (siehe Kapitel 5). Wir empfehlen jedenfalls, zunächst mit jeweils zwei Seiten pro Person das Auslangen zu finden (die förderliche vs. die hinderliche Seite), erweitern kann man den Autobus immer noch um weitere Seiten, wenn es sich als nützlich erweist.

Sexuelles Erleben, Lust und Unlust: die Weisheit des Körpers

Eine besondere Spielart von Teilearbeit ist der sexualtherapeutische Kontext. Gelungene Sexualität – hypnosystemisch gedacht – ist nichts anderes als die einvernehmliche körperliche Begegnung zweier (oder mehrerer) Menschen, die alle mit der Seite ihres Lusterlebens und ihres Begehrens optimal und ambivalenzfrei in Kontakt sind. Eine Person, die in ihrem Fühl-Denk-Verhaltens- und Körpermuster kongruent und ambivalenzfrei mit der Seite der Lust verbunden ist, muss kein:e Sexualtherapeut:in der Welt fragen, was sie zu tun hat. Der Körper wird intuitiv das Verhalten steuern und dafür sorgen, dass die Person ihre Lust in ihren Aktionen und Re-Aktionen optimal entfalten kann. (Sexuelle Funktionsstörungen mit rein körperlichen Ursachen nehmen wir an dieser Stelle aus.) Natürlich muss die eigene Lust immer mit der Lust der Partner:innen abgestimmt werden – im Idealfall stimuliert das Verhalten des Gegenübers mein Lusterleben und meine Reaktionen darauf stimulieren wiederum mein Gegenüber – zirkulär wird so Leidenschaft erzeugt. Häufig genug wird die Reaktion des:der anderen aber als Begrenzung erlebt, die das eigene Begehren in eine Zwickmühle führt: Ich will etwas, das du nicht willst. Ich will also etwas wollen, aber gleichzeitig will ich es auch nicht wollen. Eine klassische Dilemma-Situation: Wie man's macht, macht man's falsch. Folge ich deinen/euren Wünschen, bin ich nicht optimal in Kontakt mit meiner Lust. Folge ich meiner Lust, komme ich in einen Konflikt mit deinen/euren Wünschen. »Problematisch« wird Sexualität also immer dann, wenn eine Ambivalenz ins Spiel kommt:

- Ich habe Lust auf dich, aber du nicht auf mich.
- Ich habe Lust auf Dinge, auf die du keine Lust hast.
- Ich sollte Lust auf dich haben, aber dein Verhalten turnt mich nicht an.
- Ich will meine Lust entfalten, aber deine Reaktionen widersprechen meinen Angeboten.
- Ich hätte Lust auf X, aber meine moralische Bewertung spricht dagegen.
- Ich würde gern intuitiv und situativ meiner Lust folgen, aber ich glaube, dass eine bestimmte andere Performance von mir erwartet wird.

Eine Ausnahme ist die Ambivalenz zwischen »Ich habe große Lust, aber ich habe auch ein wenig Angst, denn ich weiß noch nicht genau, wie meine Lust bei dir ankommen wird«. In diesem Spannungsfeld scheinen Verlangen, Begehren und Leidenschaft besonders gut zu gedeihen (Clement, 2021). Für alle anderen

Ambivalenzen aber gilt: Das Pendeln zwischen der Seite der Lust und der Seite der Unlust wirkt sich nicht sehr förderlich auf Libido und sexuelle Appetenz aus.

Die Seiten des Lusterlebens

Hypnosystemische Sexualtherapie bedeutet also, zwei (oder mehr) Personen darin zu bestärken, in optimalen Kontakt mit ihrem Lusterleben zu kommen und ihnen dabei zu helfen, mit eventuellen Ambivalenzen kreativ umzugehen. Auch hier bietet sich Teilearbeit an. Nach der Auftragsklärung (Was genau will dieses Paar bzw. diese Beziehungskonstellation in der Paartherapie bezüglich ihrer Sexualität erreichen?) und einer kleinen Erkundungstour der bisherigen erotischen Geschichte (Gab es schon einmal gelungene Sexualität? Wann war das? Unter welchen Umständen? Was hat sich seither geändert? Etc.) kann Teilearbeit angeboten werden, und zwar mit einem bestimmten Fokus: z. B. »die Seite der Lust« vs. »die Seite der Unlust« oder »die Seite des Begehrens« vs. »die Seite der Zurückweisung«.

Fallbeispiel:

Bela und Lina kommen in Paartherapie, weil sie seit einiger Zeit nur mehr »wie Bruder und Schwester« zusammenleben. Beide haben das gleiche Problembewusstsein: Wenn sich nichts ändert, würde das in einigen Monaten wahrscheinlich zu einer Trennung führen. Nach einer kurzen Exploration der bisherigen sexuellen Geschichte zeigt sich, dass Sexualität eigentlich nur in den ersten Monaten der Beziehung als lustvoll erlebt wurde, danach wurde das intime Beisammensein für beide zunehmend zur »Pflichtveranstaltung«. Die Therapeutin zeigt sich verständnisvoll: Wenn Sex nicht als Lust, sondern als Pflicht empfunden wurde, sei es ja kein Wunder, dass die beiden unabgesprochen aber übereinstimmend die »kompetente Entscheidung« getroffen hätten, eine asexuelle Beziehung zu führen. Beide finden diese Umdeutung spürbar erleichternd. Die Therapeutin fährt fort: »Es scheint eine Zeit gegeben zu haben, in der das anders war. Eine Seite von Ihnen hatte offenbar mal Lust, und eine andere Seite von Ihnen hat derzeit keine Lust. (Die beiden nicken.) Wäre es für Sie beide denn lohnend herauszufinden, welche Seiten von Ihnen damals im Spiel waren, die einander offenbar lustvoll begegnen konnten?« Bela und Lina haben »große Lust«, das herauszufinden. Also beginnt die Therapeutin, jeweils die »Seite der Lust« und die »Seite der Unlust« mit den beiden zu erarbeiten. Wie fühlt sich Lina, wenn sie mit der Seite der Lust verbunden ist? (Fröhlich und unbeschwert.) Was denkt Bela, wenn er mit der Seite der Lust in Kontakt steht? (Ich bin begehrenswert!) Welche Einladungen (Glimmer) könnten die Seiten der Lust aktivieren? (Komplimente/intime Gespräche.) Welche Art von Körper-Erleben wird dann erzeugt? (Kribbeln im Bauch/sinnliches Ziehen in der Leistengegend.) Unter welchen Bedingungen zeigen sich die Seiten der Lust gern bzw. ungern oder gar nicht? Die Therapeutin bittet die beiden, bis zur nächsten Stunde »einfach nur ein Augenmerk darauf zu haben, ob man gerade mit der Seite der Lust verbunden ist oder nicht«. Keinesfalls jedoch sollten sie sexuelle Avancen machen oder erotische Einladungen annehmen, solange sie mit der Seite der Unlust in Kontakt seien.

In der darauffolgenden Stunde berichten die beiden von einer ersten erotischen Annäherung. Beim Grillen mit Freunden sei Linas Träger verrutscht, Bela hätte diesen mit einem kokett-schüchternen Lächeln zurückgeschoben. Daraufhin hätte Lina ihm heimlich zart über den Rücken gestreichelt. Beide seien in diesem Moment »sehr angeturnt« gewesen.

Teile unterm Mikroskop

Je nachdem in welcher Tiefe man als Therapeut:in mit dem Seitenmodell arbeiten möchte, reicht es manchmal aus, Seiten einfach nur zu markieren und ihre Beziehungsdynamik zu erkunden. Aber manchmal ist es günstig, diesen Seiten tiefer auf den Grund zu gehen, um sie wirklich nachvollziehbar zu machen. In diesem Fall können die weniger bekömmlichen Seiten noch genauer untersucht werden:

- Fühl-Denk-Verhaltens- und Körpermuster erkunden,
- Trigger und Glimmer erkunden,
- typische Situationen identifizieren,
- herausfinden, wie man mit sich selbst anders umgehen könnte, wenn sich bestimmte Seiten aktivieren (Selbstsorge),
- herausfinden, wie man mit Partner:innen anders umgehen könnte, wenn sie bestimmte Seiten aktivieren (Fremdsorge).

Fallbeispiel:

Greta und Séan sind seit sechs Jahren ein Liebes- und Arbeitspaar. Einvernehmlich haben sie sich gegen Kinder entschieden, um ihre Karrieren als Architekt:innen voranzutreiben. Als sie in Paartherapie kommen, berichten beide von einer Art »Eiszeit«, die seit einigen Monaten zwischen ihnen herrsche. Man gehe höflich, aber distanziert miteinander um, und wenn es doch einmal emotionaler würde, dann ende es häufig in lautem Streit. Gleichzeitig wären sie in der Arbeit ein gutes Team, harmonisch und am gleichen Strang ziehend. Die Therapeutin führt die Idee der Teile ein und erkundet die bekömmlichen und weniger bekömmlichen Anteile von Greta und Séan:

- Gretas bekömmlicher Anteil: die solidarische und tolerante Seite;
- Gretas weniger bekömmlicher Anteil: die strenge Kontrolleurin;
- Séans bekömmlicher Anteil: die verspielt-kreative Seite;
- Séans weniger bekömmlicher Anteil: der trotzige Teenager.

Die beiden sind begeistert von ihren gemeinsamen Erkenntnissen und höchst motiviert, neue und andere Seitenkonstellationen auszuprobieren. Vier Wochen später erzählen sie jedoch von einem großen Rückfall – die Euphorie habe nur zwei Tage gehalten, dann sei alles wieder beim Alten gewesen.

Die Therapeutin entscheidet sich, den Anteilen etwas tiefer auf den Grund zu gehen. Sie erarbeitet die jeweiligen Fühl-Denk-Verhaltens- und Körpermuster der weniger bekömmlichen Seiten, identifiziert typische Auslösesituationen bzw. Trigger und bringt die Idee von Selbstsorge ins Spiel:

Greta:
Fühlen: Ohnmacht, Existenzangst
Denken: Alles Erarbeitete kann jederzeit den Bach runtergehen.
Verhalten: penibles Hinterherkontrollieren
Körpererleben: große Anspannung im Halsbereich
Trigger: mehrere Rechnungen auf einmal/ein kaputtes Haushaltsgerät
Selbstsorge: hinsetzen, durchatmen, eine Tasse Tee, Telefonat mit Freundin

Séan:
Fühlen: Ärger, Ungerechtigkeitserleben, Trotz
Denken: Immer bin ich der Sündenbock!
Verhalten: besonders cooles Grinsen, Agieren, als ob ihm alles egal wäre
Körper: Pochen in der Schläfe
Trigger: andere Tonhöhe in Gretas Stimme/der Satz »Wir müssen reden!«
Selbstsorge: Schattenboxen, Coolpack auf die Stirn, 5 Minuten Rückzug

Beide zeigen sich höchst interessiert am Erleben des:der anderen und bekunden, »das so noch nie gesehen zu haben«. Sie vereinbaren, einander künftig mitzuteilen, wenn sich der unbekömmliche Anteil einschaltet, um Raum zu schaffen für Selbstsorge. Wieder vier Wochen später scheint die Situation verändert: Sie berichten von einem einzigen Vorfall, der aber innerhalb eines Vormittags gelöst werden konnte. Auch sei wieder Nähe und Intimität möglich gewesen, beide planen auch nach langer Zeit wieder einen gemeinsamen Urlaub.

Trigger und Glimmer sind wie Einladungen zu verstehen

Die hypnosystemische Brille aufzusetzen heißt, in der Paar- und Beziehungstherapie das unwillkürliche Erleben mitzudenken. Trigger und Glimmer (also positive Trigger) sorgen dafür, dass sich unwillkürliche Muster aktivieren, also keine absichtlich von uns erzeugten (Dana, 2021). Um von einer unwillkürlichen Aufmerksamkeitsaktivierung in eine willkürliche, also bewusst steuerbare, zu gelangen, lohnt es, sich näher mit Triggern und Glimmern zu beschäftigen. Trigger bedeutet auf Deutsch »auslösen« bzw. »aktivieren«. Das gleiche gilt für den »Glimmer«, wobei der Hauptunterschied zwischen Glimmer und Trigger darin liegt, dass Glimmer positive Gefühle hervorrufen, während Trigger in der Regel negative auslösen. Glimmer stimulieren das parasympathische Nervensystem, das Empfindungen von Ruhe und Entspannung erzeugt. Der Körper kommt in einen entspannten Zustand (»rest and digest«). Trigger hingegen stimulieren das sympathische Nervensystem und lösen eine Kampf- oder Flucht-Reaktion (»fight or flight«) aus, im schlimmsten Fall gar eine Art Totstellreflex (»freeze«). Der Körper wird in Alarmbereitschaft versetzt und man will der Situation nur entkommen. In diesem Sinne sind Glimmer und Trigger Gegensätze. Trigger lösen Gefühle aus wie Unruhe, Angst, Furcht, Traurigkeit oder Wut. Glimmer hingegen lösen Gegenstressreaktionen in unserem autonomen Nervensystem aus – wir fühlen uns sicher, wohl und geborgen. Beide Begriffe sind eng mit der Polyvagaltheorie von Stephen W. Porges bzw. mit deren klinischer Umsetzung durch Deb Dana verknüpft (Porges, 2010; Dana, 2021).

Ein Trigger kann eine aggressive Stimme sein oder ein lautes Türenknallen, eine bedrohliche Geste oder eine demütigende Bemerkung.

Ein Glimmer kann ein angenehmes Geräusch sein oder ein lächelndes Gesicht, ein kleiner liebevoller Scherz oder eine angenehme Körperberührung. Es ist ein Auslösereiz, der uns das Gefühl von Sicherheit vermittelt. Die lohnendsten Glimmer (ebenso wie die schlimmsten Trigger) werden von uns nahestehenden Menschen erzeugt. Es ist besonders nützlich zu wissen, was einen selbst bzw. den:die Partner:in besonders triggert bzw. »glimmert«. Nur wenn man weiß, dass man selbst bzw. die andere Person gerade in einem Hochstresszustand oder Entspannungszustand ist, kann man auch passend agieren und reagieren.

Trigger/Glimmer können wie Einladungen verstanden werden: Wozu lädt mein:e Partner:in mich gerade ein? Wozu will ich mich einladen lassen, wozu nicht, bzw. nicht gerade jetzt? Welche Einladungen möchte ich annehmen? Welche ablehnen? Welche Einladungen hätte ich gern? Welche will ich selbst öfter aussprechen? Etc.

Exkurs: Validieren als Königsweg im Ausladen von Stress und Einladen von Entspannung

Eine wunderbare Möglichkeit, von einer unbekömmlichen Seite zu einer bekömmlichen Seite zu wechseln bzw. von einem Stressmodus in einen Entspannungsmodus zu kommen, ist Validieren. Validierung ist eigentlich ein Ansatz, um mit Menschen in fortgeschrittenem Alter umzugehen, insbesondere solchen mit Demenz (Feil u. de Klerk Rubin, 2023). Validieren bedeutet übersetzt »für gültig erklären«. Es beruht auf dem Prinzip, dass jeder Ausdruck von Emotionen und Befindlichkeit einen gültigen Grund hat und respektiert werden sollte. Das heißt im Umkehrschluss nicht, sich mit allen Motiven des Gegenübers einverstanden zu erklären. Es heißt vor allem, der anderen Person (und auch sich selbst) die momentane Gefühlslage nicht abzusprechen, sondern stehen zu lassen. Es bedeutet, die Gefühle und Erfahrungen einer anderen Person anzuerkennen und eben für gültig zu erklären, ohne sie gleich zu bewerten oder zu beurteilen. »Auch wenn ich anderer Meinung bin als du, kann ich deine Wut erkennen und spreche dir nicht das Recht dazu ab.« Wenn sich Menschen validiert fühlen, erleben sie ein Gefühl von Sicherheit und Verbundenheit. Dies stärkt den ventralen Vagusnerv und führt zu mehr Ruhe, Entspannung und sozialem Engagement. Ähnliches befindet auch Ulrich Clement (2014), allerdings in einem speziellen Kontext. Er spricht von selbstvalidierter und partnervalidierter Intimität und meint damit das Anerkennen der eigenen und fremden Lust bzw. der eigenen und fremden Lustgrenzen. Hypnosystemische Therapeut:innen validieren natürlich in ihrer Rolle während des gesamten Prozesses. Das beginnt schon bei der Anamnese, während der wir uns vorurteilsfrei und interessiert zeigen gegenüber jedweder Problembeschreibung, und setzt sich fort bis zur letzten Stunde. Gerade in der Teilearbeit ist eine validierende Haltung besonders hilfreich: Alle Seiten einer Person, auch die nicht so willkommenen, werden erkannt und anerkannt, die Differenz zwischen Ist und Soll wird so verkleinert bzw. entspannt. Gleichzeitig sind wir durch unsere Haltung implizit auch »Role Models«: »Aha«, merken die Klient:innen, »*so* kann man also auch mit unerwünschtem Erleben umgehen«.

Validieren als Umstiegshilfe

Die validierende Haltung und die kommunikative Form der Validierung können aber auch ganz explizit vorgestellt und angeboten werden. Und zwar in zwei Formaten: Selbstvalidierung und Partner:innenvalidierung.

Selbstvalidierung

Validieren beginnt zunächst bei uns selbst: Häufig erklären wir unser eigenes Erleben für ungültig, obwohl wir es gleichzeitig wahrnehmen, das Ergebnis ist eine klassische Soll-Ist-Differenz:

- Ich sollte mich nicht traurig fühlen (weil ich objektiv gesehen doch ein schönes Leben habe).
- Ich will keine Angst haben (weil es mir peinlich ist, in so einer Situation zu schwächeln).
- Ich darf nicht wütend sein (weil der Anlass doch wirklich lächerlich scheint).
- Ich kann doch keinesfalls Stress haben (weil ich gerade auf Urlaub bin).
- Ich darf keine Lust auf Selbststimulation haben (weil ich meine Lust ausschließlich aus den Handlungen des Gegenübers ziehen sollte).

Wir erleben etwas, das unangenehm und emotional stresserzeugend ist und hoffen, durch das Kleinreden oder Wegwischen oder Absprechen des Erlebens diesen emotionalen Stress gleich mitentsorgen zu können. Dadurch aber, dass nun Erleben und Bewertung des Erlebens auseinanderdriften, entsteht eine Ambivalenz, die erst recht dazu führt, dass Stress erzeugt wird. Ein paradoxer Kreislauf entsteht. Um diesen Kreislauf zu unterbrechen, ist es wichtig, Selbstsorge zu betreiben (und damit willkürliches Shiften von einem unbekömmlichen in einen bekömmlichen Modus zu ermöglichen). Selbstsorge beginnt also dort, wo wir unsere eigenen Gefühle validieren.

- Auch wenn ich es mir gerade nicht erklären kann, fühle ich mich traurig und allein. Und das darf sein.
- Auch wenn es mir peinlich ist, kann ich doch anerkennen, dass ich Angst habe. Und das darf sein.
- Auch wenn ich es gern anders hätte, merke ich, dass ich wütend bin. Und das darf sein.

- Auch wenn ich es mir im Urlaub anders gewünscht hätte, bin ich immer noch gestresst und angespannt. Und das darf sein.
- Auch wenn ich gerade mit meinem Partner zusammen bin, habe ich trotzdem große Lust, mich selbst zu befriedigen. Und das darf auch sein.

Selbstvalidierung umfasst also das Akzeptieren der eigenen Realität und der aktuellen Emotion und das »Für-gültig-Erklären« der eigenen Wahrnehmung, anstatt uns das Recht darauf abzusprechen. (In systemischen Kreisen kursiert dazu seit Jahrzehnten das Bonmot, man könne ja sowieso nur »wahrnehmen« und nicht »falschnehmen«.) Dieses Erkennen und Anerkennen des Erlebens führt unmittelbar zu Entspannung – dort wo ich unerwünschtes Erleben nicht mehr semibewusst unterdrücken muss oder mich vorbewusst dafür verurteile, beginnt die liebevolle Selbstakzeptanz. So kann unmittelbar ein Moduswechsel von einer Seite des Stresserlebens zu einer Seite der Gelassenheit gelingen.

Partner:innenvalidierung

Bedeutet Selbstvalidierung das Erkennen, Anerkennen und Akzeptieren des eigenen Erlebens, gilt das für die Partner:innenvalidierung umso mehr. Sehr häufig sprechen wir unseren Liebsten nämlich das Recht auf eine bestimmte Emotion ab bzw. erklären ihre Realität für ungültig. Auch hier setzt sofort ein paradoxer Effekt ein: Dadurch, dass ich das Erleben des:der Partner:in für ungültig erkläre, hoffe ich, dass dieses Erleben (z. B. von Wut oder Frustration) unmittelbar endet. Natürlich ist das Gegenteil der Fall – mein Gegenüber wird umso vehementer am eigenen Erleben festhalten.

Partner:innenvalidation beinhaltet das Akzeptieren der Realität und der Emotionen der Person sowie das Zeigen von Empathie. Der Fokus liegt darauf, die Gefühle und Bedürfnisse der Person zu bestätigen, selbst wenn ihre Aussagen oder Erinnerungen nicht der (eigenen) Realität entsprechen: »Du hat das Recht ärgerlich zu sein, weil es deiner Realität entspricht. Auch wenn ich eine andere Realität haben mag, spreche ich dir dein Erleben nicht ab.«

Wir haben häufig im Therapieraum erlebt, dass das Validieren einen Riesenunterschied erzeugt: Feindseligkeit und Widerstand lösen sich unmittelbar auf, Dankbarkeit und Gelöstheit bekommen Platz. Anbei ein paar Beispiele aus Sitzungen, die sofort einen Unterschied erzeugt haben, der einen Unterschied gemacht hat:

- Auch wenn ich nicht gut nachvollziehen kann, was dich an einem kaputten Reifen so stresst, bin ich trotzdem neugierig, wie es sich für dich angefühlt hat.
- Offensichtlich bekommst du große Angst, dass dein Körper dich außerhalb der Wohnung im Stich lassen könnte. Ich kann mir vorstellen, dass das sehr bedrohlich ist.
- Wahrscheinlich ist es auch sehr anstrengend, ständig gegen die Erschöpfung anzukämpfen.
- Ich glaube, ich habe verstanden, dass diese Riesenwut, die dich manchmal packt, für dich auch eine Belastung ist.
- Wenn du Lust hast, dich selbst zu berühren, hast du Sorge, dass ich das als kränkend erleben könnte. Das ist sicher auch nicht sehr befriedigend für dich.

Durch Validierung können sich Menschen in sehr aufgelösten, überforderten, hilflosen Zuständen verstanden und respektiert fühlen. Es beinhaltet sowohl verbale Markierungen als auch nonverbale Kommunikation, wie z.B. Körperhaltung und Tonfall. Validierung ist vor allem eine Haltung und erst in zweiter Linie ein Verhalten. Wichtige Fähigkeiten beim Validieren sind Geduld, Einfühlungsvermögen und die Fähigkeit, sich in die Welt der Person hineinzuversetzen. Das Ziel ist es, die emotionale Belastung der Person zu verringern und eine Verbindung herzustellen. Validierung kann sogar dazu beitragen, herausforderndes Verhalten zu reduzieren, indem die emotionalen Bedürfnisse der Person erfüllt werden. Wenn sich Menschen validiert fühlen, fühlen sie sich sicher und verbunden, sie können besser mit ihren Emotionen umgehen und ihr Nervensystem beruhigen.

Manchmal reicht eine liebevolle Geste, wie etwa eine Hand auf einem Arm. Manchmal reicht das Angebot, achtsam zuhören zu wollen: »Oje, ich merke, irgendetwas ist nicht gut, möchtest du mir mehr darüber erzählen?«

Und manchmal kann es entlastend sein, das Verhalten der anderen Person schlicht neutral zu markieren: »Ok, ich spüre, dass du sehr ärgerlich bist. Dafür gibt es sicher einen Grund. Wäre es in Ordnung, ein paar Minuten abzuwarten, bevor wir darüber reden?«

Was Partner:innenvalidierung bedeutet:

- Empathisches Zuhören:
  Empathisches Zuhören bedeutet, aktiv zuzuhören und sich in die Gefühle und Perspektive der anderen Person einzufühlen. Es geht darum, die emotionalen Bedürfnisse der Person zu erkennen und zu validieren, anstatt nur auf das Gesagte zu reagieren.
- Spiegelung der Emotionen:
  Durch die Spiegelung von Emotionen können Sie der Person zeigen, dass Sie verstehen, wie sie sich fühlt. Indem Sie ihre Emotionen verbalisieren und bestätigen, helfen Sie ihr, sich verstanden und akzeptiert zu fühlen. (»Ich kann mir vorstellen, dass dich das ... macht.«)
- Verbalisierung der Botschaft:
  Diese Technik beinhaltet, die Botschaften hinter den Worten der Person zu identifizieren und sie in einer respektvollen und einfühlsamen Art und Weise zu verbalisieren. Es hilft dabei, eine tiefere Verbindung herzustellen und das emotionale Wohlbefinden der Person zu fördern. (»Wenn du XY fühlst, das ist sicher ganz schön ... für dich, stelle ich mir vor.«)
- Interessiertes Nachfragen:
  »Was ist los? Erzähl mal ...«
  »Wie ist das für dich/wie geht's dir dabei?«

Was Partner:innenvalidierung nicht beinhaltet:

- Es beinhaltet nicht, sich zu rechtfertigen (»Das habe ich nie gesagt!« oder »Das war doch nicht so gemeint!«) und damit der anderen Person den Grund für ihr Erleben abzusprechen.
- Es beinhaltet nicht, die Emotionen der anderen Person zu ignorieren, abzutun oder kleinzureden. (»Ach was!« im Sinne von »So schlimm kann/wird es schon nicht sein.«)
- Es beinhaltet nicht, die Person zu konfrontieren oder ihre Gefühle zu leugnen. Es geht darum, die Realität und die Emotionen der Person zu respektieren, auch wenn sie nicht mit der objektiven Realität übereinstimmen. (»So nicht!« im Sinne von »Führ dich nicht so auf!«)
- Es beinhaltet nicht, die Person zu beschuldigen, zu kritisieren oder zu korrigieren. Es geht darum, die Perspektive der Person zu respektieren und ihre emotionalen Bedürfnisse zu erfüllen, anstatt sie zu konfrontieren. (»Das kann ja gar nicht sein, weil ...«im Sinne von »Du hast gar kein Recht auf solche Gefühle!« oder »Solche Gefühle zu haben ist doch nicht normal.«).

- Es beinhaltet nicht, die Gefühle oder Erlebnisse der Person herunterzuspielen, zu bagatellisieren oder abzuwerten. Es ist wichtig, die emotionalen Erfahrungen der Person zu respektieren und anzuerkennen, auch wenn sie für andere möglicherweise nicht rational erscheinen. (»Typisch, was du schon wieder …«)
- Es beinhaltet nicht, die Emotionen der Person durch Verharmlosung oder Scherze zu entkräften. Es ist wichtig, die Ernsthaftigkeit der Gefühle der Person zu respektieren und darauf einfühlsam zu reagieren. (»Das ist ja wirklich nicht so schlimm.« oder »Ach, unsere Prinzessin auf der Erbse!«)
- Es zielt nicht darauf ab, die Person auf »richtige« oder »falsche« Aussagen zu prüfen. Stattdessen geht es darum, die emotionale Realität der Person zu akzeptieren und ihr das Gefühl zu geben, gehört und verstanden zu werden, unabhängig von der objektiven Richtigkeit ihrer Aussagen.
- Es ist auch deutlich zu unterscheiden von falschem Trösten im Sinn von »Ist ja nix passiert, Kopf hoch etc.«.

Fazit: Eine validierende Haltung, von Paartherapeut:innen vorgelebt und eingeübt, kann sehr verstärkend sein beim Wechsel von eher unbekömmlichen in eher bekömmliche Anteile.

Fallbeispiel:

Mia und Alina, Eltern von zwei 8- und 10-jährigen Jungs, nehmen das erste Mal Paartherapie in Anspruch, nachdem beide eine zunehmende Entfremdung wahrgenommen haben. Mia ist seit etwa fünf Jahren selbstständige IT-Consulterin, Alina arbeitet Teilzeit in einem Bio-Laden. Kontextuelle Erklärungen (Hauskauf, Schulstress) erzeugen keinen Unterschied, auch das Sichtbarmachen des Musters (»Wenn du so viel arbeitest, zieh ich mich eben zurück; wenn du dich zurückziehst, arbeite ich eben noch mehr.«) verändert wenig an der Beziehungsqualität. In der folgenden Stunde arbeitet die Therapeutin mit dem Seitenmodell. Beide können sehr rasch benennen und beschreiben, welche Seiten in ihrer Beziehung eine förderliche bzw. eher hinderliche Rolle spielen (Mia: anwesender Fels in der Brandung/abwesender Workaholic; Alina: liebevolle Versorgerin/unterkühlte Abgewiesene). Kurz scheint sich das Blatt zu wenden. Als die beiden aber beginnen, die jeweils unbekömmlichere Seite der anderen abzuwerten, ist alles wieder beim Alten. Bis die Therapeutin vorschlägt, es einmal mit Validierung zu versuchen. Sie bietet sich dabei selbst als Role Model an und übt die entsprechende Haltung ein wenig mit den beiden ein. Gegen Ende der Stunde schaut Alina Mia in die Augen und sagt: »Ich glaub', ich habe verstanden, dass du enormen

Stress hast, damit wir das Haus abzahlen und ein gutes Leben führen können. Ich stelle mir diese Verantwortung auch sehr anstrengend vor.« Mia kommen die Tränen, sie ist sehr berührt über diese Anerkennung ihrer Wirklichkeit. Dann sagt sie: »Und ich denke mir gerade, das muss sich für dich auch sehr einsam anfühlen, wenn ich zwar körperlich anwesend bin, aber mit dem Kopf noch bei meinem Projekt.« Alinas Antwort folgt wie aus der Pistole geschossen: »Wenn du das sagst, ist es ganz leicht, wieder zur liebevollen Versorgerin zu werden.« Schweigend sitzen beide ein paar Momente auf der Couch und halten einander an den Händen. In der darauffolgenden Stunde berichten beide von einem »Gamechanger-Moment« in der Therapie. Die unbekömmlicheren Anteile hätten sich zugunsten der bekömmlicheren zurückgezogen.

Nonverbale Teilearbeit: Wenn der Körper »die Seiten wechselt«

Sind die Anteile oder Seiten einmal erkannt, benannt und in die Kommunikation einbezogen worden, gibt es viele Wege, den Handlungsspielraum zu erweitern. Eine sehr lohnende Möglichkeit, mit Teilen zu arbeiten, wenn das Paar bzw. die Beziehungskonstellation verbal (noch) nicht anschlussfähig ist, ist das nonverbale Erleben der Seiten. Hier wird die unwillkürliche Intelligenz des Körpers genutzt, um Veränderung spür- und erlebbar zu machen. Nach der »Somatic Marker Hypothesis« von António Damásio (1994) sind emotionale Erfahrungen im Menschen verkörperlicht und beeinflussen so Entscheidungen. Fokussieren wir absichtlich auf dieses körperliche Erleben, nehmen wir automatisch auch Einfluss auf Entscheidungen bzw. können Menschen dabei helfen, »die Seiten zu wechseln«.

Skulpturarbeit

Eine sehr einfache Methode besteht darin, Paare dazu einzuladen »Bildhauer:innen eigener Sache« zu werden (Henz u. Bernt, 2023, S. 101). Schon Virginia Satir (1975/2021) entwickelte diese Intervention, als sie bemerkte, dass bei manchen Personen ein Austausch ausschließlich auf der verbalen Ebene eher mehr Missverständnis und Distanz erzeugt und damit Nähe abwehrt.

Fallbeispiel:

Luca, Ils und Lovis, die ja grundsätzlich in das Arbeiten mit dem Seitenmodell eingewilligt hatten, waren bereit herauszufinden, unter welchen Bedingungen sich eher die eifersüchtigen, misstrauischen Seiten und unter welchen Bedingungen sich eher die gelassenen, vertrauensvollen Seiten zeigen. Beim verbalen Explorieren der Anteile gerieten die drei jedoch sehr schnell in Kontakt mit ihren unbekömmlicheren Seiten und die Kränkungen wurden nicht kleiner, sondern größer. Die Therapeutin schlug daraufhin Folgendes vor: »Es scheint, dass beim drüber Sprechen viele Erinnerungen mit doppelter Wucht aktiviert werden und das Problem eher größer als kleiner wird. Ich schlage deshalb vor, mal ohne Worte zu beschreiben, wie sich der Unterschied zwischen den Seiten anfühlt. Stehen Sie mal alle auf und suchen Sie sich einen guten Platz im Raum. Und jetzt spielen Sie lustvoll Bildhauer:innen in eigener Sache und zeigen Sie mir, wie das aussieht, wenn Sie alle eher in Kontakt mit den misstrauischen, eifersüchtigen Seiten sind. Bauen Sie mit Ihren Körpern eine Eifersuchtsskulptur. Aber nicht reden, nur bewegen. Und wichtig: Für alle muss sich das Ergebnis stimmig anfühlen. Wenn es noch nicht stimmig ist, dann weiterbewegen, bis es stimmt.« Die drei gehen aufeinander zu, dann wieder auseinander, sie berühren sich, dann wieder nicht, sie verbiegen ihre Körper und experimentieren mit Sichtwinkeln bis letztlich eine Skulptur entsteht, die sich für alle stimmig anfühlt. Die Therapeutin bittet alle, sich diese Position zu merken, dann kurz die Körper auszuschütteln und eine zweite Skulptur zu modellieren: »Diesmal bitte ich Sie, eine Skulptur zu formen, in der Sie alle gut in Kontakt mit Wohlwollen, Vertrauen und Gelassenheit stehen.« Wieder stimmen die drei sich minutenlang aufeinander ab. Am Ende bilden sie einen Kreis, in dem jede Person genug Raum für sich selbst hat, aber auch gut in Kontakt mit den beiden anderen ist.

Problem-Lösungs-Yoga für Zwei (oder mehr)

Eine typische »Gunther-Schmidt-Idee« ist Problem-Lösungs-Yoga[6] (siehe dazu auch Kapitel 9.3). In dieser Intervention geht es darum, die Brücke zwischen den Anteilen begehbar zu machen, also den Wechsel von einer Seite zur anderen absichtlich zu unterstützen. Zunächst werden Klient:innen eingeladen, in Kontakt

6 Gunther Schmidt hat diese Idee, in seinen Worten »Problem-Lösungs-Gymnastik«, in derart vielen Workshops und Vorträgen zu Gehör gebracht, dass die ursprüngliche mündliche Quelle nicht mehr eruierbar ist. Aus Gründen der Anschlussfähigkeit schlagen wir mittlerweile lieber das Wort »Yoga« vor.

mit ihrer Problemtrance zu kommen, also mit der Seite, die wenig bekömmlich ist für die Beziehung. Dies soll vor allem intuitiv über den Körper erfolgen: Über eine Erinnerung an eine Situation, in der sie sehr mit der wenig bekömmlichen Seite in Kontakt waren, sollen sie die entsprechende Körperhaltung, Gestik und Mimik, den passenden Atemrhythmus, vielleicht eine typische Handbewegung und eine entsprechende Körperspannung zu einer körperlichen Entsprechung zusammenfügen. Im zweiten Schritt werden die Klient:innen dann gebeten, dieselbe Versuchsanordnung, allerdings in die entgegengesetzte Richtung, zu vollziehen: Diesmal sollen sie mithilfe ihres Körpers (Haltung, Gestik, Mimik, Körperspannung, Atemfluss etc.) in Kontakt kommen mit ihrer bekömmlichen Seite. Der Fokus auf die rein körperlichen Aspekte hat den großen Vorteil, dass diese willentlich beeinflussbar sind. Bei unwillkürlichen Prozessen, die in ein Problemerleben führen, kann durch Einflussnahme auf den eigenen Körper ein anderes Erleben bewusst herbeigeführt werden. Nachdem beide »Zustände« erkundet wurden, geht es nun an den »Yoga«-Teil. Hierbei soll ein schneller Wechsel von einem in den anderen Zustand erfolgen. Unbekömmliche Seite – Körpererleben/bekömmliche Seite – Körpererleben. Hin und Her. Durch diese Übung bahnt sich im neuronalen Netz eine neue »Wechselspur«, der Übergang erfolgt damit leichter und schneller. Besonders lustvoll ist Problem-Lösungs-Yoga, wenn es parallel angeleitet wird: So zeigen die Partner:innen nicht nur sich selbst, welche Art von Körpererleben mit ihren Seiten gekoppelt ist, sie zeigen es auch einander. Durch die Überzeichnung und Verfremdung (ausladende Bewegungen, schnelle Veränderungen) führt diese Übung letztlich nicht nur zu einem »Aha«-Erlebnis, sondern oft auch zu einem herzhaften gemeinsamen Lachanfall.

Somatische Fokussierung

Auch eine kleine Tranceinduktion kann helfen, Teilearbeit auf der Körperebene zu vertiefen. Angelehnt an Susanna-Sitari Rescios Idee des »Focusing« (Rescio, 2017) bieten wir Partner:innen manchmal an, eine kleine Körperreise mit ihnen zu machen:

Fallbeispiel:

»Wir laden Sie beide zunächst ein, die Augen zu schließen, ein paar Mal tief ein- und auszuatmen und sich zu erlauben, ganz im eigenen Körper anzukommen. Denken Sie jetzt bitte an eine Situation, in der Sie ganz mit der liebevollen, bekömmlichen Seite verbunden waren und gehen Sie dann die verschiedenen

Regionen Ihres Körpers achtsam durch. Bleiben Sie mit der Aufmerksamkeit bei einer Körperregion Ihrer Wahl, vielleicht jene, die sich gerade am besten anfühlt. Stellen Sie sich vor, Sie würden dort einen alten Freund nach langer Zeit wieder treffen. Und genauso wie Sie einen alten Freund fragen würden, fragen Sie auch Ihren Körper, wie es ihm geht. Welche Antworten gibt er? Welche körperlichen Empfindungen sind dort in diesem Bereich? Fühlt es sich geborgen an oder weit, warm oder kühl, hell oder dunkel, farbig oder neutral? Atmen Sie einfach zu diesem Bereich hin, nehmen Sie wahr und beobachten Sie, ob sich die Empfindung verändert. Fragen Sie Ihren Körper nun, ob diese Empfindung auch eine Gefühlsqualität hat. Ist dort etwa eine warme Gelassenheit oder eine bunte Freude? Und schauen Sie wieder, wie sich das Gefühl verändert, wenn Sie länger dabeibleiben. Fragen Sie dann, ob Ihr Körper eine Botschaft für Sie hat: Was hätte er gern von Ihnen oder von Ihrer:Ihrem Partner:in? Was möchte er Ihnen vielleicht noch sagen oder mitgeben? Schenken Sie ihm noch ein paar Takte ungeteilte Aufmerksamkeit. Verabschieden Sie sich dann von ihm und bedanken Sie sich bei Ihrem Körper. Kommen Sie in Ihrem Tempo mit der Aufmerksamkeit wieder zurück in diesen Raum.«

Arbeiten mit dem Systembrett

Das Systembrett, eine klassische Methode der systemischen Therapie, eignet sich ebenfalls sehr für das hypnosystemische Arbeiten mit Teilen. Denn auch hier wird, anders als bei rein sprachlichen Beschreibungen, mit der Dimension des Bildes gearbeitet, das auf einer tieferen, unbewussteren Ebene wirken kann. Die bildhafte Darstellung bewirkt eine Aktivierung der rechten Gehirnhälfte und damit eine ganzheitliche Wahrnehmung des Anliegens. Durch das Aufstellen wird ein inneres Bild nach außen gelegt. Das externalisierte Bild hat gegenüber einem inneren den Vorteil, dass es verändert werden kann. Auf dem Brett können die Figuren ausprobiert und umgestellt werden, und zwar so, dass sich die einzelnen Systemteile danach wohler fühlen. Dieses neue noch externe Lösungsbild kann dann wieder positiv auf die Problemsituation zurückwirken und erneut internalisiert werden.

Der Fokus richtet sich dabei auf die bekömmlichen und unbekömmlicheren Anteile und ihr derzeitiges bzw. gewünschtes Verhältnis: Wie stehen die Anteile zueinander?

Intervention: Systembrett für zwei

1. Dazu stellen wir das Familienbrett zunächst kurz vor und bitten das Paar dann, jeweils drei Figuren auszuwählen: »eine Figur für das Kernselbst, eine für die Seite, die besonders bekömmlich ist für die Beziehung, und eine für die Seite, die weniger bekömmlich für die Beziehung ist«. Wir bekräftigen, dass man beim Aufstellen nichts falsch machen kann, sondern dass das ein rein intuitiver Prozess ist, der am besten gar nicht groß logisch begründet werden soll: »Lassen Sie es einfach Ihren Körper machen!« Dann bitten wir das Paar, die Figuren so am Brett zu platzieren (Abstand und Drehwinkel), wie es sich »derzeit noch für beide anfühlt«.
2. Jetzt wird miteinander erkundet, welches Bild sich ergeben hat: Wie stehen die Anteile zueinander? Zu den Kernselbstfiguren? Wie geht es den Anteilen jeweils an ihrem Platz? Welche Figur hätte am ehesten den Impuls, sich zu bewegen? Wohin? Was wird so sichtbar?
3. Nach der gründlichen Analyse des Problemzustandes bitten wir das Paar nun die Figuren so aufzustellen, wie es einer guten Zukunft entspricht. Wieder wird exploriert: Welches Bild ergibt sich jetzt? Was ist anders? Wie fühlt es sich hier für das eine und das andere Kernselbst und für die Anteile an? Eventuell bitten wir hier um die Erlaubnis, ein Foto zu machen.
4. Im letzten Schritt gehen wir noch einmal zurück zum Problembild und fragen, was »ein erster Schritt« sein könnte in Richtung Lösungsbild. Diese metaphorische Antwort wird dann übersetzt: Was könnte das im richtigen Leben heißen? Woran merken Sie, dass die bekömmliche Seite von Anna auf Julian zugeht? Was genau bedeutet es, wenn Julians unbekömmlichere Seite in den Hintergrund rückt?
5. Manchmal bietet sich eine Hausübung an, z. B. geben wir das ausgedruckte Foto vom Lösungsbild mit und bitten, immer dann ein kleines Herz auf das Blatt zu malen, wenn die bekömmlichen Seiten an einem Tag überwiegend in Kontakt waren.

Stühletechnik

Wenn die Arbeit mit dem Systembrett sich als besonders fruchtbar erweist, kann diese noch durch die Stühle-Technik vertieft werden. Weil hier nicht nur der Zeigefinger (beim Herumschieben der Figuren), sondern der ganze Körper involviert ist, entsteht eine Art Trance, in der das unwillkürliche Erleben Raum bekommt und dem Unterbewussten ermöglicht, eventuell noch einmal ganz neue Antworten zu produzieren. Das Setting ist ziemlich einfach: Es werden pro Paar vier Stühle im Raum platziert, wobei ein paar Stühle jeweils für die bekömmlichere und die unbekömmlichere Seite einer Person steht. Günstig ist es, wenn die Seiten mit den individuellen Bezeichnungen für die Seiten versehen werden, also etwa im Fall von Greta und Séan:

- Gretas solidarische und tolerante Seite,
- Gretas strenge Kontrolleurin,
- Séans verspielt-kreative Seite,
- Séans trotziger Teenager.

Die Stuhlpaare stehen einander gegenüber. Beide Partner:innen werden nun eingeladen, zunächst auf dem Stuhl, der mit ihrer bekömmlichen Seite assoziiert ist, Platz zu nehmen und alle Gedanken, Gefühle oder Handlungsimpulse, die im Prozess des Sich-Einladens auftauchen, laut im Raum auszusprechen. Impulsfragen durch den:die Therapeut:in fördern das innere Erleben:

- Wofür will sich diese Seite engagieren?
- Welchen Beitrag leistet sie für die Beziehung? Welchen könnte sie leisten?
- Was möchte diese Seite der Beziehung gern mitteilen?
- Was möchte sie der bekömmlichen Seite des/der anderen mitteilen?
- Was möchte sie der weniger bekömmlichen Seite des/der anderen mitteilen?
- Welche geheimen Wünsche hat diese Seite?
- Wie geht es den bekömmlichen Seiten, wenn sie einander treffen?
- Hat eine der Seiten eine Frage an die andere?
- Etc.

Dann wird getauscht, beide setzen sich auf den jeweils anderen Ressourcenstuhl und spüren nach, wie es sich an diesem Platz anfühlt. Auch hier sollen alle Gedanken, Gefühle, Handlungsimpulse und Ideen laut ausgesprochen werden.

Die Übung wiederholt sich nun mit dem Erleben der weniger bekömmlichen Seiten. Wieder bitten wir um Rückmeldung wie es sich anfühlt, sich mit dieser Seite zu verbinden. Und auch hier können Impulsfragen gestellt werden:

- Wofür will diese Seite sich engagieren?
- Welchen Beitrag leistet sie für die Beziehung? Welchen könnte sie leisten?
- Was möchte diese Seite der Beziehung gern mitteilen?
- Was möchte sie der bekömmlichen Seite des/der anderen mitteilen?

- Was möchte sie der weniger bekömmlichen Seite des/der anderen mitteilen?
- Welche geheimen Wünsche hat diese Seite?
- Wie geht es den weniger bekömmlichen Seiten, wenn sie einander treffen?
- Hat eine der Seiten eine Frage an die andere?
- Etc.

Am Ende werden die Stühle der weniger bekömmlichen Seiten noch einmal getauscht, um sich auch in die weniger bekömmliche Seite des:der Partner: einzufühlen. Danach erklären wir die Übung für beendet und es ist Raum für die Reflexion und das Sichern der Ergebnisse. Was haben die beiden in dieser Übung (kennen-)gelernt? Was wollen sie mitnehmen? Was ist jetzt anders?

Die Stühlearbeit lässt sich auch noch um den Aspekt eines ressourcenorientierten Interviews mit den bekömmlichen Seiten variieren im Sinne einer Vertiefung der Trance. Hier wird einfach ein Dialog zwischen Therapeut:in und der bekömmlichen Seite von X bzw. Y initiiert, in dem die Seite selbst direkt adressiert wird (»Liebe bekömmliche Seite von X, erzähl mal ein wenig über dich ...«), anstatt die Person *über* ihre Seite zu befragen.

Interventionen, die das unwillkürliche Erleben bestimmter Seiten stärken: Geschichten, Rituale, Trancen und Imaginationen

So wie die Stühletechnik eine Trancearbeit ist, die dabei hilft, das rationale Denken zugunsten eines emotionalen Erlebens hintanzustellen, können Paare grundsätzlich sehr von Interventionen profitieren, die das unwillkürliche, intuitive Wissen fördern und damit Ressourcen anzapfen, die bisher so nicht zugänglich waren. Als Endpunkt einer Teilearbeit eignen sich diese Interventionen ganz besonders, egal ob Trancen, Imaginationen, Geschichten und Rituale – alles, was auf der vor- und unbewussten Ebene wirksam wird, unterstützt nachhaltig die Veränderung.

Storytelling

Geschichten können immer und jederzeit wie nebenbei eingestreut werden. Wir Menschen lernen von klein auf über Erzählungen, seien es Märchen oder Anekdoten aus der Familienhistorie. Geschichten formen unser Bild von der Welt und von uns selbst, ohne dass wir damit einen Lernaufwand verbinden. »Storytelling« ist daher eine schnelle und unkomplizierte Möglichkeit, die gewonnenen Erkenntnisse aus der Teilearbeit zu vertiefen. Kleine Geschichten müssen keinen aufwendigen Spannungsbogen haben, sie können spontan und intuitiv zur Verfügung gestellt werden:

Fallbeispiel:

Susanne und Gernot, die vor ein paar Jahren ein verwildertes Häuschen auf dem Land gekauft haben, kommen mit Teilearbeit ein großes Stück weiter. Beide haben ein viel größeres Verständnis entwickelt und haben die Ambivalenz »Gehen oder Bleiben« zugunsten eines »Wir wollen es jedenfalls versuchen!« abgelegt. Dennoch sind beide unzufrieden, die Entwicklung geht scheinbar nicht schnell genug in die richtige Richtung. Rückfälle werden als Rückschläge erlebt, die Ungeduld steigt. Die Therapeutin hört ihren Klagen zu und antwortet dann folgendermaßen: »Wenn ich Ihnen so zuhöre, muss ich an die Geschichte vom Gärtner denken, der einen verwilderten Garten erbte. Anfangs wusste er nicht, wo er anfangen sollte, all das über die Jahre gewucherte Unkraut zu entfernen und Neues zu pflanzen. Eine Seite von ihm war morgens voller Feuereifer: Er riss hier ein paar Brennnesseln aus, er pflanzte da ein paar junge Triebe. Aber jeden Abend, nachdem er viele Stunden im Garten gearbeitet hatte, war eine andere Seite von ihm zutiefst frustriert, denn der Garten schien sich einfach nicht zu verändern. Aber dann entschieden sich beide Seiten eines Morgens, jeden Tag nur eine kleine Ecke zu pflegen. Und mit der Zeit verwandeltet sich der Garten in eine Oase der Schönheit und Ruhe.« In weiterer Folge wird der Garten zur Metapher für Susannes und Gernots Beziehung: Die beiden verstehen, dass kein Garten über Nacht in ein grünes Paradies verwandelt werden kann, dass er im Wandel der Jahreszeiten immer ein wenig anders aussieht und andere Pflege braucht. Sie verstehen auch, dass nicht jeder Samen aufgeht, eine regelmäßige Bewässerung aber unerlässlich ist usw.

Rituale

Rituale sind kommunikative Handlungen mit einem sehr hohen Symbolgehalt und daher mit ganz besonderer Bedeutung aufgeladen. Rituale erzeugen also eine sehr spezielle Form der Aufmerksamkeitsfokussierung. Sie werden zu Wegmarkierungen in der Geschichte, die wir uns über uns selbst erzählen. Rituale in Beziehungen sind daher Markierungen bedeutender Lebensphasen, sie sind Verdichtungen von Zeit, etwa das Hochzeitsritual. Rituale funktionieren im paartherapeutischen Kontext entweder als symbolische Festschreibungen des bereits Gelungenen oder als eine Art symbolische Vorwegnahme von angepeilten Zielen, im zweiten Fall fungiert das Ritual gewissermaßen als »Türöffner der Veränderung« (Henz u. Bernt, 2023, S. 109).

Susanne und Gernot beispielweise beschlossen jedes Jahr an ihrem Hochzeitstag einen jungen Baum oder eine besondere Strauchart zu pflanzen. So sollte mit den Jahren eine »Allee der Liebe« in ihrem Garten entstehen. Auch bei Ritualen gilt: Man kann als hypnosystemische:r Paartherapeut:in nichts falsch machen, denn es gibt keine »richtigen« oder »falschen« Rituale. Wichtig ist nur, dass das Paar (oder die Beziehungskonstellation) das jeweilige Ritual mit großer Bedeutung auflädt. Wie genau es dann abläuft, ist zweitrangig. In unserem Buch »99 ½ Tipps für Paartherapeut:innen« (2023, S. 110) haben wir einige Ideen vorgestellt für Rituale, die immer gehen, z. B. das »was in der Beziehung unerschütterlich ist, und alles überdauern wird« gemeinsam in eine Zeitkapsel oder Flaschenpost füllen und einmauern bzw. auf die Reise schicken. Und wenn wir als Therapeut:innen gerade keine Inspiration haben, dann können wir immer noch das Paar fragen, welches Ritual ihm an dieser Stelle der Reise passend erscheinen würde. Bisher hatte noch jedes Paar eine stimmige Idee!

Fallbeispiel:

Enno und Dejan kamen im Zug einer aufgeflogenen Affäre in Paartherapie. Nachdem die akute Krise abgemildert war und beide den Blick wieder weiten konnten, waren sie sehr interessiert daran herauszufinden, wie man solche »paradoxen Lösungsmöglichkeiten« von Frustration in Zukunft vermeiden könnte. Die Therapeutin erarbeitete mit dem Seitenmodell die Seiten der Zufriedenheit bzw. der Unzufriedenheit und beide bekamen ziemlich rasch neue Ideen über ihre Bedürfnisse und Begrenzungen bzw. darüber, was einen in der Beziehung zufrieden macht und wie man Anzeichen von Unzufriedenheit bei sich und beim Partner erkennen kann. Am Ende des Prozesses war viel gelungen, als das »alte Zeug« der Affäre plötzlich wieder hochschwappte. Enno sprach von »einer Seite von mir, die irrationale Sorge hat, dass das alles trotzdem wieder passieren kann«. Dejan war überfordert, all seine Entschuldigungen, seine Reue und seine Beteuerungen hatten offenbar nichts gebracht. Die Therapeutin sagte daraufhin Folgendes: »Sie haben beide Recht. Dejan hat Recht, denn so wie es damals war, wird es nie wieder geschehen. Sie haben jetzt beide gelernt, Defizite rechtzeitig anzusprechen und Unzufriedenheit in Zufriedenheit zu verwandeln, statt einfach auf die ›Seite zu springen‹. Aber Sie haben auch Recht, Enno: Es gibt in Liebesbeziehungen keine Garantien für die Ewigkeit. Natürlich könnte es irgendwann auch sein, dass einer von Ihnen sich aus der Beziehung verabschiedet. Aber vielleicht geht ja beides gleichzeitig: Das Vergangene hinter sich zu lassen und Vertrauen in die Zukunft zu haben, und gleichzeitig zu wissen, dass das Leben sich auch immer wieder ändern kann. Ich schlage Ihnen dazu ein kleines Ritual vor: Schreiben Sie doch alles, was Sie aus der Vergangenheit verabschieden möchten, auf kleine Zettelchen. Hängen Sie diese Zettelchen an Luftballons und lassen Sie diese an einem Ort Ihrer Wahl gemeinsam steigen. Was der Wind damit machen wird, liegt nun nicht mehr in Ihrer Macht. Vielleicht treibt es die alten Geschichten bis über die Grenze in ein anderes Land. Vielleicht endet die Reise aber auch am nächsten Lichtmast. Genauso können wir auch unsere Vergangenheit auf eine neue Reise schicken. Und wir dürfen neugierig sein, wohin die Reise uns führt.

Trancen und Imaginationen für zwei

Sehr viele der gängigen Trancen und Imaginationen eignen sich auch für die weiterführende Vertiefung nach einer Teilearbeit. So kann der innere sichere Ort für Ruhe und Sicherheit sorgen, wenn ein Paar/eine Beziehungskonstellation hartnäckig in Kontakt ist mit seinen aufwühlenden Anteilen, im inneren Garten können beide/alle entspannt den eigenen Ressourcenseiten begegnen (Reddemann, 2016). Gute Erfahrungen im Zuge von Teilearbeit haben wir mit Fantasiereisen zur inneren lustvollen Seite (Eck, 2020) bzw. mit einem imaginativen Treffen mit der »Beziehungsweisheit« gemacht (nach Wresnik, 2011). Erstere hilft Paaren/Personen, wieder (manchmal auch erstmals) in Kontakt zu kommen mit jenem neuronalen Netzwerk, das die Leidenschaft verkörpert. Letztere unterstützt Paare/Personen, das intuitive Wissen der erwachsenen, ressourcenreichen Beobachter:inneninstanz anzuzapfen:

Intervention: Imagination für zwei (oder mehr)

»Machen Sie es sich ruhig bequem, ja sogar behaglich … und atmen Sie tief ein und aus, während Sie langsam die Augen schließen … und sich innerlich bereit machen zu einer ganz besonderen Reise … auf einen Weg einen Berg hinauf in einer Sommernacht … wo der Mond scheint … und der Weg gut erkennbar ist … den Sie in einem feinem Tempo gehen, höher und höher … während Sie alles andere mehr und mehr unter und hinter sich lassen … und Sie so schließlich zu einer kleinen Hütte kommen, wo vor einem kleinen Feuer eine weise Gestalt sitzt, die schon weiß, dass man kommt … und diese Gestalt ist ihre personifizierte Beziehungsweisheit … das ist die Instanz, die alles weiß über Ihr Kennenlernen, über Ihre bekömmlichen Seiten und Ihre unbekömmlicheren … und Sie können dieser Gestalt eine wichtige Frage stellen, eine Frage, die sie wirklich bewegt … (Pause) … und man kann schauen, wie die Gestalt antwortet, denn sie kann auf so unterschiedliche Arten und Weisen antworten … durch Worte, durch eine bestimmte Art des Schauens, durch ein Geräusch oder eine Geste … und Sie können neugierig sein, welche Antwort Sie bekommen ... und nach einer Weile ist es Zeit, sich wieder zu verabschieden ... wie von einer Person, zu der man immer wieder hingehen kann, die man bewusst oder unbewusst aufsuchen kann ... in einem Tagtraum oder nachts im Schlaf ... und zum Abschied zieht die Beziehungsweisheit aus einem alten Beutel ein Geschenk hervor, das speziell für Ihre Beziehung gemacht ist ... (Pause) ... und Sie können es anschauen, betasten, daran riechen, vielleicht sogar schmecken ... und sich dann dafür bedanken und es gut verwahrt auf die Rückreise mitnehmen ... und dann den Weg wieder zurückgehen, von der Hütte, über den Berg hinunter mit dem Geschenk in der Hand ... und wenn Sie am Ursprungsort angekommen sind, können Sie die Augen öffnen und wieder hier im Raum ankommen. Ich bin neugierig, welches Geschenk Ihnen die Beziehungsweisheit gemacht hat.«

Auch ein »Zappen« zwischen den Seiten, wie unter anderem von Carolyn Daitch (2016) vorgeschlagen, hilft, auf der imaginativen Ebene eine Fähigkeit zu erlernen, die Paaren/Personen »Zugang zu alternativen Reaktionen auf Trigger« ermöglicht, bzw. hilft zu erfahren, dass beide Seiten, die bekömmliche und die weniger bekömmliche, oft näher beieinander liegen, als vermutet. Das folgende Beispiel zeigt, wie die Therapeutin mit Leah und Markus gearbeitet hat. Beide kamen mit dem Anliegen in Paartherapie, die zermürbenden und verletzenden Streitereien zu beenden und stattdessen eine andere Art der Auseinandersetzung zu lernen. Normalisieren, Mustererkennung und -unterbrechung und Teilearbeit hatten zwar erhebliche Unterschiede erzeugt, viele Diskussionen konnten bereits auf »Normalniveau« geführt werden; beide klagten aber nach wie vor über »Rückfälle«. Diese waren zwar deutlich seltener geworden, hatten aber nach wie vor sehr zerstörerisches Potenzial. Die Therapeutin schlug eine kleine »Übung mit geschlossenen Augen« vor, die vielleicht dabei helfen könnte, in Zukunft anders auf Auslösereize zu reagieren. Beide waren neugierig und einverstanden.

Intervention: Zappen zwischen den Anteilen

»Zu Beginn lade ich Sie beide ein, die Augen zu schließen und ganz kurz durch Ihren Körper zu scannen, ob Sie sich überall wohl, sicher und entspannt fühlen ... Sehr schön ... Vielleicht erlauben Sie sich, mit einem tiefen Atemzug ganz bei sich selbst anzukommen und beim nächsten Ausatmen alles, was noch an Spannung da ist, loszulassen ... wunderbar ... Sie wissen ja, wenn so ein Trigger kommt, dann fühlen Sie sich ohnmächtig und wütend, Markus, und Sie sich abgewertet und gekränkt, Leah ... und manchmal sind die Gefühle dann überwältigend ... sodass Sie, Markus, dann ein Rauschen in Ihren Ohren hören können ... und Sie, Leah, spüren, wie sich etwas Flaues in Ihrem Bauch ausbreitet ... es ist dann kaum möglich, irgendetwas anderes wahrzunehmen ... Wäre es nicht schön, wenn Sie ein Werkzeug hätten, das diese Reaktionen mildern ... abschwächen ... oder sogar abschalten könnte? (Beide nicken.) Ja, dann zeige ich Ihnen, wie das geht ... diese Fähigkeit, zwei widersprüchliche Gefühle oder Gedanken gleichzeitig erleben zu können. Stellen Sie sich vor, Sie sitzen vor einem großen Bildschirm und Sie halten dabei eine Fernbedienung in der Hand ... mit der Sie das Programm auf dem Screen umschalten können ... Sie spüren die Tasten unter Ihren Fingern, schalten ein und sehen, wie der Bildschirm sich einschaltet ... jetzt drücken Sie auf die Eins ... und sehen sich selbst, während Sie das Gefühl haben, ohnmächtig und wütend zu sein, Markus, und während Sie das Gefühl von Abwertung und Kränkung erleben, Leah ... Und jetzt drücken Sie auf die Zwei und schalten um ... zu einem Bild von Ihnen, das ganz in der Selbstkontrolle ist, ganz in Kontakt mit Ihren Ressourcen ... z. B. mit Ihrem Humor, Markus ... oder mit Ihrer Gelassenheit, Leah ... und bleiben Sie bei diesem Bild. Nehmen Sie wahr, wie positiv das ist, diese bekömmliche Seite ... Und jetzt schalten Sie wieder um, zu dem Bild von Ihrer heftig reagierenden Seite, und dieses Mal ist das Bild verschwommener ... und wieder schnell auf die Zwei und zur bekömmlichen Seite ... es wird klarer und deutlicher ... (Pause) ... Und wenn Sie jetzt noch ein paar Mal hin- und herschalten, werden Sie merken, dass das Bild Ihrer unbekömmlichen Reaktion immer kleiner und blasser wird, und das Bild Ihrer bekömmlichen Seite immer schärfer und klarer ... und wenn Sie das zu Hause noch ein paar Mal üben ... können Sie sich fast darauf freuen, dieses Umschaltwerkzeug zu nutzen, wenn Sie das nächste Mal getriggert werden.«

Transfer/Hausaufgaben zur Teilearbeit

Im Sinne des Transfergedankens macht es Sinn, auch Teilearbeit durch »Hausaufgaben« im Alltag zu verankern. Wie genau das gemacht wird, ist dabei eigentlich zweitrangig, Hauptsache, das Paar (oder die Beziehungskonstellation) wird angehalten, sich weiter mit der Idee der Teile zu beschäftigen. Denn der Aufmerksamkeitsfokus, der damit erzeugt wird, hilft, eher in einer Lösungstrance zu bleiben. Folgende Aufgaben/Transferideen haben sich in unserer Praxis als nützlich erwiesen.

Grundsätzliche Beobachtung des Seitenmodells

Der simpelste Transfer ist eine Beobachtungsaufgabe. Paare/Beziehungskonstellationen werden gebeten, in den kommenden Wochen bis zur nächsten Sitzung diese besondere Brille aufzusetzen und schlicht zu beobachten, ob das heute erarbeitete Modell sich im Alltag als nützlich erweist. Bemerkungen aus dem eigenen Autobus sind dabei durchaus erlaubt (Schau mal, ich merke gerade, es schaltet sich diese Seite ein!), neugierige Fragen ebenso. Manchmal ergänzen wir diese Beobachtungsaufgabe noch durch den Auftrag zu einer gemeinsamen Busfahrt im wortwörtlichen Sinn.

Exkursion ins Spielwarengeschäft

Wir bitten die Partner:innen, bis zur nächsten Sitzung eine Exkursion in ein Spielwarengeschäft zu unternehmen und dort gemeinsam Symbole für ihre Anteile auszusuchen. Egal ob Plastikfiguren, Plüschtiere, Schlüsselanhänger oder Sammelkarten, Hauptsache, die Objekte werden von beiden als »typisch« für den jeweiligen Anteil gelesen. Diese Symbole sollen eine Zeit lang prominent im Wohnbereich aufgestellt werden und das Paar so daran erinnern, dass man Anteile ein-, aber auch wieder ausladen kann.

Einladungsexperimente

Paaren, die gerne hartnäckig mit der Problemtrance verbunden bleiben (ja, aber *du!*), raten wir zu einem kleinen Experiment: Wir bitten beide, sich bis zur nächsten Sitzung jeweils einen Moment auszusuchen, in dem sie dem wohlwollenden/bekömmlichen/förderlichen Anteil des:der anderen eine außergewöhnliche Einladung machen, auf die Bühne zu treten. Wichtig ist, dass *keinesfalls* darüber gesprochen werden darf, weder vorher (Übrigens, morgen werde ich dich überraschen, dass du es nur weißt!) noch währenddessen (Ich hoffe, du merkst es gerade!) und auch nicht danach (Ich hoffe, du hast das gestern mitbekommen!). Das Einladungsexperiment ist so nonchalant wie möglich zu absolvieren, als ob alles beim Alten wäre. Neben dieser aktiven Aufgabe sollen beide passiv beobachten, wann und wie diese wunderbare Einladung stattfindet. Auch das Ergebnis der Beobachtung soll keinesfalls kommentiert und kommuniziert werden. Jede:r überrascht und beobachtet also gleichzeitig, lässt sich aber nichts anmerken. Und in der nächsten Sitzung werden die Erfahrungen geteilt.

Brief an die Seiten

Eine andere schöne Möglichkeit ist es, das Paar einzuladen, mal wieder mit der Schneckenpost zu kommunizieren und einen Brief an die eine oder andere Seite des:der Partner:in zu schreiben. Wichtig ist, dass es hier nicht um »Sammelrechnungen« geht (Was ich dir übrigens immer schon sagen wollte, jetzt kannst du mich wenigstens nicht unterbrechen!), sondern um konstruktive Gedanken und wertschätzende Beobachtungen. Briefe schreiben verführt zu Langsamkeit und Achtsamkeit und lässt die Gedanken fließen.

Komplimenteregen

Wertschätzung füreinander lässt sich am besten trainieren, wenn man in Kontakt mit den ressourcenreichen Seiten steht. Wir verschreiben auch hier gern den Komplimenteregen aus Kapitel 5 (Henz u. Bernt, 2023). Zu einem zu vereinbarenden Zeitpunkt bitten wir die Paare, sich kurz allein auf die folgende Übung vorzubereiten und gut in Kontakt zu kommen mit der eigenen bekömmlichen/ressourcenreichen Seite. Sind beide bereit, wird der Timer des Handys auf genau eine Minute gestellt. In den folgenden sechzig Sekunden, sollen die beiden (oder mehreren) einander mit Komplimenten überhäufen. Alles, was aktuell als gelungen, beeindruckend, berührend oder bemerkenswert erlebt wird, soll in Form eines Kompliments auf die andere Person niederprasseln. Dass beide ihre Komplimente gleichzeitig regnen lassen, ist dabei durchaus beabsichtigt und gewollt (im Sinne einer milden Konfusionstechnik). Ist die Minute vorbei, bedanken sich beide beieinander und nehmen ihre gewohnten Routinen wieder auf.

6.4 Auf einen Blick: Teilearbeit

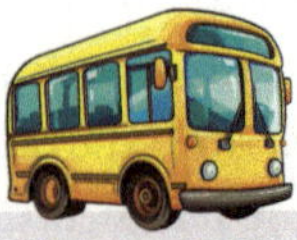

- Alle Paare bzw. Beziehungskonstellationen, die sich zur Paartherapie anmelden, kommen mit einer inneren Ambivalenz.
- Die Grundambivalenz ist immer jene zwischen Autonomie und Bezogenheit.
- Wenn wir mit Kontextualisieren und Normalisieren bzw. mit Mustererkennen und -unterbrechen bei dieser Ambivalenz nicht weiterkommen, schalten wir die innere Bühne dazu und beginnen mit Teilearbeit.
- Teilearbeit ist eine wunderbare Möglichkeit, Ambivalenzen zu verstehen und zu »schaukeln«.

- Wir verstehen Anteile bzw. Seiten als geschlossene neuronale Netzwerke, in denen sich bestimmte Gefühle, Glaubenssätze, Verhaltensweisen und Körpermuster zusammengeschlossen haben. Manche dieser Netzwerke werden als defizitär, manche als ressourcenreich erlebt.
- Das Seitenmodell/die Teileidee ist nicht selbsterklärend, sondern muss dem Paar zunächst vorgestellt werden. Die Autobusmetapher fungiert dabei als Ko-Therapeutin.
- Um Komplexität zu reduzieren, reicht es, mit zwei Anteilen zu beginnen: Die für die Beziehung besonders bekömmliche (förderliche) Seite und die für die Beziehung wenig(er) bekömmliche (hinderliche) Seite werden erkannt, benannt und beschrieben.
- Durch das Erkunden neuer Konstellationen und Koalitionen der Seiten entstehen neue Spielräume.
- Validieren hilft, in Kontakt mit den bekömmlichen Anteilen zu kommen.
- Der Körper spielt immer eine Rolle, das Körpererleben wird daher immer miteinbezogen.
- Das gilt besonders für gelungene Sexualität – was braucht es, um mit der Seite der Lust in Kontakt zu sein?
- Teilearbeit kann nach Belieben kreativ erweitert werden, z. B. mit dem Systembrett, durch Skulpturarbeit, Paartrancen etc.
- Teilearbeit wird durch Hausaufgaben im Alltag geankert.

7 Biografisches Arbeiten

Wenn es selbst Teilearbeit nicht vermag, hartnäckige Problemtrancen zu unterbrechen, gehen wir der Hypothese nach, dass es sich hierbei um sehr alte Musterbildung und Altersregression handeln könnte. Dieser Vermutung folgend ist ein nächster logischer Schritt, mit dem Paar biografisch zu arbeiten, anhand einer klassisch systemischen Intervention: Genogrammarbeit.[7]

Wichtig vorab: Die Werdung der beziehungshinderlichen Seiten zu erforschen, ist nicht gleich mit einer Ursache-Wirkungsforschung zu setzen. Was ist damit gemeint? Hypnosystemische Paartherapie setzt nicht an den Personen an, sondern am musterbildenden System. Auch ein Paar ist ein System, das durch bestimmte formale und kommunikative Regeln miteinander verbunden ist und sich von seiner Umwelt abgrenzt. So geht es nicht darum, aus der Familiengeschichte heraus einer Person eine »Störung« zu attestieren, also auf eine:n der beiden Partner:innen zu fokussieren, sondern darum, bestimmte biografische Prägungen offenzulegen, um ein gemeinsames Verständnis der Koproduktion des Musters bzw. der Problemtrance zu ermöglichen. Aus diesem Grund sehen wir Genogrammarbeit als eine heikle Intervention, die niemals zur »Fehlersuche« eingesetzt werden soll und sehr achtsam angeleitet und gerahmt gehört. Denn Partner:innen werden in diesem Prozess mit ihrer jeweils höchstpersönlichen Entwicklung sichtbar. Es braucht daher viel Vertrauen seitens des Paares, um gemeinsam mit Therapeut:innen diesen Raum zu öffnen. Schließlich kamen die beiden in Paar- und eben nicht in Einzeltherapie. Genogrammarbeit in der Paartherapie legt sehr intime Details der biografischen Werdung offen, ist aber kein Auftrag zu Veränderung oder gar »Heilung« der jeweiligen Person. In diesem Sinne ist sie eher als Selbsterfahrung, keinesfalls jedoch als verdeckte Einzeltherapie, und der Prozess

7 In dem gleichnamigen Sammelband von Maria Borcsa und Ivy Daure (2024) haben wir dieser Intervention einen Artikel gewidmet: »Pas de deux – das Genogramm als paartherapeutische Intervention« (Bernt u. Henz, 2024). Die hier vorgestellte Vorgehensweise kann dort noch detaillierter nachgelesen werden.

eher als Interview, denn als therapeutische Anamnese zu verstehen (Bernt u. Henz, 2024). Es braucht eine informierte Einwilligung des Paares, und damit einhergehend auch die Möglichkeit, zu verneinen. Gleichzeitig wird mit dieser Einladung ein bestimmter Aufmerksamkeitsfokus angebahnt. Paare werden neugierig und damit offen für Neues.

Genogrammarbeit mit Paaren (und Beziehungen)

Zunächst werden die Grundzüge eines Genogramms erklärt, z. B., dass es sich dabei um eine piktografische Form handelt, die Familiengeschichte sichtbar macht, und dass die Symbolik der eines Stammbaums ähnelt. Im Genogramm werden neben Namen, Geburts- und Sterbedaten auch viele wichtige Informationen und Geschichten eingetragen, z. B. die Art und Qualität von Beziehungen, bestimmte, die Familiengeschichte prägende Ereignisse, wie Krankheiten, Migration, Verlust von Hab und Gut etc. Nachdem die Expert:innen die Symbole – Kästchen für männliche, Kreise für weibliche Familienmitglieder – erklärt haben, vereinbaren sie außerdem bestimmte »Spielregeln« (Henz u. Bernt, 2023):

- Während einer Sitzung widmet man sich ausschließlich einem der Partner:innen und arbeitet mit ihr:ihm am Genogramm.
- Die:der andere nimmt wohlwollend wahr, bleibt jedoch hauptsächlich stille:r Beobachter:in.
- Fragen zur Klarstellung und zum Verständnis sind die einzigen erlaubten Interaktionen.

Am Ende der Sitzung wird die andere Person eingeladen, das Gesehene und Gehörte wohlwollend zu reflektieren und zu kommentieren. Es ist ratsam, diese Rückmeldung gut zu rahmen, wie wir das im Kapitel 7.2 »Validierende Sätze« noch ausführen. Kritische Anmerkungen sind explizit nicht erwünscht.

Idealerweise wird so gezeichnet, dass alle mitschauen können. Das bedeutet, dass die Zeichnung groß genug gestaltet werden sollte, z. B. auf einem Flipchartpapier. Mit bunten Stiften können Besonderheiten sichtbar(er) gemacht werden. Auf der linken Seite wird das Genogramm der männlichen und auf der rechten Seite das der weiblichen Beziehungspartnerin eingezeichnet. Je nachdem wer startet (dies entscheidet am besten das Paar selbst), beginnen die Paartherapeut:innen also in der linken oder rechten Blatthälfte zu zeichnen und lassen genug Platz für die andere Person. Die Genogramme sind natürlich miteinander verbunden, da die Beziehung der beiden ebenfalls eingezeichnet wird und damit die Schnittstelle zwischen den Systemen bildet.

Zunächst werden über der Generation der Person auch die Eltern- und Großelterngenerationen eingezeichnet. Dies erfolgt nach dem üblichen Genogrammschema: Wer ist mit wem in welchem Grad verwandt? Wer hat sich von wem wann getrennt? Wie viele Geschwister gab es in jeder Generation? Wer ist im selben Haushalt aufgewachsen?

Darüber hinaus werden noch folgende weitere Informationen abgefragt:

- Vorname und Alter bzw. Geburts-/Sterbedatum der Familienmitglieder,
- Jahr der Eheschließung, Beziehungsdauer, Trennungs-/Scheidungsjahr,
- Wohnorte, evtl. Migration,
- Krankheiten, Schicksalsschläge, Todesursachen, Tod- oder Fehlgeburten,
- Ausbildung, Beruf,
- Beziehungsqualität der Eltern bzw. Großeltern,
- emotionale Atmosphäre in der Familie,
- soziales Gefüge
- besonders harmonische und/oder konfliktreiche Beziehungen,
- ein Slogan oder Motto, das die Familienatmosphäre beschreibt,
- Tabuthemen
- und Informationslücken.

Folgende Fragen können zusätzlich anreichern und neue Perspektiven und Aufmerksamkeitsfoki eröffnen:

- »Welche Beziehungsdynamiken waren in Ihrer Familie in der Vergangenheit vorrangig?«
- »Angenommen, Ihre Herkunftsfamilie hätte ein Familienmotto – wie würde dieses lauten?«
- »Wie wurden Streitigkeiten in Ihrer Familie ausgetragen?«
- »Gibt es Ähnlichkeiten zwischen den aktuellen Konfliktmustern in Ihrer Partnerschaft und vergangenen Erfahrungen?«
- »Wenn ja, woran erinnern Sie diese Muster?«

Ist das Genogramm fertig, können bereits erste zarte Hypothesen angeboten werden. Wichtig ist, dass Hypothesen keine Wahrheiten der Therapeutinnen sind, sondern mögliche Blickwinkel. Wird einer Hypothese zugestimmt, verweilen wir ein wenig dabei. Es gilt, hier sehr behutsam und validierend vorzugehen, sehr viel Verständnis zu signalisieren sowie Respekt für die bisherigen Lösungsversuche zu zeigen. Am Ende des Prozesses wird der Fokus mit weiteren Fragen wieder auf die aktuelle Paarbeziehung gelenkt:

- »Welche Überzeugungen oder Verhaltensweisen haben in der Vergangenheit Sinn ergeben, passen jedoch heute – in der aktuellen Beziehung – nicht mehr?«
- »Welche Ressourcen und Fähigkeiten stehen Ihnen heute zur Verfügung, die Ihnen in der Vergangenheit fehlten?«
- »Welche Veränderungen möchten Sie in Ihrem aktuellen Verhalten vornehmen?«
- »Auf welche Weise könnte Ihr Partner Sie bei diesen Veränderungen unterstützen?«

Ist der Prozess zu Ende, bedankt sich der:die Therapeut:in für die vielen wertvollen Informationen und wendet sich mit der Aufforderung, in sich hineinzuspüren, der anderen Person zu. Fragen wie »Spüren Sie mal rein – was für ein Echo löst all das bei Ihnen aus? Was möchten Sie Ihrer Partnerin jetzt gern sagen?« können den weiteren Prozess anleiten. Hier ist es wichtig, steuernd einzugreifen, wenn das Feedback zu kritisch zu geraten droht oder zu verkopft formuliert wird. »Ich meine auf der Gefühlsebene – was haben Sie beim Zuhören gefühlt?« Erneut wird von den Expert:innen wertgeschätzt, dass die erzählende Person sich geöffnet und die andere Person mit Geduld und Wohlwollen zugehört hat. Diese letzte Phase ist relativ kurz – denn es geht hier vor allem darum, erstmals sichtbar zu machen, worauf die Intervention letztlich abzielt, nämlich auf einer tieferen, intuitiveren Ebene mehr Verständnis für sich selbst und für die andere Person zu generieren.

In der folgenden Stunde werden die Rollen gewechselt und das gemeinsame Genogramm wird vervollständigt. Günstig ist es, wenn diese beiden Einheiten nicht allzu lang auseinander liegen, um den Faden nicht zu verlieren.

In der darauffolgenden Einheit wird dann mit den Informationen weitergearbeitet, um das liebevollere gegenseitige Verständnis nutzbar zu machen.

- Welche Art von verändertem Blickwinkel hat diese Sichtweise erzeugt?
- Angenommen, es fiele beiden beim nächsten Mal ein, dass hier jemand nur die »alten Krallen« ausfährt, um nicht verletzt zu werden – wie würden sie reagieren?
- »Wie wollen Sie einander dabei unterstützen, diese alten Verhaltensweisen nicht zu wiederholen?«

Gelingt es mit der Genogrammarbeit, Paare in einen neuen Verständnisraum zu führen, in dem sie spüren, dass man bestimmte Verhaltensweisen der anderen Person nicht persönlich nehmen muss, da sie vor allem Ausdruck einer alten

Überlebensstrategie sind, die gemeinsam mit der eigenen Überlebensstrategie ein leidvolles Muster erzeugen, nehmen auch die »Rückfälle« schnell und deutlich ab. Im Idealfall gelingt es sogar, sich gemeinsam auf den Weg zu machen, um alte biografische Verletzungen für- und miteinander zu heilen (Bernt u. Henz, 2024).

7.1 Selbst- und Partnervalidierung der alten Muster

Die Begriffe »Selbstvalidierung« und »Fremdvalidierung« beziehen sich in der Paartherapie auf unterschiedliche Arten der Bestätigung und Anerkennung von Erfahrungen, Gefühlen und Identitäten einer Person bzw. der Partner:innen.

Selbstvalidierung bedeutet, dass eine Person in der Lage ist, ihre eigenen Gefühle, Gedanken und Erfahrungen zu erkennen, anzunehmen und zu bestätigen, ohne dass sie auf die Bestätigung von außen angewiesen ist. Dies ist ein wichtiger Prozess für die persönliche Entwicklung und das Selbstbewusstsein. Selbstvalidierung fördert das innere Wohlbefinden und die Fähigkeit, in schwierigen Situationen resilient zu bleiben.

Fremdvalidierung hingegen bezieht sich auf die Bestätigung und Anerkennung, die eine Person von anderen erhält. Dies kann durch soziale Unterstützung, empathisches Zuhören oder das Teilen von Erfahrungen geschehen. Fremdvalidierung kann das Gefühl der Zugehörigkeit und der sozialen Akzeptanz stärken, ist jedoch nicht immer notwendig für das Wohlbefinden einer Person.

In hypnosystemischer Paartherapie wird oft darauf geachtet, sowohl Selbst- als auch Fremdvalidierung zu fördern. Therapeuten unterstützen Paare dabei, ihre eigenen Erfahrungen zu validieren und gleichzeitig ein unterstützendes Umfeld zu schaffen, in dem Klient:innen auch die Validierung durch andere erfahren können. Dies trägt dazu bei, das Selbstwertgefühl und die sozialen Beziehungen des Paares zu stärken.

7.2 Validierende Sätze

Validierung bedeutet, die Emotionen und Erfahrungen des Klienten ernst zu nehmen. Wenn ein:e Therapeut:in z. B. sagt: »Es ist verständlich, dass Sie sich so fühlen, angesichts dessen, was Sie durchgemacht haben«, erkennt er:sie die Gefühle des Paares an.

Validierung kann auch beinhalten, dass Therapeut:innen die Erfahrungen der Klient:innen in einen größeren Kontext stellen, um zu zeigen, dass viele Menschen ähnliche Gefühle oder Situationen erleben. Dies kann helfen, das

Gefühl der Isolation zu verringern. Validierung erfordert aktives Zuhören und Empathie. Die Berater:innen zeigen, dass sie die Perspektive des:der Klient:in verstehen, was das Vertrauen und die therapeutische Beziehung stärkt.

Durch Validierung helfen Expert:innen den Paaren, ihre eigenen Empfindungen und Reaktionen zu akzeptieren, was zu einem besseren Selbstverständnis und Selbstwertgefühl führen kann. Validierung bedeutet nicht, dass der:die Therapeut:in das Verhalten des Gegenübers gutheißt. Stattdessen wird anerkannt, dass die Gefühle und Reaktionen der Klient:innen legitim sind, auch wenn die Handlungen möglicherweise problematisch sind.

Validierung kann auch dazu beitragen, dass Personen sich sicherer fühlen, ihre Gedanken und Gefühle zu äußern, was den Raum für Problemlösungsprozesse eröffnet. Insgesamt ist Validierung in der Paartherapie ein wichtiger Schritt, um dem Paar zu helfen, sich gehört und verstanden zu fühlen.

In der Paartherapie kann diese Technik auch beim biografischen Arbeiten genutzt werden, indem nicht nur der:die Paartherapeut:in validierende Sätze zur Werdung der erzählenden Person ausspricht, sondern dass insbesondere die Partner:innen eingeladen werden, sich gegenseitig rückzumelden und zu validieren, was sie von der anderen Person wahrgenommen haben.

7.3 Tranceinduktion in der Biografiearbeit: Arbeit mit inneren Kindanteilen

Die Arbeit mit den inneren Kindern ist ein Konzept, das in der Psychotherapie häufig verwendet wird. Es bezieht sich auf die Idee, dass jeder Mensch verschiedene »innere Anteile« hat, darunter das »innere Kind«, das die emotionalen Erfahrungen und Bedürfnisse aus der Kindheit repräsentiert. Folgen wir unserer Metapher, so ist das innere Kind auch eine mitreisende Person in unserem Autobus.

Das innere Kind symbolisiert die kindlichen Anteile in uns, die mit Gefühlen, Erinnerungen, Bedürfnissen und Erfahrungen aus der ersten Phase unseres Lebens verbunden sind. Es kann sowohl positive als auch negative Aspekte beinhalten, wie Freude, Unschuld und Kreativität sowie Verletzungen, Ängste und unverarbeitete emotionale Erfahrungen.

Die Arbeit mit dem inneren Kindanteil zielt darauf ab, emotionale Wunden zu heilen, die in der Kindheit entstanden sind. Dies kann helfen, emotionale Blockaden im Erwachsenenleben zu überwinden. Durch die Integration und Akzeptanz der Erfahrungen des inneren Kindes können Klienten ein besseres Verständnis für ihre aktuellen Gefühle und Verhaltensweisen entwickeln.

Die Arbeit mit dem inneren Kindanteil kann dazu beitragen, das Selbstwertgefühl zu stärken, indem Klient:innen lernen, ihre Bedürfnisse und Gefühle ernst zu nehmen. Wichtig ist es, wenn wir mit dieser Technik im Rahmen einer Paartherapie arbeiten, zunächst den Zusammenhang zwischen reaktivierten Kindanteilen innerhalb des dysfunktionalen Musters in der Paarbeziehung herzustellen. Beiden Partner:innen sollte klar sein, dass die verletzenden Kindanteile nicht innerhalb der Beziehung entstanden sind, sondern »lediglich« durch die Paardynamik aktiv werden und sich auf der inneren Bühne in den Vordergrund schieben. Dies erzeugt meist großes Leid, das auf die äußere Bühne transformiert wird und sich dort für andere zeigt – meist aber nicht als Verletzung erkennbar ist, sondern als Vorwurf oder Angriff wahrgenommen wird (siehe VS-Zirkel).

Arbeit mit inneren Kindanteilen

Es gibt verschiedene Interventionsmöglichkeiten, um mit inneren Kindseiten zu arbeiten. So kann zunächst einmal nur im Narrativ auf diese Idee Bezug genommen werden. Eine der intensivsten Interventionen aber ist die Trancearbeit. Hier wird durch eine sogenannte »Induktion« die Aufmerksamkeit so strukturiert, dass ein optimales Erleben auf der inneren Bühne möglich wird.

Dieser Zustand ist oft gekennzeichnet durch erhöhte Suggestibilität, Entspannung und eine veränderte Wahrnehmung der Umgebung oder des Selbst.

Die Induktion zielt darauf ab, den Klienten in einen entspannten und fokussierten Zustand zu bringen, der es ihm ermöglicht, besser auf Suggestionen zu reagieren, tiefere Einsichten zu gewinnen oder therapeutische Veränderungen zu erleben.

Es gibt verschiedene Techniken zur Induktion einer Trance, darunter:

- die progressive Muskelentspannung, bei der Klient:innen angeleitet werden, verschiedene Muskelgruppen nacheinander anzuspannen und wieder zu entspannen;
- fokussierte Atemübungen, die helfen, den Geist zu beruhigen und den Körper zu entspannen;
- Visualisierungstechniken, bei denen Klient:innen gebeten werden, sich einen ruhigen oder angenehmen Ort vorzustellen, um den Entspannungsprozess zu unterstützen;
- die Verwendung von Sprache und Suggestion, um anhand spezifischer sprachlicher Muster Klient:innen in Trance zu führen, oft durch beruhigende und repetitive Phrasen.

Während der Trance können Klient:innen eine tiefere Entspannung erleben, eine erhöhte Konzentration auf innere Gedanken oder Bilder und eine verminderte Reaktion auf äußere Reize. Dies kann es erleichtern, tiefer liegende Gedanken oder Gefühle zu erkunden.

- Bei der *Visualisierung* werden Klient:innen oft gebeten, sich vorzustellen, wie ihr inneres Kind aussieht und sich fühlt. Dies kann helfen, zunächst einmal eine Verbindung zu den eigenen Kindheitserfahrungen herzustellen. (Wie siehst du aus? Wie groß/alt bist du? Wo stehst du? Etc.)
- Klient:innen können in Trance in weiterer Folge einen *Dialog* mit ihrem inneren Kind führen, um dessen Bedürfnisse und Ängste zu erkunden und ihm Trost und Unterstützung zu bieten. (Wie geht es dir? Was brauchst du? Etc.)
- Bei Paaren könnten die beiden inneren Kinder auch miteinander in einen durch die Therapeut:innen moderierten Dialog eintreten. (Wie steht ihr zueinander? Was braucht ihr voneinander? Etc.)
- Bei der *Gefühlsarbeit* werden die Paare ermutigt, die Emotionen, die mit ihrem inneren Kind verbunden sind, zu fühlen und auszudrücken, um diese Erfahrungen zu verarbeiten und positive *Ressourcen* aus ihrer Kindheit zu identifizieren und diese in ihr Erwachsenenleben zu integrieren. (Wie könnte die Verspieltheit wieder Einzug halten in Ihr Leben und Ihre Beziehung?)

Innerer sicherer Ort für das innere Kind

Der innere sichere Ort für innere Kindanteile kommt ursprünglich aus der Traumatherapie und kann auch im Rahmen einer Paartherapie für verletzte Kindanteile genutzt werden. Jede Person gestaltet und erarbeitet ihren:seinen persönlichen inneren sicheren Ort für das jeweilige verletzte, innere Kind. Hier denken wir das Konzept der »Paartherapie in Anwesenheit des/der Partner:in« weiter: Mit jede:r Partner:in wird in Anwesenheit des/der anderen gearbeitet. Der/die andere fungiert dabei jeweils als achtsame:r, liebevolle:r, verständnisvolle:r Zeuge:Zeugin des Prozesses.

Positive Veränderung ist für das menschliche Gehirn nur möglich, wenn wir uns ausgeglichen und vor allem in Sicherheit fühlen. Das trifft besonders für traumatisierte Menschen zu, aber oft auch für jene, die in wiederkehrenden verletzenden Mustern festhängen. Zur Festigung der *inneren* Stabilität gibt es eine große Bandbreite an Interventionsmöglichkeiten wie Stabilisierungsübungen, Distanzierungstechniken (z. B. der innere Tresor) oder den »Notfallkoffer« – entwickelt von Luise Reddemann (2004, 2016) und Michaela Huber (2003, 2005). Zu diesen gehört auch der innere sichere Ort, den wir für die Paartherapie gern nutzen. Wichtig ist dabei, dass der sichere Ort, der in der Vorstellung entstehen soll, kein realer ist (denn dieser kann nie wirklich hundertprozentig sicher sein), und dass er wirksam geschützt ist, z. B. durch eine imaginäre Mauer oder eine dichte Rosenhecke. Für die Intervention ist es notwendig, dass die Personen die Fähigkeit besitzen, *zwei* innere sichere Orte zu imaginieren, wobei die erwachsenen Anteile beide aufsuchen können. Der erste ist ein erholsamer Ort für die erwachsene Person, an dem sie ungestört Energie tanken und zur Ruhe kommen kann fernab von Verpflichtungen. Hier darf der erwachsene Anteil einfach nur sein, er muss nichts leisten oder jemandem entsprechen.

Für die verletzten Kindanteile wird ein gesonderter, altersadäquater, geschützter Ort erschaffen, der für den speziellen Kindanteil, der bei Erzeugung des Paarunglücks eine wesentliche Rolle spielt, entsprechend angepasst wird. Nachdem der Kindanteil gerettet und zum sicheren Ort gebracht wird, folgt in der Imagination nun eine einfühlsame und liebevolle Erfüllung aller Bedürfnisse des Kindes durch ideale Helfer:innen, mit speziell auf dieses Kind zugeschnittenen Fähigkeiten.

Viele Klient:innen lassen die Rettung durch eine:n Helfer:in ausführen, die mit dem Kind am sicheren Ort verweilt. Als anleitende:r Therapeut:in oder Berater:in ist es wichtig anzuleiten, dass als Helfer:innen keine real existierenden Menschen gewählt werden, sondern imaginierte Wesen wie mythologische, Literatur- oder Film-Helden.

Damit das Gehirn die enorme Veränderung durch den inneren »Ortswechsel« wirksam vollziehen kann, muss der zu rettende Kindanteil konkret als inneres *Bild* identifiziert sein, nicht unbedingt visuell, aber klar spezifiziert. Das bedeutet, dass der innere Kindanteil, der gerettet wird, in den bisherigen Paargesprächen bereits »erkannt« und »benannt« worden ist und es der Person klar ist, was dieses Kind Verletzendes erlebt, gefühlt oder auch gedacht hat – und genau diese Gefühle werden in der Problemtrance durch den oder die Partner:in reaktiviert.

Unserer Erfahrung nach ist es für manche Klient:innen sehr hilfreich, sich nach der Rettung eingehend mit den inneren Kindern zu beschäftigen. Notwendig für eine Integration des geretteten Anteils ist es allerdings nicht. Die eigentliche Unterbrechung der Problemtrance geschieht durch das In-Sicherheit-Bringen an sich. Hypnosystemisch gesehen kann die heilsame Einbettung dieses verletzten Anteils der unbewussten Selbstheilungskraft des Persönlichkeitssystems überlassen werden.

Diese Intervention mag auf den ersten Blick verspielt oder gar »spirituell angehaucht« für Paare wirken. Daher ist es wichtig, sich als Therapeut:in mit der Wirksamkeit der Methode vertraut zu machen, um diese auch als effiziente, psychotherapeutische Methode anbieten zu können.

Durch das Mitwirken von Spiegelneuronen laufen im Gehirn nahezu die gleichen Prozesse ab, egal ob Menschen selbst etwas tun, ob sie andere dabei beobachten oder ob Personen dasselbe in der Vorstellung tun. Daher ist es möglich, die durch hochbelastete Erlebnisse abgespaltenen Kindanteile, die noch heute die Belastung mit allem Schmerz lebendig halten und Symptome verursachen, sobald sie vom Partner oder der Partnerin getriggert werden, in der Vorstellung retten zu lassen. Das reicht aus, um die mit dem jeweiligen Kindanteil verbundenen Symptome aufzulösen. Da die neuronalen Netzwerke des Gehirns assoziativ verbunden sind, ist es möglich, durch das Retten eines bedeutsamen verletzten Kindanteils – also die erste entsprechende traumatische Erfahrung – alle weiteren, genügend ähnlichen Erlebnisse assoziativ mitzuheilen. Durch die Zentrierung der Selbstheilungskraft in Form von idealen Helfer:innen werden die verletzten Anteile geheilt, ohne dass der Erwachsenenanteil verantwortlich aktiv werden muss. Die eigentliche Heilung geschieht durch die von den Helfer:innen ausgeführte Rettungsaktion an sich. Dennoch tut es dem verletzten Kindanteil besonders gut, dass diese Helfer:innen ideal sind und im Sinne einer positiven, nachhaltigen Autosuggestion einen heilsamen Kontext mitgestalten und alle Bedürfnisse des Anteils somit optimal erfüllen. Da der gerettete Kindanteil am sicheren Kinderort verweilt (bewusst oder unbewusst), führt das In-Sicherheit-Bringen und -Bleiben zu einer dauerhaft wirksamen Beruhigung des Persönlichkeitssystems (Kahn, 2008).

Die Technik des »inneren sicheren Ortes« ist eine wertvolle Methode in der Traumatherapie, um inneren Kindanteilen zu helfen, sich in stressigen oder angstauslösenden Situationen zu beruhigen und ein Gefühl von Sicherheit und Kontrolle zu entwickeln. Hier ist eine Schritt-für-Schritt-Anleitung, die in der Arbeit mit inneren Kindanteilen für Paare verwendet werden kann:

Konkrete Anleitung für den inneren sicheren Ort mit Paaren

Der:die Therapeut:in sorgt für eine entspannte Atmosphäre vielleicht mit gedämpftem Licht und beruhigender Musik. Klient:innen dürfen sich einen Platz suchen, an dem sie sich besonders wohlfühlen und dafür auch die Sitzgelegenheit wechseln oder sich eine Decke holen. Einleitend wird eine kurze Entspannungsübung angeleitet, indem die Personen aufgefordert werden, einige Male tief einzuatmen und langsam auszuatmen. Die Augen können dabei geschlossen werden oder sollen auf einem fixen Punkt im Raum ruhen.

Entspannungsübung:

Wenn wir zu innerer Ruhe kommen möchten, kann es sehr hilfreich sein, uns vorzustellen, dass es einen Ort gibt, an dem wir uns ganz und gar wohlfühlen und an dem wir ganz sicher sind.

Deshalb nennen manche diesen Ort auch den *sicheren Ort,* ich möchte ihn hier den Wohlfühlort nennen. Und ich möchte Sie einladen, Ihr inneres Kind aus der verletzenden Situation abzuholen und in der Vorstellung an diesen Ort zu bringen. Schauen Sie mal, welche hilfreichen Wesen das Kind an diesen Ort begleiten wollen. Dieser Ort kann auf der Erde sein, aber er muss es nicht. Er kann genauso gut außerhalb der Erde sein, in der Vorstellung ... Sie können auch verschiedene Orte, an denen Sie sich wohlgefühlt haben, zusammenmischen. Das machen wir bei unseren Nachtträumen so, und das kann man auch bei Tagträumen so machen ... Lassen Sie jetzt Gedanken oder Vorstellung oder auch vielleicht Bilder kommen von einem Ort, an dem sich das Kind ganz wohl und geborgen fühlen können ...

Und damit das Kind sicher ist, dass es sich an diesem Ort hundertprozentig wohlfühlen kann, bitte ich Sie nun, erst einmal zu überprüfen, ob das Kind sich wirklich mit all seinen Sinnen da wohlfühlt ... Ist das, was es sieht, angenehm für seine Augen? Wenn es noch etwas geben sollte, was ihm nicht gefällt, dann verändern Sie es ...

Und ich möchte Sie daran erinnern, dass Vorstellungskraft eine Art Zauberkraft ist, das heißt, Sie können mit Ihrer Vorstellung alles so gestalten, wie das Kind es gerne hätte ... Und dann gehen Sie auch die anderen Sinnesqualitäten durch. Überprüfen Sie, ob das, was Sie hören, den Ohren angenehm ist. Und verändern Sie alles so lange, bis Sie nur noch angenehme Klänge oder Geräusche hören ...

Entspricht die Temperatur den Bedürfnissen Ihres inneren Kindes? Wenn nicht, verändern Sie sie ...

Prüfen Sie bitte auch, ob genügend Platz da ist, ob das Kind sich so bewegen kann, dass es sich damit wohlfühlt. Kann es jede Haltung einnehmen, die ihm angenehm ist? Wenn irgendetwas noch nicht stimmt oder fehlt, können Sie es sich sozusagen herbeizaubern.

Vielleicht hilft dabei sogar die Vorstellung eines Zauberringes oder eines Zauberstabes ...

Wenn Sie möchten, können Sie diesem Ort eine Begrenzung geben, damit Sie die Gewissheit haben, dass das Kind die volle Kontrolle darüber hat, welche Wesen an diesen Ort gelangen.

Wenn das für Sie ohne Bedeutung ist, können Sie diesen Teil weglassen. Aber für viele Menschen ist es sehr wichtig, dass sie ihn begrenzen, damit das

Kind an diesem Ort sich wirklich ganz und gar wohlfühlt. Entscheiden Sie sich also, ob Sie eine solche Begrenzung brauchen, und wenn Sie eine brauchen, stellen Sie sich eine vor ... Das könnte auch eine Zaubergrenze sein, aber Sie können auch Bilder finden von Hecken, z. B. wie bei Dornröschen, von Mauern, was auch immer Ihnen angenehm ist, um diesen Ort des Wohlfühlens sicher zu machen ...

Prüfen Sie jetzt noch einmal, ob alles stimmig ist am Wohlfühlort ... Und dann lassen Sie ihn noch einmal auf sich und das Kind wirken ...

Jetzt bitte ich Sie zu prüfen, ob Sie auch ein oder mehrere Helfer an diesem Ort haben möchten, die für das Kind da sind, sogenannte *hilfreiche Wesen.* Ich empfehle Ihnen, sich nicht für Menschen zu entscheiden, die jetzt noch leben oder die Sie kannten, sondern sich eher Wesen aus Märchen und Mythen zu suchen, und diese einzuladen, bei Ihnen zu sein an diesem guten Ort, dem Wohlfühlort, dem sicheren Ort. Wesen, die immer für das Kind da sind, die liebevoll sind, die freundlich sind ...

Sie können diese Helfer aktiv einladen und sie sich ausmalen. Sie können auch darauf warten, ob so ein Wesen in der Vorstellung auftaucht ...

Wichtig ist, dass es ganz und gar liebevoll und wohlwollend ist. Und wenn Sie einem Wesen begegnen, das diese Qualitäten nicht hat, sollten Sie sich wieder von ihm verabschieden, es gehört nicht an den Wohlfühlort ...

Spüren Sie den Trost, die Geborgenheit und die Wärme – nehmen Sie die Sicherheit und Gelassenheit wahr, die von Ihrem inneren Helfer ausgeht ... Spüren Sie die Kraft und die Stärke, die er auf das Kind ausstrahlt ... Genießen Sie einen Moment dieses angenehme Gefühl und legen Sie sich innerlich ein Depot an, von dem Sie zehren können, wenn Sie Ihren inneren Helfer wieder verlassen und in den Alltag zurückkehren ...

Wenn das Kind sich nun sicher und geborgen fühlt, bedanken Sie sich bei Ihrem inneren Helfer und verabschieden Sie sich von ihm. Das Kind kann zu ihm zurückkehren, wann immer Sie wollen. Vereinbaren Sie ein Zeichen, das Sie jederzeit zu Ihrem inneren Helfer zurückbringt.

Und damit es Ihnen in Zukunft immer leichter fällt, an diesen Ort zu gelangen und mit Ihrem Helfer in Kontakt zu kommen, möchte ich Ihnen vorschlagen, dass Sie sich einen kleinen *Anker* schaffen, der Ihnen helfen kann, in der Vorstellung oft an diesen Ort zu kommen. Das kann eine Körpergeste sein, die Sie ohnehin oft machen. In der Vorstellung verknüpfen Sie jetzt das Bild dieses Wohlfühlortes mit dieser Geste ..., das heißt, dass jedes Mal, wenn Sie diese Geste machen, Sie sich erinnern an Ihren Wohlfühlort und dass, wenn Sie an Ihren Wohlfühlort gelangen möchten, Sie die Geste machen können und Ihnen das hilft, an diesen Ort zu kommen ...

Und es wäre gut, wenn Sie diese Geste jetzt ausführen und gleichzeitig noch einmal intensiv an Ihren Wohlfühlort denken würden ...

Und damit haben Sie jetzt diese beiden Dinge miteinander verbunden ...

Und das sollten Sie oft wiederholen, sofern der Ort schon all Ihre Erwartungen erfüllt ...

Nehmen Sie sich noch einmal einen Moment Zeit, Ihren Wohlfühlort auf sich wirken zu lassen ...

Und dann nehmen Sie wieder den Kontakt Ihres Körpers mit der Unterlage wahr ...

kommen Sie dann mit der Aufmerksamkeit zurück in den Raum.

Nehmen Sie ihn genau wahr, damit Sie wieder ganz und gar in der äußeren Wirklichkeit sind.

Am Ende des Prozesses wird der:die Partner:in gebeten, ganz kurz ein »Echo« zu erzeugen, also eine wertschätzende, validierende Rückmeldung zum Geschehen zu geben, z. B. »Das hat mich sehr berührt« oder »Ich hab' mit deinem inneren Kind mitgefühlt«.

7.4 Aufbauen einer erwachsenen Beobachter:innenposition

Die Entwicklung einer erwachsenen Beobachterposition ermöglicht es einer Person, sich selbst und ihre Umgebung aus einer objektiven und reflektierten Perspektive zu betrachten. Gleichzeitig wird dadurch die Problemtrance unterbrochen.

Der erste Schritt besteht darin, sich selbst und die eigenen Emotionen, Gedanken und Verhaltensmuster zu beobachten. Dies kann durch »Journaling« (also Tagebuchschreiben), Meditation oder therapeutische Gespräche geschehen.

»Es muss etwas bewusst werden, damit wir es erforschen können. Wenn wir unsere Aufmerksamkeit nicht im Blick haben, macht sie, was sie will. Mal fokussiert sie ganz unwillkürlich dahin, mal dorthin. Mit immer guten Gründen. [...] Wenn unser Gegenüber intensiv assoziiert ist mit einem Erleben von Zurückweisung, wird sie die Phänomene in der äußeren Welt mit einer höheren Wahrscheinlichkeit als zurückweisend wahrnehmen und bewerten. In dem Moment, wo sie die Welt auf diese Weise wahrnimmt und bewertet, also mit Zurückweisung assoziiert ist, sind alle anderen Deutungsmöglichkeiten und ›Wahrgebungen‹ dissoziiert. Wenn wir unser Gegenüber auf eine Beobachtungsposition einladen, dann laden wir ein, diese unwillkürliche und oftmals nicht gewünschte Assoziation zu unterbrechen, die wir als Trancephänomen beschreiben können. Auf dem Platz der Beobachterin kann wieder alles ins Blickfeld kommen, das bisher Assoziierte und das momentan Dissoziierte, nicht zugängliche und gar nicht bemerkte« (Gross u. Popper, 2022, S. 61).

Es ist wichtig, eine gewisse Distanz zu den eigenen Emotionen und Reaktionen zu entwickeln, um eine objektive Sichtweise zu ermöglichen. Dies bedeutet nicht, die Emotionen zu unterdrücken, sondern sie zu erkennen und zu akzeptieren, ohne dass sie das Handeln bestimmen.

Versuchen wir, die Situation aus verschiedenen Blickwinkeln zu betrachten. Wie würde eine andere Person die gleiche Situation wahrnehmen? Dies fördert Empathie und Verständnis für unterschiedliche Sichtweisen.

Entwickeln wir die Fähigkeit, Informationen und Situationen kritisch zu analysieren. Fragen wir uns: Welche Annahmen mache ich? Welche Beweise habe ich für meine Sichtweise? Gibt es alternative Erklärungen?

Berücksichtigen wir dabei den sozialen, kulturellen und historischen Kontext, in dem wir oder andere uns/sich befinden. Dies hilft, die Komplexität von Situationen besser zu verstehen. Aktiv nach Rückmeldungen von anderen zu suchen, kann helfen, um die eigene Wahrnehmung und Beobachtungen zu überprüfen. Dies kann dabei unterstützen, blinde Flecken zu identifizieren und die eigene Sichtweise zu erweitern. Dabei ist der Prozess des Beobachtens und Reflektierens als fortlaufender Lernprozess anzusehen, der dabei unterstützt, offen für neue Erkenntnisse zu sein und die Bereitschaft erhöht, Perspektiven zu ändern, wenn neue Informationen verfügbar werden.

Durch die Entwicklung einer erwachsenen Beobachterposition können Individuen nicht nur ihre eigenen Erfahrungen besser verstehen, sondern auch effektivere Beziehungen zu anderen aufbauen und Konflikte konstruktiv lösen.

Fallbeispiel:

Allegra (32) und Tom (34) sind seit sieben Jahren ein Paar und haben zwei kleine Kinder. In letzter Zeit haben sie häufige Konflikte über die Erziehung der Kinder, finanzielle Entscheidungen und die Verteilung von Haushaltsaufgaben. Beide fühlen sich missverstanden und nicht wertgeschätzt, was zu einer emotionalen Distanz geführt hat.

In der ersten Sitzung erklärt das Paar, dass sie sich in einem Teufelskreis von Schuldzuweisungen und defensivem Verhalten befinden. Der Therapeut schlägt vor, dass sie an ihrer Kommunikationsweise arbeiten und lernen, sich aus der aktuellen Konfliktdynamik zurückzuziehen.

Der Therapeut bittet Allegra und Tom, zunächst ihre eigenen Gefühle und Bedürfnisse zu reflektieren, ohne den anderen zu beschuldigen. Sie verwenden »Ich-Botschaften«, um ihre Erfahrungen zu teilen. Allegra sagt: »Ich fühle mich überfordert, wenn ich allein für die Kinder verantwortlich bin.« Tom antwortet: »Ich fühle mich, als ob meine Beiträge nicht gewürdigt werden.«

In den folgenden Sitzungen hilft der Therapeut dem Paar, ihre Kommunikationsmuster zu identifizieren. Sie stellen fest, dass sie oft in alte Muster zurückfallen, die aus ihrer Kindheit stammen, und dass sie sich gegenseitig nicht wirklich zuhören.

Der Therapeut führt die Technik der »Beobachterposition« ein. Er fordert Allegra und Tom auf, sich vorzustellen, sie wären Außenstehende, die eine Szene zwischen ihnen beobachten. Sie sollen beschreiben, was sie sehen, ohne zu werten. Diese Übung hilft ihnen, eine Distanz zu ihren Emotionen zu gewinnen und die Dynamik ihrer Interaktionen objektiv zu betrachten.

Durch die Beobachterposition beginnen Allegra und Tom, die Gefühle und Reaktionen des anderen besser nachzuvollziehen. Allegra erkennt, dass Tom oft defensiv reagiert, weil er sich unter Druck gesetzt fühlt. Tom versteht, dass Annas Überforderung zu ihrem Rückzug und ihrer Frustration beiträgt.

Mit dieser neuen Perspektive können Allegra und Tom beginnen, konstruktive Gespräche zu führen. Sie formulieren gemeinsame Ziele für ihre Beziehung und entwickeln Strategien zur besseren Kommunikation und Konfliktlösung.

Nach mehreren Sitzungen zeigen Allegra und Tom Fortschritte in ihrer Beziehung. Sie sind in der Lage, Konflikte offener und respektvoller zu besprechen und ihre Bedürfnisse klar zu kommunizieren. Die Entwicklung einer erwachsenen Beobachterposition hat es ihnen ermöglicht, ihre Beziehung aus einem neuen Blickwinkel zu betrachten und eine tiefere Verbindung zueinander herzustellen.

7.5 Auf einen Blick: Biografiearbeit

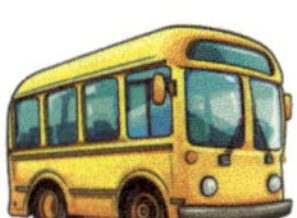

- Biografiearbeit, insbesondere durch den Einsatz von Genogrammen, zielt darauf ab, alte Muster und biografische Prägungen in Beziehungen zu erkennen. Diese Arbeit hilft, ein gemeinsames Verständnis für die Dynamiken in Paarbeziehungen zu entwickeln, ohne Schuldzuweisungen an individuelle Partner vorzunehmen.
- Genogrammarbeit sollte nicht zur Fehlersuche genutzt werden, sondern als heikle Intervention achtsam angeleitet und gerahmt werden.

Es ist essenziell, dass Paare Vertrauen aufbauen, um intime Details ihrer biografischen Entwicklung offenzulegen.

- Der Prozess umfasst die Erfassung wichtiger Informationen über Familienmitglieder, Beziehungsqualitäten und prägende Lebensereignisse. Dies geschieht in einer strukturierten Sitzung, in der ein Partner spricht, während der andere als stiller Beobachter agiert (»Biografiearbeit in Anwesenheit des:der Partner:in«).
- Die Arbeit beinhaltet auch die Selbst- und Partnervalidierung, wo Emotionen und Erfahrungen ernst genommen werden. Validierende Sätze fördern das Verständnis und die Wertschätzung füreinander, während gleichzeitig ein Fokus auf die positiven Veränderungen in der Beziehung gelegt wird.
- Entwicklung einer Beobachterposition: Die Einführung einer erwachsenen Beobachterposition ermöglicht es den Partnern, ihre Situation aus einer objektiven Perspektive zu betrachten. Diese Technik hilft, emotionale Reaktionen zu reflektieren und die Dynamik der Interaktionen zu analysieren, was zu einer effektiveren Kommunikation und Konfliktlösung führt.
- Durch vertiefende Trancearbeit kann Kontakt mit zutage tretenden Anteilen (Autobusinsassen) aufgenommen werden um diese von »störenden Beifahrern:Beifahrerinnen« zu konstruktiven Passagier:innen zu machen.

8 Evaluation und Abschluss

Haben wir uns als Paar- und Beziehungstherapeut:innen durch alle Schichten der Zwiebel durchgearbeitet, taucht irgendwann unweigerlich die Frage nach dem Ende der Begleitung auf. Oft bringen Paare bzw. Beziehungskonstellationen das Ende selbst ins Spiel, hin und wieder allerdings muss man die Verantwortung für den Abschied als Therapeut:in selbst in die Hand nehmen. Manchmal richten Paare sich nämlich in der Therapie wie in einer Art Wohlfühlzone ein, die hilft, die Beziehung stabil und lebendig zu halten. Das soll unter keinen Umständen passieren: Paartherapie ist keine Dauermedikation. Begleiten wir Paare (oder Beziehungen) über einen bestimmten Rahmen hinaus zu lange, besteht das Risiko, dass wir »erlernte Hilflosigkeit« miterzeugen und das Paar scheinbar nie in die Zone kommt, wo Probleme allein lösbar werden: »Wir würden ja nicht mehr kommen, wenn wir es allein schaffen könnten.« ←→ »Wir schaffen es nicht allein, wenn wir nicht mehr kommen können.« (Gunther Schmidt würde so etwas wohl eine »Regeltrance« nennen, also ein gemeinschaftlicher Tunnelblick eines Therapiesystems, in dem alle Personen – inklusive Therapeut:in – derselben Regel folgen: »Ohne Paartherapie wird es wohl nicht zu schaffen sein!«) Damit es nicht so kommt, wird das Ende daher von Beginn an mitgedacht. Bereits in der Auftragsklärung erkundigen wir uns nach dem Schlusspunkt: Woran werden Sie denn merken, dass Sie keine Paartherapie mehr brauchen? Was ist nach der letzten Stunde anders? Woran wird das Gelingen der Therapie sichtbar sein?

Und apropos Gelingen: Wie definiert sich denn »erfolgreiche Paartherapie« aus hypnosystemischer Sicht? Denn die Protagonist:innen bleiben ja dieselben, wurden also nicht durch »beziehungsfähigere« Personen ersetzt. Ebenso wenig wurde die Vergangenheit verändert – die Erinnerungen an das, was früher als kränkend, lieblos, ärgerlich, enttäuschend oder ignorant empfunden wurde, sind nicht gelöscht. Was also ist anders? Schlicht und ergreifend der Blickwinkel bzw. der Handlungsspielraum. Der Blickwinkel hat sich entweder geweitet (sodass die anderen Personen auch wieder mit ihren liebenswerten Seiten wahrgenommen werden können) und/oder verändert (sodass die Motive der anderen Personen mit neuen Augen gesehen werden können). Die Aufmerksamkeit wurde neu fokussiert, und aus dem neuen Blickwinkel heraus hat sich auch die Soll-Ist-Differenz verkleinert – was früher als himmelhohe Diskrepanz von Wunsch und Wirklichkeit wahrgenommen wurde, kann jetzt als normale Abweichung vom Ideal interpretiert werden. Gleichzeitig nimmt auch der Handlungsspielraum zu: Jede:r Partner:in weiß um die eigene Beteiligung an dysfunktionalen Mustern und schlingernden Autobusfahrten. Das ist es, was hypnosystemische Paar- und Beziehungstherapie zu leisten vermag. Nicht mehr. Aber auch nicht weniger.

8.1 Wann ist es denn so weit?

Jede Paartherapie/-beratung kommt irgendwann an ein natürliches Ende, einfach weil das Therapieziel entweder erreicht wurde oder sich die Erkenntnis durchgesetzt hat, dass das Ziel so nicht erreichbar ist.

Vorzeitige Abbrüche

Natürlich gibt es auch immer wieder Paare/Konstellationen, die den therapeutischen Prozess vorzeitig beenden. Abbrüche sind in der Paartherapie und -beratung »normal« und kein Grund zur Sorge, viele Studien belegen eine relativ hohe Abbruchrate im Paar-/Mehrpersonensetting. Paartherapie hat vor allem dann deutlich geringere Therapieerfolge, wenn das Maß an partnerschaftlicher Unzufriedenheit zu Therapiebeginn besonders hoch ist und wenn zumindest eine:r der Beteiligten eine hohe Ausprägung depressiver Symptomatik aufweist (Klann u. Hahlweg, 1994). Aus unserer Erfahrung können wir sagen, dass es ein Mindestmaß an Zuneigung braucht, um Paartherapie im Sinne einer Verbesserung der Beziehung gelingen zu lassen. Ist keine Liebe mehr vorhanden, macht Paartherapie nur Sinn, wenn der Auftrag »Trennungsbegleitung« lautet. Wird die Trennungsabsicht jedoch nicht offen ausgesprochen (Ambivalenz!), ist damit zu rechnen, dass es zu einem Abbruch kommt. Diesen kann man eventuell vorwegnehmen:

> »Wenn ich Ihnen beiden so zusehe, scheint sich nichts an der Gefühlslage verändert zu haben, nicht wahr? Beiden (allen) ist die Zuneigung füreinander offenbar abhandengekommen. Das ist traurig, aber es kann schon mal passieren. Wenn das so ist, würde ich an Ihrer Stelle durchaus darüber nachdenken, welchen Sinn Paartherapie denn noch für Sie machen kann?«

Manchmal holt man so einen neuen Auftrag für das Begleiten einer friedlichen Trennung ein. Manchmal endet die Begleitung aber auch an dieser Stelle. Es gibt dann nicht mehr sehr viel zu tun, außer nachzufragen, ob hier noch etwas gesagt oder gehört werden will, damit das Setting in gegenseitigem Einverständnis aufgelöst werden kann. Danach wünschen wir dem Paar/den Personen alles Gute und geben ihnen noch das Kompliment mit auf den Weg, »dass es doch sehr beeindruckend ist, dass dieses Paar/diese Personen nichts unversucht gelassen haben, sogar Paartherapie«.

»Natürliches« Ende

Günstig ist es, im Verlauf des Prozesses immer wieder gemeinsam zu evaluieren, wie weiter oder nah das Ziel denn noch entfernt ist. Als Faustregel gilt für uns, wenn ein Therapieprozess schon seit mindestens zwei Sitzungen im Sinne des Auftrages als gelungen erscheint, ist es höchste Zeit, über das Ende zu reden:

> »Ich habe den Eindruck, grundsätzlich geht es Ihnen beiden gut. Natürlich ist keine Beziehung perfekt, aber so wie es jetzt ist, könnte es bleiben, nicht wahr? Ja dann wäre der Auftrag hier für mich eigentlich erledigt. Wie sehen Sie das denn?«

Tun wir das nicht, passiert manchmal Merkwürdiges: Paare überlegen im Vorfeld der nächsten Sitzung, welche Probleme sie noch haben könnten, und machen sich regelrecht auf die Suche nach Schwierigkeiten. Phänomene, die im Alltag gar nicht weiter ins Gewicht fallen würden, werden so zu Problemen aufgeblasen. Hier gilt die alte Weisheit: »If it ain't broke, don't fix it!« (Berg u. Miller, 1992). Solche absichtlichen Problemerzeugungen markieren wir daher mit einem verschmitzten Lächeln: »Oje, da haben Sie sich richtig anstrengen müssen, um noch einen Fehler zu finden, nicht wahr?!«

8.2 Evaluation des Auftrags, eventuell neuer Auftrag oder Markieren des Endes

Lässt sich im Therapieprozess seit mindestens zwei Sitzungen eine deutliche Veränderung im Sinne des Auftrages feststellen, sprechen wir das Ende der Begleitung offen an. Dazu erinnern wir uns gemeinsam mit dem Paar/den Personen an den Auftrag bzw. das Ziel und evaluieren gemeinsam das Gelungene. Vor allem sogenannte »Clearing-Aufträge« (Bleiben oder Trennen) sollten klar als »gelungen« markiert werden. Wenn sich das Paar zum Zusammenbleiben entschieden hat, braucht es entweder einen neuen Auftrag oder eine Verabschiedung, da ohne weiteren Auftrag sonst von Stunde zu Stunde improvisiert wird. So findet keine Aufmerksamkeitsfokussierung in Richtung Lösung statt, sondern die Aufmerksamkeit mäandert erratisch zwischen unterschiedlichsten aktuellen Anlässen (schon wieder ein Vorfall!) und unterschiedlichsten Lösungsfantasien hin und her (Machen Sie dem/der anderen bitte endlich klar, wie er/sie sich benehmen soll!).

Lässt sich seit mindestens zwei Sitzungen keine erkennbare Veränderung im Sinne des Auftrages feststellen, sprechen wir das »Scheitern« des Auftrages offen an und holen entweder einen neuen/anderen Auftrag ein oder markieren das Ende der therapeutischen Begleitung.

Fallbeispiel:

Tini und Ole kommen kurz nach Weihnachten zur ersten Sitzung. Nach einer langen Zeit der Unzufriedenheit ist die Situation über die Feiertage so eskaliert, dass beide begannen, die Beziehung infrage zu stellen. Dementsprechend lautet auch der Auftrag: Helfen Sie uns herauszufinden, ob wir überhaupt ein Paar bleiben können und wollen. Nach etwa drei Sitzungen scheint Trennung kein Thema mehr zu sein. Die Therapeutin fragt daher explizit nach, ob der Therapieauftrag »Klarheit« hiermit als abgehakt gelten könne. Tini und Ole bejahen, sind sich aber sehr einig, dass die Paartherapie noch nicht vorbei sein soll. Es wird ein neuer Auftrag verhandelt: Tini und Ole wollen wieder mehr Nähe und Intimität erleben und statt des destruktiven Streits lieber konstruktive Konflikte austragen. Wieder drei Einheiten später erleben die zwei eine Art »Durchbruch«: im Zuge der Biografiearbeit können auch alte Verletzungen gewürdigt und vergeben werden. Die Feindseligkeit scheint verschwunden, eine neue Nähe taucht auf. Als Tini und Ole in der übernächsten Sitzung wieder berichten, dass sie sich einander so nahe fühlen, wie schon lange nicht, evaluiert die Therapeutin den Auftrag. Beide bestätigen das Gelingen: Nähe und Intimität haben wieder Einzug gehalten, kleinere Unstimmigkeiten konnten ohne Verletzungen ausdiskutiert werden. Die Therapeutin gratuliert und spricht das Ende der Paartherapie an. Tini und Ole sind hin- und hergerissen: Einerseits erscheint ihnen das Beenden der Therapie plausibel, andererseits haben sie Sorge, dass sich ohne die regelmäßigen Sitzungen ein Rückfall einstellen könnte. Die Therapeutin schlägt Folgendes vor: Nach einer längeren »Beobachtungsphase« von etwa drei Monaten über den Sommer würde man entweder eine Abschlussstunde machen oder noch eine kleine Schleife zum Thema »Rückfälle« drehen. Tini und

Ole sind einverstanden. Nach drei Monaten geht es beiden immer noch sehr gut miteinander. Die Therapeutin gestaltet in dieser Sitzung den Abschied und erklärt dann die Paartherapie für beendet.

8.3 Ankern, ankern, ankern

Immer wenn etwas in der Paartherapie gelingt, aber vor allem in der Abschlussstunde, macht es Sinn, das Erreichte zu verankern. Wie man das macht, ist egal, Hauptsache, das Gelingen wird markiert und vom glücklichen Zufall (»Wir wissen eigentlich gar nicht, wie uns das gelungen ist!«) in ein absichtliches Handeln (»Wir haben klare Ideen, was wir zum Gelingen beigetragen haben!«) überführt.

Ankertechniken

Am allerbesten wird das Erreichte sowohl im willkürlichen als auch im unwillkürlichen Erleben »vertäut«. »Es« fühlt sich dann sehr stimmig an, weiterhin im Sinne der Lösung und Kompetenzorientierung zu handeln. Ankern kann man z. B. durch Lernen zweiter Ordnung, durch Fragen in die Zukunft, durch das Nachvollziehbarmachen des Veränderungsprozesses (z. B. durch eine Timeline) oder durch ein Ritual.

Lernen zweiter Ordnung

Lernen erster Ordnung bedeutet, vor eine Herausforderung gestellt zu sein und hierfür situativ eine Lösung zu produzieren. Man hat gelernt, wie man diese spezielle Herausforderung X meistert. Lernen zweiter Ordnung, auch Lernen II, von Gregory Bateson auch als »Deuterolernen« bezeichnet (Bateson, 1985), beinhaltet eine Art des kontextuellen Verstehens, wobei der oder die Lernende essenzielle Zusammenhänge versteht und eigene Sichtweisen herausbilden bzw. ändern kann sowie das Lernen und das Gelernte mit seinem Wertekonzept in Beziehung bringen und integrieren kann. Der Lernende kann also das Gelernte selbstständig in relevanten neuen Kontexten nutzen. Man ist »lebens- bzw. praxiserfahrener« geworden und hat diese Erfahrung als zusätzliches Potenzial zur Verfügung. Für Paare bedeutet Lernen zweiter Ordnung, dass sie bei ähnlichen (aber eben nicht genau denselben) Herausforderungen in der Zukunft wissen, was zu tun ist. Lösungsstrategien wurden in einem konkreten Fall gelernt, sind aber in ähnlichen Situationen anwendbar. Dieses Lernen zweiter Ordnung kann man durch Fragen unterstützen:

- Welche Ideen, Tools, Kompetenzen, Fähigkeiten, Fertigkeiten, Stärken, Erfahrungen haben sie dazugewonnen?
- Was von dem Gelernten wird Ihnen auch bei künftigen Engführungen in der Beziehung helfen?

Fragen in die Zukunft

So wie wir zu Beginn des Prozesses Futur II-Fragen angewandt haben, um herauszufinden, wohin sich die Paar- bzw. Beziehungstherapie entwickeln soll (»Woran werden Sie am Ende der Paartherapie gemerkt haben, dass es sich ausgezahlt hat, herzukommen?«), fragen wir jetzt auch noch einmal in die »vollendete Zukunft«:

- Wenn ich Sie beide in 5 Jahren zufällig auf der Straße treffe, was wird Ihnen dann als Paar alles gelungen sein? Wie werden Sie diese Erfahrungen (Krise, Paartherapie, Lösung) für sich genutzt haben? Welche gute Zukunft wird Ihnen diese Erfahrung ermöglicht haben?

8.4 Abschlussrituale

Um das Gelungene auf der imaginativen Ebene zu ankern, empfehlen sich wiederum Rituale. Ein Ritual fungiert hier wie ein »rite de passage« (Van Gennep, 2005) also ein Übergangsritus, mit dem der Übergang zwischen Problem- und Lösungszustand auf allen Sinnesebenen nachvollzogen werden kann. Hier geht es darum, die Personen in ihrem neuen Status zu festigen, indem z. B. gegenseitig Gaben ausgetauscht werden, etwas gemeinsam getan wird oder neue Statussymbole angelegt werden (z. B. Ringe). Man kann Paare/Personen durchaus fragen, ob sie selbst eine Idee haben, wie das Gelungene rituell gefasst werden könnte – gar nicht so selten kommen sie von allein auf wunderbare Ideen. So entwickelte ein Paar die Idee, das »Auf und Ab« der vergangenen Monate in einer gemeinsamen Segelreise noch einmal nachzuvollziehen. Auch beim Segeln gäbe es schließlich Flauten und Brisen, ja manchmal sogar aufziehende Stürme. Und beim Segeln sei es enorm wichtig, als Team zusammenzuarbeiten – allein käme niemand ans Ziel. Ein anderes Paar entschloss sich dazu, die Eheringe gemeinsam einschmelzen und neu gießen zu lassen. Diesmal sollte in der Gravur sowohl das ursprüngliche Hochzeitsdatum als auch das Datum des »zweiten Jasagens« verewigt werden. Grundsätzlich aber ist jede Idee nützlich, »wie man das, was war, ziehen lassen und das, was kommt, willkommen heißen kann«:

- Ein Fest feiern mit allen Menschen, die das Paar/die Personen in den letzten Jahren begleitet haben und dort noch einmal laut und deutlich »Ja« zueinander sagen.
- Das Vergangene rituell »bestatten« (z. B. alte Kalenderblätter verbrennen) und die Zukunft rituell »begrüßen« (z. B. mit einem Willkommensfestmahl).
- Die Fotoauswahl überarbeiten: Welche Momente der Beziehung sollen neu gerahmt werden? Welche sollen prominent im Zuhause sichtbar werden? Soll ein neues »Hoch-Zeit-Foto« gemacht werden?
- Das Bisherige und das Gelungene in einer Zeitkapsel verewigen, die erst an einem festzulegenden Termin in der Zukunft wieder geöffnet werden darf. Entweder vom Paar selbst oder von deren Nachkommen (im Sinne von: Was soll von uns in Erinnerung bleiben aus dieser Zeit?).

Besonders anschlussfähig übrigens sind Rituale, die mit den Sprachbildern der Personen arbeiten. In unserem Buch »99 1/2 Tipps für Paartherapeut:innen« (Henz u. Bernt, 2023, S. 109) findet sich ein Beispiel, das uns besonders in Erinnerung geblieben ist:

Fallbeispiel:

»Als ein Paar die Entscheidung getroffen hatte, sich nicht zu trennen, sondern stattdessen ›eine neue Phase in der Beziehung einzuläuten‹, verschrieb die Therapeutin den beiden ein Ritual: Sie sollten sich eine Glocke kaufen und damit an den Ort ihres Kennenlernens zurückkehren und dort die Glocke 21 Mal – für jedes Beziehungsjahr ein Mal – anschlagen. Anschließend sollten sie ein fröhliches Geläut produzieren. Die Glocke sollte danach einen prominenten Platz in ihrer Wohnung bekommen.«

Storytelling: die Liebesgeschichte 2.0

Wir erinnern uns: Der Beginn jeder Liebesbeziehung ist auch immer eine erzählerische Schöpfung (vgl. Kapitel 3). Eine Art verinnerlichter »Love-Story« erzeugt einen ganz besonderen Blickwinkel. Diese narrativ aufgeladene Aufmerksamkeitsfokussierung sorgt dafür, dass eine andere Person (oder mehrere) innerhalb kürzester Zeit sehr viel Bedeutung bekommt, und zwar eine ganz besonders positive Bedeutung: All mein Sehnen, meine Gedanken, meine Hoffnungen, meine Gefühle, meine Handlungen sind jetzt auf diese Person:en gerichtet, und fast alles, was diese Person:en tun oder sagen, wird als positiv bedeutungsvoll interpretiert. Dieses Trancephänomen braucht aber eine tragfähige Geschichte, sonst gäbe es a) gar keinen initialen Grund, die Aufmerksamkeit derart zu fokussieren und b) wäre die Fortführung dieses Verhaltens unerklärlich und fast ein wenig peinlich. So werden selbst die trivialsten Umstände eines Kennenlernens von allen Beteiligten zu einem besonders bedeutungsvollen, ja fast schicksalshaften Ereignis umgedeutet. »Storytelling works« könnte man sagen – gute Geschichten funktionieren eben. Diesen Mechanismus machen wir uns am Ende einer gelungenen Paar- oder Beziehungstherapie ebenfalls zu nutze. Entweder, indem wir schlicht die Auslagenfrage vom Beginn der Therapie (s. Kapitel 3) variieren:

> »Was liegt denn heute in der Auslage Ihres:Ihrer Partner:in, das sie erneut dazu bringt, sich für genau diese Person zu entscheiden?«

Oder, indem wir die Geschichte »überarbeiten« lassen:

Fallbeispiel:

»Nun haben Sie ja eine ganz besondere Geschichte miteinander. Ich erinnere mich an Ihre Erzählung vom Kennenlernen (...) und von den ersten gemeinsamen Jahren (...) und wie fast jede Beziehung wurde auch Ihre Beziehung auf die Probe gestellt (...) Ihre Beziehung hat es geschafft, durch diese Engführung durchzukommen und so konnten Sie als Paar wieder zueinander finden. Wenn wir diese besondere Geschichte Ihrer Beziehung jetzt noch mal in den Blick nehmen ...
Was in dieser Geschichte geht, was bleibt und was kommt?
Was geht? Was darf Vergangenheit sein? Was hat ausgedient? (...)
Was bleibt? Was soll ein wichtiger Teil Ihrer Beziehungsgeschichte bleiben? (...)
Und was kommt? Was möchte in Ihrer Beziehungsgeschichte noch erzählt werden? Was hat bisher gefehlt? (...)«

Eine besonders schöne Variation eines narrativen Rituals

Eine besondere schöne Variante des narrativen Rituals wurde von unserer Kollegin Carmen Unterholzer inspiriert und für Paare adaptiert (Unterholzer, 2017). In Ihrem Buch »Es lohnt sich, einen Stift zu haben. Schreiben in der systemischen Therapie und Beratung« beschreibt sie eine narrative Intervention aus einer Gruppentherapie: die »Geschichte(n) meines Lebens«. Analog dazu schlagen wir Paaren/Personen manchmal vor, die Geschichte ihrer Beziehung neu zu schreiben. Hypnosystemisch gesehen steuert unser Erleben auf der inneren Bühne unser Verhalten auf der äußeren Bühne. Die Selbsterzählung, also ein Mix aus Selbstattribution und selektiver Erinnerung spielt dabei eine wichtige Rolle. Je nachdem, was ein Paar einander und anderen über sich erzählt, wird eine andere Wahrnehmung der Wirklichkeit erzeugt. Ein Paar, das mit einem Narrativ operiert, in dem »wir zwei gegen den Rest der Welt« antreten, wird einen bestimmten Fokus entwickeln, in dem einiges an Erleben gar keinen Platz haben wird (z. B. wohlwollende Unterstützung durch andere), anderes wird als Kampf »wir gegen sie« interpretiert werden. Umgekehrt wird ein Paar, das glaubt, vom Schicksal »füreinander bestimmt zu sein«, jede noch so banale Wendung im Außen als deutliches Zeichen dieser Bestimmung lesen (»Unser erstes Kind wurde am selben Wochentag geboren, an dem wir uns das erste Mal geküsst haben! Kein Zufall!«). Die Paar- oder Beziehungserzählung spielt also eine wesentliche Rolle bei der Aufmerksamkeitsfokussierung. Um nach einem paartherapeutischen Prozess eine bekömmliche Narration sicherzustellen, ist es daher manchmal sinnvoll, Paare/Personen einzuladen gemeinsam die »Geschichte ihrer Liebe« neu zu schreiben. Folgende Fragen haben dabei anregenden Charakter; was konkret in dieser »Story« enthalten und wie sie aufgebaut sein soll, liegt aber immer ganz im individuellen Erachten der Autor:innen:

Angenommen, Ihre Beziehung wäre ein Roman …

- … wer, außer Ihnen, spielt noch eine wichtige Rolle?
- Ist es ein Liebesroman? Ein Entwicklungsroman? Eine Abenteuergeschichte?
- Welche Kapitel stehen schon fest?
- Was sind wesentliche Wendungen?
- Zu wie viel Prozent ist der Roman schon fertig? Was fehlt noch?
- Wie malen Sie sich das Happy End aus?
- Welchen Platz bekommt diese jetzige spezielle Phase Ihres Lebens?

- Wie lautet der Titel?
- Was steht auf dem Klappentext?
- Etc.

8.5 Rückfallprophylaxe

Besonders wichtig beim Beenden eines paartherapeutischen Prozesses ist es, das Paar/die Personen auf etwaige Rückfälle vorzubereiten. Keine Beziehung verwandelt sich durch externe Begleitung in einen immerwährenden Hort der ewigen Glückseligkeit. Und selbst wenn die Personen gelernt haben, miteinander in einer sehr stimmigen Art und Weise umzugehen, gibt es immer noch die mitinteragierende Umwelt. Kein Paar, keine Beziehungskonstellation kann voraussagen, wie sich Ereignisse in der Zukunft auf die Beziehungsqualität auswirken. Wenn etwas irritierend Neues oder unvorhergesehen Schwieriges im Außen passiert, geht durch jede Beziehung zunächst ein Ruck (Gunther Schmidt hat in diesem Zusammenhang den schönen Begriff des »Vorfalls« geprägt). Rechne ich nicht mit Rückfällen, bin ich natürlich sehr enttäuscht. Enttäuschungen aber sind nichts anderes als nicht erfüllte Erwartungen. Werden Rückfälle »erwartet«, führen sie auch nicht zu Enttäuschungen. Rückfallprophylaxe bedeutet daher zweierlei:

- Rückfälle werden als »ganz normale« und daher erwartbare Phänomene ins Spiel gebracht.
- Paare/Beziehungskonstellationen werden darauf vorbereitet.

Wir verwenden am Ende von hypnosystemischen Prozessen gerne folgende Metapher:

> »Im Verlauf der letzten Monate haben Sie gelernt, Ihre gemeinsamen Fallgruben zu erkennen, zu benennen, zu umgehen und im Fall der Fälle Strickleitern zu bauen, um wieder herauszukommen. Dazu möchte ich Ihnen gern noch mal herzlich gratulieren. Aber die Gruben selbst wurden deshalb nicht weniger. Ein Trigger bleibt ein Trigger, nicht wahr? Kleine Einbrüche sind daher fast vorprogrammiert. Sie werden ab jetzt nur seltener hineinfallen und schneller wieder herausklettern. Und mit jedem Rückfall haben Sie die Chance, Ihre Klettertechnik zu verbessern.«

Wir deuten also um: »Rückfälle sind kein Grund zur Enttäuschung«, sondern »Chancen zur Verfeinerung der Konfliktskills«. Ist dieses Reframing anschlussfähig, geht es darum, Paare/Personen konkret auf Rückfälle vorzubereiten.

- Wann, wo, wie, warum, also in welchen Kontexten und unter welchen Umständen, sind Rückfälle hochwahrscheinlich?
- Was könnten die handelnden Personen »absichtlich« dazu beitragen, einen Megarückfall zu erzeugen? Was könnten sie tun, um gar eine ganze Serie von Rückfällen loszutreten?
- Lässt sich im Umkehrschluss daraus etwas lernen, wie Rückfälle eher verhindert werden können?
- Was wird helfen, ein Ereignis als »erwartbaren Rückfall« zu markieren, statt als »neues Problem«?
- Was haben sie gelernt, erfahren, verstanden, um möglichst konstruktiv mit einem Rückfall umzugehen?
- Wie müsste man es anstellen, dass ein Rückfall sogar zur Lernchance wird?
- Etc.

8.6 Die eigentliche Verabschiedung

Wurde das Gelungene ausreichend gewürdigt und gesichert, gibt es in der letzten Stunde nicht mehr viel zu tun. Manchmal fragen wir Paare, wie sie die letzte Stunde gestalten möchten. Oft bieten wir noch einen gemeinsamen Rückblick des paartherapeutischen Prozesses an:

- Wann kam das Paar/die Personen?
- Was war damals die Ausgangslage?
- Wie wurde die Zeit bis zum ersten Termin erlebt?
- Welchen Unterschied hat die erste Stunde erzeugt?
- Welche Veränderung wurde dadurch in Gang gesetzt?
- Welche Einheiten sind besonders in Erinnerung und warum?
- Was war der Wendepunkt? Und warum?
- Was ist seither gelungen? Was ist jetzt die Ausgangslage?
- Wer hat was dazu beigetragen?

Manche Paare/Personen ermuntern wir dazu, die »Paartherapie ohne Paartherapeutin« fortzuführen. Diese letzte Hausübung, die keine Hausübung mehr ist (weil sie ja nicht mehr nachgefragt wird), nennen wir »Up-Date«:

Fallbeispiel:

»Reservieren Sie doch einfach einmal im Monat eine halbe Stunde für Do-it-yourself-Paartherapie. In geraden Monaten ist X dafür verantwortlich, in ungeraden Y. Die verantwortliche Person beginnt, indem sie zehn Minuten lang erzählt, was ihr gerade am Herzen liegt. Das mag mit der Beziehung zu tun haben oder mit etwas anderem, Hauptsache es geht um das eigene Erleben. Das ist so eine Art lauter Monolog im Sinne von ›Wie geht es mir gerade?‹ Die andere Person hört einfach zu und spiegelt dann fünf Minuten lang das Gehörte. Keine kritischen Kommentare, nur wiederholen. Dann wird getauscht. Am Ende bedanken sich beide für die Aufmerksamkeit und das war's dann auch schon wieder.«

Wurden Flipcharts im Laufe des Prozesses erzeugt, können diese den Personen übergeben werden. Grundsätzlich ist die letzte Einheit dazu da, dafür zu sorgen, dass nichts offenbleibt – keine Fragen, keine Irritationen, keine Themen:

- »Was möchten Sie hier noch sagen oder hören, damit Sie das Setting Paar-/Beziehungstherapie gut abschließen können?«

Und ganz am Schluss darf auch mit Komplimenten gewuchert werden!

8.7 Auf einen Blick: Abschlüsse gestalten

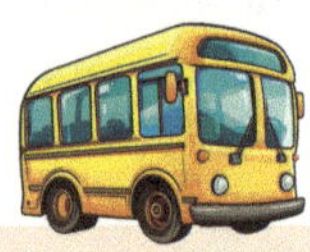

- Jede Paartherapie/-beratung kommt irgendwann an ein natürliches Ende, einfach weil das Therapieziel entweder erreicht wurde oder sich die Erkenntnis durchgesetzt hat, dass das Ziel so nicht erreichbar ist.
- Wenn das Therapieziel erreicht wurde, ist es Zeit, aktiv auf das Ende der Paartherapie hinzuweisen.
- Paartherapie ist keine Dauermedikation, je früher der Abschluss gelingt, desto besser.
- Das Gelungene wird geankert und somit auf allen Ebenen – Fühlen, Denken, Verhalten, Körpererleben – in die Stimmigkeit überführt.
- Dafür eignen sich Rituale besonders gut.
- Auch die Narration wird an das neue Verhalten angeglichen.
- Rückfälle werden als »normale« Vorgänge bzw. Lernchancen neu gerahmt.

- Lernen zweiter Ordnung hilft, künftige Engführungen ebenfalls kompetent zu lösen.
- Idealerweise wird die Paartherapie ohne Paartherapeut:in fortgesetzt.
- Am Ende einer Paar-/Beziehungstherapie sollte nichts offengeblieben sein.

9 Besondere Herausforderungen

Der Großteil dessen, was Paar- und Beziehungstherapie ausmacht, ist in der Wiener Zwiebel abgedeckt: Haltung, Auftragsklärung, Kontextualisieren und Normalisieren, Mustererkennen und -unterbrechen, Teilearbeit, Biografiearbeit und das Gestalten von Abschlüssen. Darüber hinaus gibt es aber einige Themenbereiche und Gemengelagen, die über »den üblichen« Prozess hinausragen. Diesen besonderen Herausforderungen wollen wir uns in diesem letzten Kapitel widmen. Es waren oft diese Themen, die uns zu Beginn unserer Arbeit mit Paaren an die Grenzen gebracht haben und die auch meist dafür sorgen, dass Kolleg:innen (zu uns) in Supervision gehen. Hypnosystemisch kann man davon ausgehen, dass es Themenbereiche sind, in denen wir nicht optimal in Kontakt mit unseren Kompetenzen als Therapeut:in sind und selbst in eine Art Problemtrance geraten. Das kann aus biografischen Gründen passieren, z. B., weil man selbst gerade in einer kritischen Beziehungsphase steckt oder weil das Geschehen im Therapieraum an etwas bedeutendes Früheres erinnert und dadurch die Neutralität gefährdet ist. Oder es kann passieren, weil ein Thema an sich sehr geeignet ist, unglaublich viel Komplexität zu erzeugen, sodass man als Therapeut:in schnell den Überblick verliert, z. B. bei Polyamoriekonstellationen. Oder es kann zu Überforderungen kommen, weil die handelnden Personen eine:n als Therapeut:in permanent dazu einladen mitzuagieren, und damit auch in den Sog der gemeinsamen Problemtrance geraten, z. B. bei hocheskalierenden Konflikten. Am Ende dieses Buches möchten wir daher die – aus unserer Sicht – häufigsten »Sonderfälle« diskutieren, die Paar- und Beziehungstherapeut:innen vor besondere Herausforderungen stellen, und natürlich auch Ideen präsentieren, wie man im Anlassfall möglichst schnell wieder in die Handlungskompetenz kommt.

9.1 Polyamorie

Ganz »logisch« schien bis vor gar nicht allzu langer Zeit die Annahme, jede Liebesbeziehung wäre auch automatisch eine Paarbeziehung, also eine exklusive, auf zwei Personen beschränkte romantische und sexuelle Konstellation. Die Unterschiedsbildung, die wir mit »Hypnosystemische Paar- und Beziehungstherapie« gleich auf der Titelseite markieren, wäre uns daher vor ein paar Jahren noch gar nicht in den Sinn gekommen. Aber so wie auch die romantische Zweierbeziehung an sich keine menschliche Selbstverständlichkeit ist, sondern ein soziales Konstrukt, das in den meisten Abschnitten der Geschichte der Gattung Homo sapiens – also in Jäger- und Sammlergesellschaften – (zu) wenig »Sinn« ergeben hätte, so beginnt sich in den westlichen Gesellschaften auch gerade das Paradigma der Exklusivität zu verändern. Was genau möglich bzw. erstrebenswert ist, wird immer durch die Gesellschaft etabliert und schreibt sich dadurch in die Herzen und Köpfe der Menschen ein. Es gibt in jeder Epoche kulturelle Regeln, welche Gefühle erlaubt und erwünscht sind und wie diese Gefühle ausgedrückt werden sollen. Das emotionale Skript einer Epoche, einer Kultur und einer Region sorgt dafür, dass Individuen im entsprechenden Rahmen sozialisiert werden und ihre Gefühle an das vorherrschende Skript anpassen. Hypnosystemisch gesprochen werden Affekte (also unwillkürliche emotionale Reaktionen) im jeweiligen Skript als »richtig« oder »nicht richtig« bewertet und mit einer bestimmten Bedeutung versehen. Ist ein Affekt »richtig« oder »erwünscht«, wird er mit romantischen Ideen wie Sehnsucht oder Glückseligkeit verknüpft. Ist er »nicht richtig«, »falsch«, »obszön« oder sogar »krank« wird er mit Bedeutungen wie Schuld oder Scham verschränkt. Sehr schnell »lernt« das Individuum intuitiv, die »richtigen« Gefühle zu produzieren. Und bis vor kurzem war es eben ausschließlich »richtig«, romantische Gefühle an nur eine andere Person (womöglich des gegenteiligen Geschlechts) zu knüpfen. Emotionale Skripts sind aber weder wahr noch falsch, sie sind schlicht situativ »logisch« und wandelbar und nichts anderes als Konstrukte bzw. Ausdruck des jeweiligen Zeitgeistes. Und das emotionale Skript der romantischen Monogamie als einzige Möglichkeitsform wird zu Beginn des 21. Jahrhunderts zunehmend infrage gestellt. Die daraus entstehenden neuen Formate unterscheiden sich dabei nicht nur von der romantischen Monogamie, sondern auch untereinander: Es entsteht Vielfalt. Zuerst wollen wir daher die Unterschiede innerhalb der Vielfalt sichtbar machen und dann deren Bedeutung für die therapeutische Arbeit verdeutlichen.

Wesentliche Unterschiedsbildungen

Die wichtigste Unterschiedsbildung ist jene zwischen »Monogamie« und »Polyamorie«. Das eine – die Paarbeziehung oder Monogamie – bezeichnet ein emotional intimes, exklusives und meist auch sexuelles Verhältnis zwischen zwei Personen. Das andere – die Polyamorie – »bezeichnet eine Form des Liebeslebens, bei der eine Person mehrere Partner liebt und zu jedem einzelnen eine Liebesbeziehung pflegt, wobei diese Tatsache allen Beteiligten bekannt ist und einvernehmlich gelebt wird« (Wikipedia, 2024, Stichwort »Polyamorie«). Besonders hervorzuheben ist hier das Wort »einvernehmlich«, markiert es doch den Unterschied zwischen »Fremdgehen/Seitensprung« und »Polyamorie«.

Die gelebten und praktizierten Formen der Polyamorie können viele verschiedene Formen annehmen, da jede einzelne Beziehung einzigartig ist und sich von anderen unterscheiden kann. Wir machen hier vor allem jene Formen sichtbar, die in weiterer Folge relevant für das beziehungstherapeutische Setting sind (Easton u. Hardy, 2009; DeLamater u. Plante, 2015).

- Hierarchische Polyamorie:
  In diesem Format werden die Beziehungen ihrer Bedeutung gemäß in primäre, sekundäre und tertiäre Beziehungen unterteilt. So könnten etwa zwei Personen, die zusammenleben, ihre gemeinsame Beziehung als »primäre Beziehung« definieren und gleichzeitig nebenher noch weniger enge oder intensive Liebesbeziehungen führen (sekundäre Beziehungen). Tertiäre Beziehungen wären z. B. »friends with benefits« als zusätzliche intime Freundschaften.
- Nicht-hierarchische Polyamorie:
  In diesem Format werden alle Beziehungen von untereinander verbundenen Personen, gleich mit wem, als gleichrangig eingestuft. Hier gibt es keine »Rangordnungen« und damit auch keine Vetorechte.
- Polyfidelity:
  Wenn eine Gruppe von Menschen ein exklusives Netzwerk bildet, dessen Mitglieder jeweils nur untereinander emotionale und sexuelle Beziehungen haben, sprechen wir von »Polyfidelity«, also einer Art Gruppen- oder Netzwerktreue.
- Mono-polyamore Beziehung:
  Ein Teil eines Paares verhält sich monogam, während der andere Teil eine weitere oder mehrere zusätzliche Beziehungen hat, denen die:der monogame Partner:in zustimmt.
- V, Triade, Quad und Co:
  Je nach Stellung der Personen untereinander ergeben sich mitunter verschiedene Strukturen der Bezogenheit. So bezeichnet das »V« oder »Schar-

nier« eine Konstellation, in der eine Person mit zwei anderen Personen gleichrangige Beziehungen führt. Eine Triade bzw. ein Quad steht für eine Konstellation, in der drei bzw. vier Personen untereinander eine enge Beziehung haben. Und generell gilt: die Möglichkeiten einer polyamoren Konstellation sind nach oben hin offen. Die Anzahl der beteiligten Personen, das (Nicht-)Vorhandensein gemeinsamer Wohnsitze, der Grad der gegenseitigen bzw. gemeinsamen emotionalen Involviertheit ... alle diese Faktoren erzeugen unterschiedliche Gemengelagen. Manche sprechen auch von »Polykül« als Synonym für den Beziehungscluster.

Bedeutung für Paar- bzw. Beziehungstherapie

Das wichtigste »Tool« in der Arbeit mit Menschen in polyamoren Beziehungskonstellationen ist eigentlich kein Tool, sondern eine Haltung: Je gelassener und normalisierender wir als Therapeut:innen bzw. Berater:innen sind, desto einfacher ist es, Aufträge zu generieren und Veränderung zu begleiten. Die Grundregel lautet daher, nicht zu werten, zu verurteilen oder gar zu pathologisieren, wenn sich Personen in polyamoren Lebensformen (oder solche mit dem Wunsch nach einer Poly-Konstellation) an uns wenden. Denn wer glaubt, nur monogame Paarbeziehungen seien »gut« oder gar »normal«, wird jede Form der Abweichung als behandlungsbedürftig interpretieren. Schnell ist die Hypothesenbildung abgeschlossen: »Kein Wunder, dass dieses Paar Probleme hat, wenn es sich auf derartige Experimente einlässt!« Mit einer derartig eingeengten Sichtweise wird man aber weder dem Auftrag gerecht noch der Autonomie der handelnden Personen. Neben einer deutlich neutralen Haltung schadet auch ein wenig »Feldkompetenz« nicht, also das Vertrautsein mit dem gängigen Vokabular und den aktuellen Konzepten. Und es braucht besondere Genauigkeit bei der Auftragsklärung. Wie wir gerade gesehen haben, ist eine polyamore Beziehungsform keinesfalls selbsterklärend, sondern bedarf einer genauen Exploration. Wer ist alles seit wann und wie involviert? (Zeichnen wir die Konstellationen auf ein Blatt Papier, sprechen wir ein wenig augenzwinkernd gern von einem »Amorogramm« im Unterschied zum herkömmlichen Genogramm.) Wer von den handelnden Personen sitzt im Therapieraum? Wer nicht? Warum sind genau diese Personen hier? Wer hat welches Ziel/Anliegen? Wie wird sich die Erreichung des Ziels auf die nicht anwesenden Personen auswirken? Etc. Ist noch nicht ganz geklärt wer an der Entstehung und Aufrechterhaltung des »Problems« aller beteiligt ist, steht das Setting an erster Stelle: Wer sollte an der Beziehungstherapie teilnehmen, damit die Lösung wahrscheinlicher wird?

Wichtig ist, bei der Auftragsklärung darauf zu achten, dass im Therapieraum nur der Auftrag der anwesenden Personen verhandelt wird. Selbstverständlich werden die nicht anwesenden zirkulär »mitbefragt«, tatsächliche Veränderungsaufträge können wir aber nur mit Anwesenden verhandeln und umsetzen. So verringern wir die Komplexität und bleiben arbeitsfähig.

Und apropos Auftragsklärung: Die meisten Personen/Paare, die polyamor leben, leben gut damit. Die Themen, mit denen sie zu uns kommen, sind genauso vielfältig wie bei monogamen Paaren: wiederkehrende Konflikte, mangelnde Nähe, Rollenkonflikte, Verteilungsgerechtigkeit etc. Wichtig ist, nicht bei jedem Konfliktthema Polyamorie als »eigentliche Ursache« zu vermuten. Auch zwei Personen, die sich in ihrem polyamoren Arrangement sehr wohlfühlen, können Probleme in der gemeinsamen Sexualität beklagen.

Verhandeln neuer Wege

Recht häufig kommen Paare zu uns, die für sich herausfinden möchten, ob sie den bisherigen monogamen Weg verlassen wollen. Bei diesem klassischen Erkundungsauftrag gilt es, einen neutralen und entspannten Rahmen zu schaffen, innerhalb dessen die beiden mögliche Zukünfte erkunden können. Als Therapeut:innen können wir Unterschiede zwischen »Jetzt« und »Dann« sichtbar machen, indem wir hilfreiche Fragen stellen:

- Was würde sich emotional verändern? Was würde gleichbleiben?
- Welche Ängste, Sorgen und Fantasien löst so ein Szenario aus?
- Wie gut kann mit Wachstumsschmerzen umgegangen werden?
- Welche Formate scheinen passend? Welches Tempo in der Umsetzung?
- Soll es Vetorechte geben? Ausstiegsszenarien?
- Soll es Grundregeln geben? (z. B. Wer erzählt wem was? Wie soll mit den dritten Partner:innen umgegangen werden? Welche Räume/Dinge/Praktiken etc. sind tabu? Wie viel Zeit soll beim Paar selbst bleiben? Etc.)
- Wie sollen die laufenden Abstimmungen und Verhandlungen dazu gestaltet werden?
- Wie offen soll das neue Format im Umfeld kommuniziert werden?

Abgesehen von noch mehr Genauigkeit beim Klären von Setting (wer?) und Auftrag (was?) unterscheidet sich die Arbeit mit Paaren/Personen in einer polyamoren Beziehungskonstellation nicht sehr von herkömmlicher Paartherapie. Nach wie vor gilt: Haltung first! Und so starten wir wie immer mit der Auftragsklärung und versuchen, danach zunächst zu kontextualisieren bzw. zu normalisieren.

Reicht das nicht, bieten wir Unterstützung beim Erkennen und Unterbrechen eines dysfunktionalen Musters (oder mehrerer sich überschneidender Muster) an. Erweist sich dieses als besonders hartnäckig, sind Teilearbeit bzw. Biografiearbeit angesagt. Und jedenfalls wird am Ende aller Interventionsangebote evaluiert: Was war hilfreich, was nicht? Inwiefern wurde das gemeinsam formulierte Ziel erreicht? Was fehlt noch? Wo ist Rückfallprophylaxe angesagt? Und was braucht es, um den therapeutischen Prozess auch wieder zu beenden?

Fallbeispiel:

Mavie, Lino und Esra melden sich bei der Therapeutin mit der Bitte um einen Termin. Im Erstgespräch stellt sich schnell heraus, dass die Therapeutin nicht zufällig ausgewählt wurde, sondern aufgrund ihrer Eintragung in einer Liste von »poly-friendly« Beziehungstherapeut:innen. Mavie und Lino sind seit acht Jahren ein Paar, seit vier Jahren verheiratet und seit drei Jahren Eltern einer Tochter. Schon länger hätte Mavie die Idee von Beziehungsöffnung ins Spiel gebracht. Sie sei bisexuell und ihre »Frauenseite« dränge darauf, auch einen Platz in ihrem Leben zu bekommen. Lino sei zunächst offen gewesen für die Idee mit der Bedingung, dass Mavie ausschließlich mit Frauen sexuelle Kontakte haben dürfe. Lange Zeit sei diese Idee reine Theorie gewesen. Nun aber habe Mavie sich in Esra verliebt. Beide möchten diese Beziehung gern leben, Mavie hat aber Angst, dass ihre Ehe dabei Schaden nehmen könnte. Lino selbst ist sehr verunsichert und eifersüchtig. Alle drei wünschen sich »eine Lösung, die für alle klappt«. Die Therapeutin schlägt nun einen »Erkundungsauftrag« vor: Helfen Sie uns herauszufinden, unter welchen Bedingungen Polyamorie gelingen kann. Als Ziel wird für alle »Klarheit und Stimmigkeit mit dem Ergebnis« definiert. Die erste Frage lautet: Wer soll wie an der Erkundung beteiligt sein? Wollen immer alle drei an den Sitzungen teilnehmen? Gibt es Themen, die nicht alle betreffen? Schnell kristallisiert sich heraus, dass es Themen gibt, die nur Mavie und Lino betreffen. Welche Rolle soll Esra bei der Erkundung spielen? Esra versteht, dass manche Themen mit ihr nur indirekt zu tun haben, bittet aber darum, zeitnah über Entscheidungen informiert zu werden. Auch möchte sie immer wieder gefragt werden, was sie zum Gelingen der polyamoren Konstellation beitragen könnte. Es wird vereinbart, zwei Mal nur mit Mavie und Lino zu arbeiten und Esra in der Stunde danach wieder dazuzuholen.

In weiterer Folge werden mit Mavie und Lino Ängste, Sorgen und Fantasien bezüglich einer polyamoren Konstellation erkundet: Was ist das Schlimmste, das passieren könnte? Was das Beste? Soll Lino eine Stopptaste bekommen? Wie viel Offenheit in Bezug auf die Beziehung der beiden Frauen ist gut? Was soll erzählt werden, was nicht? Wie viel Zeit und Ressourcen darf diese Beziehung binden? Wer darf davon erfahren? Wer nicht? Wollen die beiden eine Art Jour Fixe vereinbaren, in dem sie regelmäßig evaluieren, wie es ihnen im neuen Format geht? Wie würde sich diese Veränderung auf die Beziehung zwischen Mavie und Lino auswirken? Auf ihre Sexualität? Was kann Esra zum Gelingen beitragen? Diese und viele andere Fragen werden im Verlauf der nächsten zwei Sitzungen verhandelt. In der vierten Einheit, die wieder mit allen stattfindet, wird Esra über den Stand der Verhandlungen informiert. Ebenso wird ihre Sichtweise eingearbeitet und am Ende der Einheit gemeinsam eine Art »Probezeit« vereinbart: Mavie wird die Beziehung mit Esra im nächsten halben Jahr unter den vereinbarten Bedingungen leben. Gegen Ende dieser »Probezeit« wollen alle wieder einen Termin bei der Therapeutin vereinbaren, um zu evaluieren, wie es weitergeht. Alle drei bekunden übereinstimmend große Klarheit und Stimmigkeit bezüglich dieses Arrangements.

Fazit: So wie lebendige Systeme sich eine gewisse Flexibilität im Umgang mit »Verstörungen aus der Umwelt« bewahren müssen, um zu überleben, so sollten auch Paar- und Beziehungstherapeut:innen sich regelmäßig an die gesellschaftlichen Veränderungen anpassen. Denn »poly« ist gekommen, um zu bleiben.

9.2 Wenn Paar- und Familienthemen sich vermischen

Eine der häufigsten Herausforderungen, vor denen wir am Beginn unseres Arbeitens standen, war überbordende Komplexität. Das lag zum einen daran, dass wir noch zu wenig versiert waren bei der Auftragsklärung. Auf die Frage »Was wäre denn ein gutes Ziel für die Paartherapie?« erfolgte als Antwort oft eine Art »Wünsch-dir-was«-Bestellung mit unterschiedlichsten Inhalten: mehr und lustvoller Sex, weniger Konflikte, mehr Zeit zu zweit, Verhandeln von Gerechtigkeit bei Haushaltsthemen etc. Diese Form der Komplexität lösten wir mit steigender Erfahrung recht schnell auf. Eine andere Form der Komplexität wollen wir hier jedoch kurz streifen, da sie gar nicht so selten auftritt, vor allem dann, wenn ein Paar auch ein Elternpaar ist oder zumindest eine der Personen elterliche Pflichten hat. Wichtig ist hier, an jeder Stelle des Prozesses immer sehr klar zu unterscheiden, welcher Aspekt eines Themas das Paar tatsächlich als Liebespaar betrifft, und welcher Aspekt eines Themas die beiden in einer anderen Rolle betrifft (z. B. als Elternpaar oder als Teil eines Patchworkgefüges oder als Arbeitspartner:innen). Oder anders gesagt: Wo endet Paartherapie und wo beginnt Familientherapie bzw. Coaching (z. B. im beruflichen Kontext; s. Tabelle 1)?

Tabelle 1: Wann macht Paartherapie Sinn? Wann eher Familientherapie oder berufliches Coaching?

Paartherapie	Familientherapie oder Coaching
Nur die beiden Personen sind an der Problementstehung und -aufrechterhaltung beteiligt.	Jemand anderes ist ebenfalls an der Problementstehung und -aufrechterhaltung beteiligt.
Ausschließlich eine Veränderung in Haltung und Verhalten der beiden Personen kann zur Lösung beitragen.	Die Lösung kann nur unter Beteiligung einer oder mehrerer anderer erfolgen.
Das Problem betrifft vor allem einen Aspekt der Liebesbeziehung (»Wir als Paar«).	Das Problem betrifft vor allem einen Aspekt eines anderen Beziehungsgefüges (»Wir als Eltern« oder »Wir als Teil einer Patchworkfamilie« oder »Wir als Firmeneigentürmer:innen«).
Es reicht, bedeutende Andere zirkulär in den Prozess der Veränderung einzubeziehen.	Bedeutende Andere müssen direkt in den Veränderungsprozess einbezogen werden.

Zeigt sich, dass es Themen gibt, die den Rahmen einer Paartherapie sprengen, verhandeln wir die weitere Vorgehensweise:

- Das Paar erkennt, dass ein Thema im Zentrum steht, das sich zwar negativ auf die Paarbeziehung auswirkt, aber im Kern ein Familienproblem (oder ein Problem im beruflichen Kontext) ist:
  → Umwandeln der Paar- in eine Familientherapie (bzw. ein berufliches Coaching) oder Delegation an eine:n andere:n Therapeut:in.
- Das Paar erkennt, dass es sowohl ein Paar- als auch ein Familien- (bzw. Coaching-)Thema gibt:
  → Herausarbeiten des paartherapeutischen Auftrages, Trennen vom Familien- oder Coachingthema und Delegation dessen in ein anderes therapeutisches Setting

Eine unmarkierte Vermischung von Paar- und Familienthemen erweist sich oft als Bumerang. Der Ebenenwechsel (reden wir jetzt von Emma und Otto als Liebespaar? Oder als Elternpaar? Oder als Arbeitspaar?) vermischt unterschiedliche, eventuell sogar widersprüchliche Rollen, Funktionen und damit verbundene Erwartungen. Missverständnisse sind damit fast vorprogrammiert.

Zu guter Letzt noch ein paar »typische« Gemengelagen, die uns als Therapeut:innen bzw. Berater:innen dazu einladen, uns wirklich Zeit zu lassen bei der Auftragsklärung:

- Ein Kind zeigt über längere Zeit ein sehr herausforderndes Verhalten (z. B. Essstörung, Substanzmissbrauch, Schulverweigerung etc.). Keine der bisherigen elterlichen Maßnahmen hat zu einer Lösung geführt. Überforderung, Ohnmacht, Angst und Frustration halten das Familiensystem in Geiselhaft. Vor lauter Sorge bzw. Überforderung ist kein Raum mehr für die Paarbeziehung geblieben.
- Ein Paar ist Teil eines komplexen Patchworkgefüges, das immer wieder Fragen zur Loyalität provoziert. Zum Beispiel erweist sich ein Ex-Partner als unstet und übernimmt seine Pflichten nur unregelmäßig. Wochenendpläne müssen laufend adaptiert werden. Scheinbare Dilemmasituationen entstehen: Bin ich für dich, wende ich mich gegen mein Kind. Achte ich auf die Bedürfnisse meines Kindes, verärgere ich dich.
- Teile eines Familiensystems wenden sich gegen eine:n der Partner:innen. Zum Beispiel verweigert die Tochter aus erster Ehe den Kontakt mit der neuen Frau. Oder die Schwiegermutter hat laufend Kontakt mit der ersten Partnerin, obwohl diese bereits mehrere ungerechte Klagen gegen den Mann eingebracht hat.
- Die Pflege bedürftiger Angehöriger stellt für ein Paar eine Zerreißprobe dar.
- Ein Paar ist sowohl Liebes- als auch Arbeitspaar. Berufliche Differenzen »stören« immer wieder ins Private hinein.

Fallbeispiel:

Sina und Rüdi melden sich bei der Paartherapeutin mit der Bitte um Unterstützung beim Umgang mit Konflikten. »Wir können einfach nicht gut streiten!«, bringt Sina es in der ersten Sitzung auf den Punkt. Die Therapeutin interessiert sich für die bisherige Geschichte des Paares und für den Kontext des Problemerlebens (seit wann ist es denn so schwierig?). Schnell stellt sich heraus, dass die Konflikte mit dem älteren der beiden Söhne zusammenhängen, welcher seit etwa einem dreiviertel Jahr ein sehr herausforderndes Verhalten an den Tag legt. Nach einem Schulabbruch verbringt er die meiste Zeit des Tages in seinem Zimmer. Er isst wenig und spielt viel, vor allem auf der Konsole, sein Tag-/Nachtrhythmus hat sich komplett verschoben und seine Antworten beschränken sich auf ein Minimum an verbaler Kommunikation. Sina macht sich große Sorgen und »behandelt« den Sohn mit viel Verständnis und Geduld. Ständig fragt sie nach, wie es ihm gehe und ob er etwas brauche. Rüdi hingegen findet, seinem Sohn müssten endlich deutliche Grenzen gesetzt werden. Immer nur faul herumliegen und Computerspielen bis in die Puppen – ihm fehle da das Verständnis. Je verständnisvoller Sina ist, desto rigider wird Rüdi. Und je ärgerlicher und fordernder Rüdi wird, desto beschützender und verständnisvoller agiert Sina. Die beiden fänden sich in einem Teufelskreis an gegenseitigen Vorwürfen und Schuldzuweisungen wieder. Sogar das Wort Trennung lag schon in der Luft.

Die Therapeutin validiert das zirkuläre Problemerleben (ich kann mir vorstellen, dass sie sich beide sehr einsam und unverstanden fühlen) und hakt dann nach: »Angenommen, Ihr Sohn würde sich wieder verhalten wie andere 17-Jährige auch, also Ausbildung, Freunde treffen, bisschen Grenzen testen ... – wären Sie dann auch hier in Paartherapie?« Die beiden stutzen und verneinen. Das gegenseitige Hickhack wird nun als »gemeinsame Sorge« reframed, zu der jede:r einfach andere Lösungsideen hätte, die allerdings alle bis jetzt keinen Unterschied erzeugten. Letztlich ginge es also darum, eine gemeinsame Idee zu entwickeln, die sehr wohl einen Unterschied macht. Beide nicken erleichtert. Mehrere Optionen werden abgewogen:

a) Aus der Paartherapie könnte eine Elternberatung werden.
b) Aus der Paartherapie könnte eine Familientherapie werden unter Einbezug des Sohnes.
c) Die Paartherapie bleibt, wie sie ist, der Sohn könnte parallel dazu in einer Einzel-Psychotherapie bei einem Kollegen angebunden werden.

Sina und Rüdi entscheiden sich für Option b). Der Rest der Stunde wird dafür verwendet, die »Einladungspolitik« zu diskutieren – wie könnte der Sohn dazu gewonnen werden, an der Familientherapie teilzunehmen?

9.3 Paartherapie mit Personen mit »Diagnosen«

In der hypnosystemischen Paar- und Beziehungstherapie arbeiten wir mit Klient:innen statt mit Patient:innen und wir behandeln keine Personen, sondern »therapieren« allerhöchstens die Beziehung. Insofern brauchen wir keine klassische psychiatrische bzw. psychologische Diagnostik und ersparen uns die Idee der Krankenbehandlung. Das ist insofern bedeutsam, als vor allem ausgebildete Psychotherapeut:innen zu Beginn ihrer paartherapeutischen Tätigkeit gern der Versuchung erliegen, die eine oder andere Person heimlich mit einer Diagnose zu versehen und ihre Hypothesen (unbewusst) dahingehend auszurichten, also die Diagnose für das Beziehungsproblem verantwortlich zu machen:

- »Diese Art von Eifersucht hat doch eindeutig etwas Paranoides. Kein Wunder, dass die arme Frau sich verfolgt fühlt!«
- »Mit so einem depressiven Partner kann man ja keine Leichtigkeit mehr in der Beziehung erleben.«

- »Solange diese Suchtproblematik noch besteht, wird das nichts mit der gelingenden Sexualität.«

Solche und ähnliche Zuschreibungen erzeugen allerdings wenig Raum für konstruktive Lösungen. Im Gegenteil – sobald »die Diagnose« als Ursache und Begründung einer Beziehungskrise dingfest gemacht wurde, engt sich der Handlungsspielraum in der Therapie enorm ein: Die einzige Möglichkeit einer Lösung bestünde dann darin, die Ursache zu beseitigen. Interessanterweise führt aber der Versuch, Person A dringend zuzuraten, ihre »Diagnose« zu behandeln, keineswegs zu tieferem Verständnis oder gar »Aha«-Erleben bei den Partner:innen. Im Gegenteil, so eine dichotome Verdichtung (Entweder-oder) führt mit hoher Wahrscheinlichkeit zu einer kreativen dritten Lösung: Das Paar trennt sich – und zwar von der Therapeutin. (Aus hypnosystemischer Sicht und Haltung werden Symptome daher auch nie als »Diagnosen« beschrieben, sondern vielmehr als Phänomene, die im Lebenskontext und der Geschichte von Klient:innen immer gute Gründe haben und zumeist als Lösungsversuche verstanden werden können.)

Wir rufen daher im Umgang mit »Diagnosen« gern noch einmal die Begriffe »Zirkularität« und »Koproduktion« in Erinnerung. In der hypnosystemischen Haltung gibt es keine Ursachen, sondern nur Wechselwirkungen. Und damit ist niemals eine Person (oder deren Diagnose) »schuld« an einer Situation, sondern erst das kreative Zusammenwirken zweier (oder mehrerer) Personen, ihre Koproduktion also erzeugt etwas, das man als »Problem« einordnen kann. Denn selbst wenn eine Person sich depressiv verhält, so hätte die andere Person dennoch genügend Spielraum, um auf unterschiedliche Art und Weise darauf zu reagieren. Sie könnte das depressive Verhalten z. B. ignorieren oder sich besonders liebevoll und nachsichtig zeigen (sich kümmern), ebenso könnte sie permanent auf das dadurch entstehende kommunikative Defizit hinweisen (sich beklagen) oder schlicht selbst mit Verstummen und Rückzug reagieren. (Und schließlich leben wir nicht mehr im 19. Jahrhundert – letztlich hätte jede Person auch noch die Möglichkeit, sich zu trennen. Niemand »muss« in einer Beziehung bleiben, die sich als scheinbar unerträglich erweist.) Wir gehen davon aus, dass sich Menschen aus unterschiedlichsten Gründen verhalten – auf die eine oder andere Weise. Für die hypnosystemische Arbeit mit Paaren oder Beziehungskonstellationen macht die Kategorisierung dieser Gründe aber wenig Sinn. Ob eine Person die Kommunikation aus Rache oder in Folge einer depressiven Episode verweigert, macht für das zirkuläre Muster keinen Unterschied.

Fazit: »Diagnosen« sind daher niemals Ursache einer Beziehungskrise. Dennoch gibt es ein paar Konstellationen, in denen die »Diagnose« einer Person eine bestimmte Rolle im Lauf der Paartherapie spielt.

Die »Diagnose« als Eintrittsticket

Manchmal kommen Paare mit der fixen Überzeugung, eine bestimmte psychische Erkrankung sei Ursache bzw. Begründung für einen Paarkonflikt. Meist wird damit die Hoffnung verknüpft, mit der Paartherapie nicht nur das partnerschaftliche Unglück, sondern auch gleich die »Ursache des Übels« wegzutherapieren. So nachvollziehbar dieser Wunsch sein mag, so unmöglich ist die ungeprüfte Übernahme dieses »Auftrages«. Nur weil ein Paar einer »Diagnose« eine bestimmte Bedeutung zuweist, ist Therapeut:in nicht verpflichtet, sich dieser Sichtweise anzuschließen. Im Gegenteil: Mit derselben Hypothese weiterzuarbeiten, würde in der Paartherapie »mehr vom selben« erzeugen. Dennoch interessieren wir uns sehr für die Bedeutungsgebung des Paares.

Deshalb gilt es in der Auftragsklärung sehr genau zu unterscheiden, welche Auswirkungen die »Diagnose« auf die betroffene Person hat und welche anscheinend auf die Beziehung. Wird die Frage: »Wenn ich Sie richtig verstanden habe, dann ist also das Burnout »schuld« an Ihrer Beziehungskrise?« bejaht, so macht es Sinn zu fragen: »Wenn also Sie, bzw. Ihr Burnout der Grund sind bzw. ist, bin ich natürlich neugierig, warum Sie dann nicht in Einzeltherapie sind, sondern hier?«

Je nach Antwort zeigt sich entweder der koproduktive Aspekt (was hat der Partner bzw. die Partnerin mit dem Burnout zu tun?), oder die beiden haben sich tatsächlich »in der Tür geirrt« und eine Einzeltherapie erweist sich als die klügere Intervention.

Bestimmte Symptome sind mit dem paartherapeutischen Prozess nicht kompatibel

Obwohl wir »Diagnosen« keine zentrale, ursächliche Bedeutung für dysfunktionale Paardynamiken zuschreiben, gibt es dennoch ein paar Symptomatiken (oder hypnosystemisch gesprochen: »individuelle Lösungsversuche«), die sich aus unserer Sicht eher hinderlich bzw. kontraproduktiv auf den paartherapeutischen Prozess auswirken.

- Manche Formen von Depression bzw. Burnout wirken sich deutlich auf die kognitiven Fähigkeiten der betroffenen Personen aus. Ist jemand nicht in der Lage, sich kognitiv (oder emotional) auf einen paartherapeutischen Prozess einzulassen, geben wir die Empfehlung, sich zunächst um die Verbesserung der Einzelsymptomatik zu kümmern und erst bei Wiedererlangen aller kognitiven bzw. emotionalen Fähigkeiten mit der Paartherapie zu beginnen. Dies gilt umso mehr, wenn eine Trennung im Raum steht: »Wichtige Entscheidungen sollte man treffen, wenn man ganz stabil und entscheidungsfähig ist, eine Krise ist meist keine gute Beraterin.«

- Suizidale Partner:innen sind viel zu instabil, um sich auf einen deutungsoffenen paartherapeutischen Prozess einzulassen. Therapeut:innen sind dauernd in Geiselhaft der Angst, die Person könnte sich im Fall einer Zurückweisung oder gar Trennung etwas antun. Damit sind uns als Begleiter:innen aber, was bestimmte Fragen oder Interventionen betrifft, die Hände gebunden. Bei Suizidalität ist Paartherapie daher viel zu risikoreich bzw. engt Suizidalität die therapeutische Freiheit massiv ein.
- Suchterkrankungen bedürfen auch im Einzelsetting besonderer Vereinbarungen: Berauschung, kognitive bzw. emotionale Beeinträchtigung durch Substanzmissbrauch bzw. Konsum oder akute Entzugssymptome verunmöglichen schlicht das Arbeiten. Taucht ein:e Partner: intoxiniert auf, kann die Sitzung nicht stattfinden.
- Ebenso sind manische bzw. psychotische Episoden ein Ausschlussgrund. Wer nicht realitätsfähig ist, ist auch nicht paartherapiefähig.
- Im Falle einer Borderline-Erkrankung spricht zunächst nichts gegen ein paartherapeutisches Setting. Jedoch ist genau darauf zu achten, inwieweit Selbstverletzungen bzw. Suizidalität mit den Sitzungen korrelieren. Steigt das Risiko einer Selbstverletzung oder einer suizidalen Krise vor bzw. nach einem Termin bei der:dem Paartherapeut:in deutlich an, sollte dieser Umstand thematisiert werden. Bis wohin wird Paartherapie als nützlich erlebt, ab wann wird sie zum Risikofaktor? Was müsste hier (keinesfalls) passieren, damit das Risiko steigt bzw. sinkt? Ist das im Sinne des Auftrages? Etc. Wir haben gute Erfahrungen damit gemacht, das Dilemma, in das wir in so einem Fall geraten offenzulegen und mit einer »doppelten Ambivalenz« zu versehen:

Fallbeispiel:

»Nun bin ich im Dilemma. Einerseits soll ich Ihren gemeinsamen Auftrag ernst nehmen, und dazu ist es nun mal notwendig, Fragen zu stellen und vielleicht auch Unangenehmes sichtbar zu machen. Andererseits scheinen gewisse Fragen bzw. Themen ein großes Risiko für Krisen zu bergen. Stell ich nun diese Fragen, werde ich zwar Ihrem Auftrag gerecht, aber einem:einer von Ihnen geht es schlechter. Stelle ich sie nicht, bleibt Person X zwar stabil, aber dem gemeinsamen Ziel kommen wir auch nicht näher. Es scheint so, als ob ich es nicht richtig machen könnte. Das würde ich aber gern. Können Sie mich hier beraten?«

Was ist bei Trauma zu beachten?

Zeigt sich im Erstgespräch bzw. im Verlauf der Sitzungen, dass eine der involvierten Personen offenbar an einem Trauma leidet, sind je nach Ausprägungsgrad ebenfalls ein paar Dinge zu beachten:

- Hat der:die anwesende Partner:in ursächlich mit dem Trauma zu tun? Wenn ja, ist dringend von einer Paartherapie abzuraten. Täter oder Opfer vertragen sich nicht im selben Raum. Ebenso ist zu überlegen, ob eine dritte Stelle (Opferschutz oder Polizei) hinzuzuziehen ist. Hier verlassen wir bei Verdacht der Fremdgefährdung natürlich auch die Neutralität.
- Gibt es Themen, die zu Überflutung oder Dissoziation bei einer Person führen, ist ebenfalls abzuwägen, inwieweit Paartherapie eine gute Idee ist. Das Risiko, mehr Schaden als Nutzen zu erzeugen, ist hier oft zu hoch. Diese Abwägungen kann man aber auf offener Bühne mit dem Paar verhandeln.
- Hat ein in einer früheren Lebensphase erlittenes Trauma (z. B. sexuelle Gewalt) Einfluss auf die Beziehungsgestaltung, ist ebenfalls abzuklären, ob Einzeltherapie nicht indizierter wäre oder zumindest komplementär sinnvoll (im Sinne von Settingneutralität: Wir geben keinem Setting eindeutig den Vorzug). Die Leitfrage lautet: Wo kann Heilung wie am besten gelingen?
- Wichtig ist jedenfalls im Sinne der dritten Zwiebelschale, bestimmte Paarprobleme im Lichte einer Traumafolgestörung zu normalisieren. Dabei geht es auch um Psychoedukation: Was genau bedeutet Trauma? Wie zeigt es sich? Welche Verhaltensweisen sind erwartbar? Dass die Beziehung davon beeinflusst wird, ist doch »ganz normal«. Etc.

Mit welchen Besonderheiten ist im Falle von Persönlichkeitsakzentuierungen bzw. -störungen zu rechnen?

Weil wir von zirkulären Bedingtheiten ausgehen (A reagiert auf B reagiert auf A), ist es im Verlauf einer Paartherapie sehr nützlich, wenn beide Partner:innen sich dieser Idee der Koproduktion anschließen können. So ist es beispielsweise bei der Erarbeitung des Vulnerabilitäts-Schutz-Zirkels (s. Kapitel 5) günstig, wenn jede:r die eigene Vulnerabilität erkennen und das Schutzverhalten damit in Zusammenhang bringen kann. Ist die Erlebens- und Verhaltensebene jedoch im Sinne einer hartnäckigen Einengung »gestört« (aus welchen Gründen auch immer) wird es schwierig bis unmöglich, den Blick in Richtung des gemeinsam produzierten Musters zu weiten. Der eigene Anteil am Gelingen oder Misslingen der Musterproduktion kann kaum nachvollzogen werden. Die eigene Reaktion wird als unvermeidlich interpretiert (Wagner, Henz u. Kilian, 2024). Hier bleibt uns nur, immer wieder zu markieren, welche Bedeutung diese Sichtweise hat:

- »Angenommen, es bleibt so, Sie können nichts tun, um das Muster günstig zu verändern, es liegt nur am Verhalten der anderen Person – wie geht es dann weiter?« »Wenn wir davon ausgehen, dass wir hier keine Charaktertransplantationen durchführen können – was wäre denn das Beste, was Paartherapie leisten könnte?«

Paartherapie vs. Einzeltherapie unter Einbeziehung eines:r Partners:in

Manchmal zeigt sich in einer Einzeltherapie, dass das Befinden des:der Patient:in ursächlich mit der Beziehung zusammenhängt, und das rein zirkuläre Arbeiten im Einzelsetting (zu) wenig Unterschiede erzeugt. Fragen wie: Wie würde denn Ihr:e Partner:in das sehen? Wie könnten Sie Ihre:n Partner:in dazu einladen, sich anders zu verhalten? Angenommen, Ihr:Ihre Partner:in ändert sich nicht, wie geht es dann weiter bzw. wie viel Spielraum zur Veränderung haben Sie dennoch? führen zu keinem wünschenswerten Ergebnis, die Klage über das partnerschaftliche Leid scheint festzustecken. In solchen Fällen bieten wir »Einzeltherapie unter Einbeziehung des:der Partner:in an«, ein Setting, das an eine Idee von Eia Asen und Ella Jones angelehnt ist (Jones u. Asen, 2002). Die beiden stellen in einer Studie fest, dass ein »paartherapeutisches« Vorgehen bei der Behandlung einer Depression weitaus bessere Ergebnisse zeigt als die Behandlung mit Psychopharmaka. (Nebenwirkung: Die Trennungsrate in der Paartherapiegruppe ist deutlich höher als in der Psychopharmakagruppe.) Wir wandeln die Idee jedoch ab, indem wir lieber von einem »paarzentrierten« Vorgehen sprechen, da diese Interventionsform sich doch deutlich von klassischer hypnosystemischer Paartherapie unterscheidet:

- Da Person A bereits in Einzelbehandlung ist, kann nicht von ausreichender Neutralität ausgegangen werden. Das Wohl der »visiting partners« ist zwar auch wichtig, im Vordergrund aber steht die Behandlung der ursprünglichen Klient:innen.
- Diese Unterscheidung ist beiden in der ersten gemeinsamen Stunde deutlich zu kommunizieren (Das ist keine Paartherapie!) und beide Einverständnisse sind dazu einzuholen.
- In diesem Fall ist nicht »die Beziehung«, sondern der:die »Klient: in« die Klientin.

- Partner:innen kommt hier eher die Rolle von Ko-Therapeut:innen zu. Dementsprechend kommt der Mitarbeitsmotivation der »visiting partners« eine zentrale Rolle zu. Sind sie – angelehnt an de Shazer (2002) – eher Besucher:innen, Kläger:innen oder motivierte Mitarbeitende?
- Die Mitarbeitsmotivation entscheidet auch darüber, ob die Einbeziehung der Partner:innen ein einmaliger Versuch bleibt oder sich als nützlich erweist und damit fortgesetzt wird.
- Bei der Auftragsklärung ist daher darauf zu achten, dass das Ziel immer auch eine Verbesserung der Symptomatik der Einzelklient:innen beinhaltet.
- Nach wie vor gilt eine zirkuläre Sichtweise (A beeinflusst B beeinflusst A). Dennoch kommt dem Einflussbereich der Partner:innen eine besondere Bedeutung zu: Was könnten Sie tun oder lassen, um die Symptome Ihres:Ihrer Partner:in zu beeinflussen?

9.4 Wenn Paare sich im Verlauf der Therapie bzw. Beratung trennen

Vor allem zu Beginn der Arbeit mit Paaren kann die Erfahrung, dass ein Paar sich im Verlauf des Prozesses trennt, zu großen Selbstzweifeln führen. Habe ich etwas falsch gemacht? Bin ich »schuld« an der Trennung? Unsere Antwort ist eindeutig Nein!

Wir verweisen hier gern auf eine Unterscheidung von Ulrich Clement (2016). Er erinnert uns daran, dass Paar- und Beziehungstherapie ein Dienstvertrag ist, kein Werkvertrag. Wir sind nicht für das Ergebnis (»Werk«) verantwortlich, nur für den Prozess (ähnlich einem Richter bzw. einer Richterin, auch sie werden nicht dafür bezahlt, ein bestimmtes Ergebnis zu produzieren, sondern dafür, einen guten Rahmen für das bestmögliche Ergebnis zu schaffen).

Keine Paartherapie der Welt kann ein glückliches Paar dazu bringen, sich zu trennen.

Hypnosystemische Paar- und Beziehungstherapie erzeugt also kein Unglück, sondern macht es nur sichtbar(er). Paare kommen in Therapie, um eine unerträglich gewordene Situation auf-zu-lösen. Und die bestmögliche »Lösung« liegt manchmal eben wortwörtlich darin, die Beziehung zu beenden. Wer glaubt, gute Paartherapie endet immer in einem »Happy End« à la Hollywood (Kussszene und Klappe!), irrt. Gute Paar- bzw. Beziehungstherapie erzeugt vor allem einen Unterschied, der einen Unterschied macht und verhindert ein »mehr vom selben«. Das kann ein Unterschied in der Sichtweise, ein Unterschied auf der Handlungsebene oder eben ein Unterschied auf der Entscheidungsebene sein.

Weil Trennungen aber im Rahmen einer Paar- oder Beziehungstherapie zu den unangenehmeren Phänomenen gehören, gibt es Sicherheit, sich gut auf diese »Eventualität« vorzubereiten. Deshalb hier ein paar Szenarien inklusive Ideen, wie mit diesen jeweils umzugehen ist.

Nützliche Fragen zur Trennungsbegleitung

Dieses Szenario ist das »einfachste« im Rahmen von Trennungen. Hier kommt ein Paar bereits mit einer Entscheidung in die Therapie und bittet darum, bestmöglich im Prozess des Trennens unterstützt zu werden. Hier reicht es meist, den Auftrag zu konkretisieren:

- Woran machen Sie eine »gute Trennung« fest?
- Wer oder was könnte Sie daran hindern?
- Wer oder was dabei unterstützen?
- Welche Themenbereiche gehören unter die Lupe genommen? (z. B. Elternschaft, Verteilung von Gütern, Umgang mit Familie und Freund:innen, Umsetzung der räumlichen Trennung etc.)

Der Auftrag lautet Entscheidungsfindung

Stellt sich im Verlauf der Anamnese und Auftragsklärung heraus, dass eine ganz grundsätzliche Entscheidung zur Disposition steht – Trennen oder Bleiben –, dann holen wir uns einen sogenannten Clearingauftrag. Dazu gehört aber auch eine Terminisierung und Konkretisierung:

- »Bis wann« wäre es gut, eine Entscheidung getroffen zu haben?
- Woran wäre Klarheit erkennbar? Was ist im Falle von Klarheit anders?
- Was würde eine Entscheidung ermöglichen?
- Was gehört abgewogen, um zu einer guten Entscheidung zu kommen?
- Was hat es Ihnen bisher verunmöglicht, eine Entscheidung zu treffen?
- Welche Fragen sollten gestellt, welche Themen diskutiert werden?

Andernfalls droht die Ambivalenz zur dauerhaften Einrichtung zu werden: Wir sind zwar noch ein Paar, aber ständig auf dem Sprung, uns zu trennen. Wir lassen uns daher nie richtig auf die Therapie ein, denn wer weiß ... Als Paartherapeut:in werde ich so nie wirklich handlungsfähig, weil alles vage bleibt. Wird die Entscheidung nicht und nicht getroffen, weisen wir daher auf die Risiken und Nebenwirkungen des Nicht-Entscheidens hin: »Angenommen, Sie entscheiden sich nicht, wie geht es dann weiter?« Und wir verweigern standhaft jedwede Einladung, als dritte Instanz die Verantwortung für die Entscheidung zu übernehmen. Fragen wie »Was würden Sie uns denn raten?« werden niemals konkret beantwortet, sondern immer zurückgespielt: Angenommen, ich sage, Sie sollten zusammenbleiben – was würde das für einen Unterschied machen? Und angenommen, ich rate Ihnen, sich jedenfalls zu trennen – was würde das für Sie bedeuten?« Etc.

Wurde die Entscheidung zum Gehen bzw. Bleiben getroffen, ist es wichtig, unmittelbar einen neuen Auftrag zu verhandeln: »Wofür könnte Paartherapie jetzt nützlich sein?«

Im Verlauf der Begleitung wird aus einer Paartherapie eine Trennungsbegleitung

Auch das kann passieren: Ein Paar kommt zunächst mit einem anderen Auftrag (z. B. »Wir wollen wieder mehr Nähe erleben.«). Bei der Erarbeitung aber zeigt sich, dass die zugrundeliegenden Probleme größer und bedeutsamer sind als gedacht. Schweren Herzens wird erstmals eine Trennung in Betracht gezogen. Hier muss zunächst Raum für Trauer, Schock und Betroffenheit geschaffen werden. Die Erkenntnis, dass bestehende Differenzen vielleicht bereits zu weit fortgeschritten sind, um sich emotional wieder nahe zu sein, braucht Zeit zum Verdauen. Erst danach wird der Auftrag neu verhandelt in Richtung Trennungsbegleitung.

Wichtig ist, hier ganz neutral zu bleiben: Auch wenn der Entschluss zur Trennung sehr traurig sein mag, greifen wir keinesfalls inhaltlich ein. Die Versuchung ein »Überlegen Sie es sich doch noch mal …« anzubieten, ist groß. Aber die Verantwortung bleibt beim Paar.

Eine:r der Beteiligten trennt sich (aus scheinbar heiterem Himmel)

Ein Szenario, dass selbst hartgesottene Paar- und Beziehungstherapeut:innen auf die Probe stellt, ist jenes, in dem sich herausstellt, dass eine:r der beiden die Beziehung beendet, während die andere Person (noch) nicht bereit ist zu einer Trennung. Oft ist das eine Wendung mit der niemand (einschließlich Therapeut:in) gerechnet hat. Auch hier macht es keinen Sinn, sich Vorwürfe zu machen (»Das hätte ich doch kommen sehen müssen!«). Manchmal hat eine Person sich längst entschieden und nutzt die Paartherapie als »Option der weicheren Landung«. Wenn jemand seine Absichten auf der äußeren Bühne zurückhält, auf der inneren Bühne aber längst Klarheit hat, sich zu trennen, dann haben wir in der Therapie nichts »falsch« gemacht. Als Therapeut:innen können wir nicht hellsehen. Punkt.

Erfolgt die Trennung außerhalb einer paartherapeutischen Sitzung, meldet sich meist die verlassene Person und gibt entweder das Ende der Paartherapie bekannt oder bittet um einen Termin allein. Achtung, hier könnten wir den Boden der Neutralität verlassen. Denn vorher war die Beziehung unsere Klientin, plötzlich ist es eine:r der Partner:innen. Dieser Wunsch nach Einzelbegleitung ist zwar nachvollziehbar (schließlich hat kaum jemand so viel Einblick in die Beziehungsdynamik wie die Therapeutin oder der Beziehungscoach), brächte uns aber in eine sehr riskante Position – schnell könnte es in einer Einzelsitzung zu einem »Bündnis gegen den Täter« bzw. die Täterin kommen. Die nicht anwesende Person könnte sich, wenn sie von so einem Termin erfährt, zu Recht darüber beschweren, dass sie sich von Therapeut:in hintergangen fühlt. Kommt es also zu einer nicht einvernehmlichen Trennung und die verlassene Person nimmt Kontakt mit uns auf, so weisen wir empathisch, aber deutlich darauf hin, dass im Einzelsetting nichts besprochen werden kann, was dem/der anderen nicht auch erzählt werden könnte. Oft reicht dieser Hinweis, damit der Wunsch zurückgezogen wird.

Einen Sonderfall stellt die nicht einvernehmliche »Live-Trennung« dar: Erfolgt das Beziehungs-Aus während einer paartherapeutischen Sitzung, dann schalten wir unmittelbar von Auftragserfüllung auf Krisenintervention um, da die verlassene Person oft mit Schock oder ausufernder Verzweiflung auf die Nachricht reagiert. Hier verlassen wir absichtlich den Boden der Neutralität, um unserer Garantenstellung gerecht zu werden. Zeigt ein:e Klient:in deutliche Anzeichen einer Krise, ist vor allem Stabilisierung angesagt. Das Wohl der Person in der Krise hat hier Vorrang.

Fallbeispiel:

Im Verlauf der Paartherapie mit Julius und Agnieszka, in der es über drei Sitzungen um das Thema fehlende Zärtlichkeit und Sexualität geht, platzt Agnieszka in der vierten Stunde der Kragen. Sie beschuldigt Julius, nur scheinbar an der Paartherapie teilzunehmen, da er zu Hause gar nichts dazu beitragen würde, das in der Therapie Gehörte und Gelernte umzusetzen. Nach einer langen Tirade, in der sie ihm viele Vorwürfe macht, sieht Julius sie sehr ruhig an und antwortet: »Du hast Recht. Es ist mir tatsächlich kein Anliegen mehr. Ich bin raus. Es ist vorbei.« Nach einem gemurmelten »Sorry« in Richtung Therapeutin schließt er die Augen, hält abwehrend die Hände vors Gesicht und schüttelt immer wieder den Kopf. Agnieszka schaut ihn fassungslos an und beginnt ansatzlos zu zittern, zu hyperventilieren und dann haltlos zu schluchzen. Die Therapeutin sagt: »Ok, das ist offenbar ein riesengroßer Schock. Dann schauen wir jetzt mal, was es gerade braucht! Wir machen jetzt Krisenintervention statt Paartherapie.« Sie wendet sich Agnieszka zu und beginnt ihr zu helfen, die Panikattacke zu veratmen. Dann fragt sie nach, was Agnieszka jetzt guttäte. Sie will, dass Julius geht, was dieser auch sofort akzeptiert. Die Therapeutin verabschiedet sich von ihm, dann wird gemeinsam überlegt, wie es weitergeht: Wer könnte Agnieszka abholen? Wo möchte sie die nächsten Stunden verbringen? Wer von beiden soll die nächsten Tage in der Wohnung sein? Wer nicht? Was braucht es sonst noch, damit der erste Schock jetzt abgefedert werden kann? Die Therapeutin wartet noch, bis Agnieszkas Schwester sie aus der Praxis abholt. Dann öffnet sie alle Fenster und atmet tief durch.

Einige Tage später kommt eine E-Mail von Agnieszka, in dem sie ihrem Bedauern Ausdruck verleiht, dass die Paartherapie so geendet hat. Die Therapeutin schreibt zurück (cc an Julius), dass sie beiden alles Gute wünscht. Die Honorarnote wird angehängt.

9.5 Hartnäckige Problemtrancen (aufseiten der Therapeut:innen)

In diesem Buch finden sich jede Menge Ideen, wie man mit Problemtrancen von Paaren umgeht: Ideen zur Musteridentifikation und -unterbrechung, Ideen zum Schaukeln von Ambivalenzen, Ideen zum Utilisieren verschiedener neuronaler Netzwerke (vulgo Teilearbeit), Ideen zur Nutzung biografischer Erzählungen und viele andere Ideen mehr. Was aus unserer Sicht noch fehlt, sind Ideen was hypnosystemische Paartherapeut:innen tun können, wenn sie selbst in eine Problemtrance geraten. Denn gar nicht selten laden Paare uns dazu ein, den Kontakt mit unserer sicheren, kompetenten, gelassenen Seite zu verlieren. Damit drohen wir, aus unserer hilfreichen hypnosystemischen Haltung zu fallen. Denn unsere Haltung ist ja nichts Starres, sondern ein »Prozess – ein Erlebnismuster, das in Co-Kreation mit dem Gegenüber in jedem Moment neu er- und gefunden werden kann. In Wechselwirkungsprozessen – im Miteinander-in-Resonanz-Gehen, unwillkürlich, oft auch unbewusst – oder auch ganz willentlich, ganz bewusst« (Gross u. Popper, 2022). Meist entsteht so eine Problemtrance durch das Erleben einer Soll-Ist-Differenz: Etwas passiert im Therapieraum, aber etwas anderes sollte passieren. Das aktuelle Geschehen wird negativ bewertet, die Begründung dafür wird im eigenen Handeln gesucht: Wahrscheinlich habe ich etwas falsch gemacht! Diese Bewertung geht mit ziemlicher Sicherheit mit einem unbekömmlichen Fühl-Denk-Verhaltens- und Körpermuster einher.

Fallbeispiel:

Zu Beginn der dritten Einheit mit Gerry und Anni kommt es zu einer unangenehmen Situation: Auf Nachfrage der Therapeutin, wie sich die Beziehung seit der letzten Stunde entwickelt hat, meint Gerry sichtlich genervt: »Na wie soll sich's entwickelt haben? Schlecht natürlich! Nach der letzten Stunde – was glauben Sie denn?« Anni nickt.

Die Therapeutin fühlt plötzlich eine Mischung aus Scham, Überforderung, Ärger und Sprachlosigkeit. Ihre Finger beginnen zu kribbeln, sie wird rot und ein flaues Gefühl breitet sich im Bauchraum aus. In ihrem Kopf ist eine Leerstelle. Sie hat keine Ahnung, was sie jetzt tun soll.

Natürlich sind solche Momente unangenehm, aber nie ganz auszuschließen. Um in Zukunft in ähnlichen Situationen kompetent zwischen Problemtrance und Ressourcentrance hin und her zu surfen, anbei ein paar hilfreiche Gedanken zum Surfen. Und ein paar Gedanken über Bedingungen, unter denen das Auftreten einer Problemtrance bei der Therapeutin bzw. beim Therapeuten eher wahrscheinlich ist. Szenarien mit denen gerechnet wird, haben immer viel weniger Impact als das Unvorhergesehene.

Wenn man in biografische Fallen tappt

Unser implizites Gedächtnis ist eine Art Hochleistungsrechner. Es gleicht permanent Erlebnis mit Erlebtem ab. Das, was gerade passiert, wird mit früheren Erfahrungen synchronisiert. Metaphorisch gesprochen merkt sich unser System jede Lichtung, die irgendwann einmal auf einen Säbelzahntiger hingedeutet hat. Kommen wir nun an eine Stelle des Waldes, die sehr ähnliche Merkmale aufweist, erinnert sich das implizite Gedächtnis an die Säbelzahntigergefahr und sendet einschlägige Signale. Ähnliches passiert, wenn wir in Paar- oder Beziehungstherapien plötzlich an frühere biografische Verletzungen erinnert werden. Eine Lieblosigkeit, die man selbst schon schmerzhaft erlebt hat, eine Loyalitätsverletzung, die bei einem selbst zu einer Trennung geführt hat, ... was auch immer es ist, es hat das Potenzial, uns mit alten Problemtrancen in Kontakt zu bringen. Hilfreich ist es deshalb, sich den »Super-GAU« in einer Therapie-

bzw. Beratungssituation vorzustellen: Was wäre der schlimmste biografische Trigger? Welche Erzählung, welches Verhalten brächte mich am schnellsten aus dem Takt? Und was könnte in so einer Situation hilfreich sein?

Wenn es im Therapieraum zu einer Konflikteskalation kommt

Eine spezielle Herausforderung in Paar- und Beziehungstherapien ist, dass sich Probleme immer gleich in »3D« zeigen. Die Reaktualisierung des Problems ist viel höher, weil Problemhaftes nicht nur (erzählter) Gegenstand des gemeinsamen Gesprächs ist, sondern durch die spezifische Form der Partner:innen im Hier und Jetzt im Dialog reaktualisiert wird (Grossmann, 2012). Konflikte werden also nicht nur erzählt, sondern auch gezeigt. Schnell kann so eine Reaktualisierung eines Problems zu einer Konflikteskalation führen. In unserem Buch »99 ½ Tipps für Paartherapeut:innen« (Henz u. Bernt, 2023, S. 172) haben wir ein paar Ideen zusammengestellt, die helfen können, Eskalationen zu unterbrechen (wenn alle anderen Versuche nicht funktioniert haben). Unter anderem kann man den Raum (kommentarlos) verlassen, um erst einige Minuten später wieder zurückzukommen, begleitet von einem freundlichen »Habe ich jetzt wieder Ihr Gehör?« Auch ein saloppes »Ich will ja nicht stören, aber das ist ja schade ums Geld, das können Sie ohne mich genauso gut!« kann manchmal Wunder wirken. Auch beim Thema Konflikteskalation ist es nützlich, die schlimmste aller Varianten imaginativ vorwegzunehmen.

Wenn man in Geiselhaft einer Affäre gerät

Ein Szenario, das sich sehr dazu eignet, eine Problemtrance bei Therapeut:innen zu induzieren und aufrechtzuerhalten, ist eine weiterbestehende Affäre: Eine:r der beiden geht fremd, der Betrug wird entdeckt, die Aufregung ist groß, Paartherapie muss her, aber in der Therapie treten alle auf der Stelle. Meist liegt das daran, dass die Affäre noch nicht klar genug beendet wurde (aus Sicht der betrogenen Partei). Schnell kommt es bei der betrogenen Person und bei dem:der Therapeut:in zu einer dichotomen Tunneltrance: Entweder hier wird sofort Schluss gemacht oder Paartherapie macht keinen Sinn. Unser Rat: Gelassenheit. Wir lassen uns zu keinem Zeitpunkt in Geiselhaft der Entrüstung oder Enttäuschung nehmen und widerstehen auch etwaigem zeitlichen Druck (»Bis dahin muss es eine Entscheidung geben!«). Sondern wir erlauben uns, Ambivalenzen zu schaukeln.

Wenn die Paartherapie kritisiert wird

Äußerst unangenehm ist auch, wenn die Paartherapie oder die:der Paartherapeut:in für eine Verschlechterung der Beziehung verantwortlich gemacht wird. Hilfreich kann hier sein, sich neugierig und interessiert zu zeigen: »Oje, bei Ihnen ist also der Eindruck entstanden, ich hätte hier als Paartherapeut:in dazu beigetragen, dass es Ihnen als Paar schlechter geht? Was hat denn aus Ihrer Sicht konkret zu dieser noch mieseren Stimmung geführt? Was von dem, was gesagt oder getan wurde, hatte denn Verschlechterungspotenzial?« So kann dieses Erleben sehr wohl gewürdigt werden, ohne dass man als Therapeut:in gleich die eigene Kompetenz infrage stellen muss. Denn es kann schon mal passieren, dass es einem Paar nach einer Sitzung nicht besser geht. Die enttäuschte Erwartung (aber für so viel Geld müsste man sich doch eine Verbesserung erwarten können oder Ähnliches) kann sogar normalisiert werden: »Es ist sogar ganz normal, dass nicht jede Stunde unmittelbar zu einer Verbesserung führt. Paartherapie ist schließlich ein Prozess.« Und schließlich kann die Enttäuschung darüber, dass Paartherapie keine Wunderheilung ist, auch für die nächste Ambivalenzschaukel genutzt werden: »Sie haben vermutlich Recht: Eine Paartherapie birgt auch immer ein Risiko. Nämlich Dinge sichtbar zu machen, die aus guten Gründen lange unsichtbar waren. So gesehen weiß ich gar nicht, ob ich Ihnen mit Paartherapie wirklich einen Gefallen tue. Was meinen Sie, ist es das Risiko wert?«

Wenn sich scheinbar gar nichts tut

Wenn Paar- oder Beziehungstherapien sich schleppen und auch nach mehreren Stunden scheinbar gar keine Änderung eingetreten ist, wenn Themen sich im Kreis drehen, wenn immer wieder dieselben Klagen ins Feld geführt werden ... dann finden wir ideale Rahmenbedingungen vor, um bei Paartherapeut:innen eine Unzulänglichkeitstrance zu erzeugen. Begleitende Phänomene dieser Trance sind Hoffnungslosigkeit, Überforderung, Furcht vor dem nächsten Termin oder auch eine innere Abwertung des inkompetenten Paares. Hier hilft es, sich daran zu erinnern, dass es sehr gute Gründe geben könnte, warum viel Energie in die Aufrechterhaltung des Status quo »Stillstand« gesteckt wird. Vielleicht handelt es sich auch um eine Strategie der Risikominimierung? Vielleicht würde man das Problem nicht ausreichend würdigen, wenn es tatsächlich so schnell veränderbar wäre? Vielleicht macht Veränderung aber schlicht auch Angst. Was auch immer die unwillkürlichen Motive sind, hilfreich ist hier, den Stillstand aktiv anzusprechen: »Wenn sich wirklich nichts ändert – wie geht es dann mit Ihnen weiter?« Ebenso hilfreich ist die Frage, was wir als

Therapeut:in zur zirkulären Musterbildung »Stillstand im Therapieraum« beitragen: »Was müsste ich denn hier tun, damit sich weiterhin nichts, aber auch gar nichts ändert?«

Sonstige Einladungen

Es gäbe noch viele weitere Beispiele dafür, welche Einladungen Paare oder Beziehungskonstellationen uns machen, die in eine Problemtrance münden können:

- Einladung zur Überforderung (Ich habe keine Ahnung, was ich jetzt tun soll.);
- Einladung zur Selbstkritik (Ich glaube, ich bin einfach nicht gut genug.);
- Einladung zur Selbstüberschätzung (Nur ich kann die Beziehung retten, also muss ich mich doppelt anstrengen.);
- Einladung zum Ängstigen (Wer weiß, was da noch alles kommt, hoffentlich sagen sie den Termin ab.);
- Einladung zum Beschämtsein (Was werden die über mich denken?);
- Einladung zum Wütend-werden (Die sind einfach so im Widerstand!);
- Einladung zum Aktionismus (Ich muss einfach noch mehr Ideen und Tipps anbieten.);
- Etc.

Was auch immer dazu beigetragen hat, in eine Problemtrance einzusteigen, hier sind ein paar generelle Ideen, die helfen können, unmittelbar von einem Defiziterleben in ein Ressourcenerleben retour zu steigen. Denn die Person, der es im Therapieraum immer am besten gehen muss, ist der:die Therapeut:in. Nur wenn ich optimal mit meinen Ressourcen verbunden bin, wenn ich mich maximal wohl und sicher fühle, dann kann ich auch am hilfreichsten für meine Klient:innen sein.

Normalisieren und Kontextualisieren: wie aus einem Problem eine Information wird

Dass unsere somatischen Marker – oder nach Frank Krause und Maja Storch (2018) unsere »somato-emotionalen Marker« – sich beim Arbeiten melden, ist im Grunde erwartbar und daher ganz normal. Wir arbeiten schließlich mit unserem Gefühlsapparat und der ist in alle Richtungen reagibel. Je gelassener wir also damit umgehen, dass wir als Therapeut:innen permanent Informationen aus dem neurorezeptiven Bereich (Porges u. Dana, 2019) erhalten, desto geringer die Wahrscheinlichkeit einer Problemtrance. Unser Nervensystem nimmt eben permanent sämtliche Informationen aus der Umgebung, aber auch aus dem Körperinneren auf, verarbeitet sie und nimmt anhand dieser Daten Einschätzungen zur Situation vor. So gesehen wären ein flauer Magen, ein situativer Blackout oder eine Welle der Trauer gar kein Problem, sondern eine Information. Wir erinnern uns an die »Wahrgebungen aus der ›inneren‹ und ›äußeren‹ Welt des Therapeuten und ihre Nutzung für zieldienliche therapeutische Kooperation« aus Kapitel 3 (Schmidt, 2000). Was will mein System mir damit mitteilen?

Fallbeispiel:

Rita und Ralf kommen in Paartherapie, weil sie das Gefühl haben, sich auseinandergelebt zu haben. Beide möchten wieder in Kontakt mit Lebendigkeit und Leidenschaft mit- und füreinander kommen. Die Therapeutin fragt nach dem Liebesmythos, nach Ausnahmen und Unterschieden im Erleben – wann war/ist es denn mal anders? – nach Bildern der guten Zukunft und arbeitet sich in drei Einheiten an allen möglichen Hypothesen und Interventionen ab. Die beiden antworten zwar brav auf alle gestellten Fragen, denken mit und denken nach, aber in Richtung Lebendigkeit und Leidenschaft schwingt das Pendel dennoch nicht aus. In der vierten Einheit klopft etwas erneut an, das die Therapeutin schon in den Einheiten davor bemerkt, aber als lästiges Unbehagen zur Seite geschoben hatte: ein Ziehen in der Brust und eine bleierne Traurigkeit. Diesmal erlaubt sie sich, diese somato-emotionalen Marker als nützliche Information wahrzunehmen und sagt: »Wissen Sie, ich kann es mir eigentlich nicht erklären, aber ich höre Ihnen zu und spüre vor allem Traurigkeit. Sie erzählen heute eigentlich von einem recht angenehmen Wochenende und ich könnte heulen. Liegt das an mir? Bin ich heute so sentimental?« Noch während die Therapeutin spricht, beginnt Rita still zu weinen. Ralf streichelt ihren Arm und reicht Taschentücher. Die Therapeutin wartet ab. Sie achtet währenddessen auf ihre Atmung und löst kleine Verspannungen im Körper, um sich zu sammeln und maximal mit ihren Ressourcen in Kontakt zu kommen. Nach einigen Minuten sagt Ralf: »Das hat vielleicht mit dem unerfüllten Kinderwunsch zu tun. Aber eigentlich hatten wir beschlossen, das zu begraben.« Rita nickt. Die Therapeutin fragt achtsam nach, ob sie das Thema trotzdem aufgreifen darf. Sie bietet den beiden eine Umdeutung an: Es könnte doch sein, dass, um nicht mit dem Schmerz der Kinderlosigkeit in Kontakt zu kommen, beide sich entschieden hätten, in eine Art Neutralitätstrance zu gehen. Die schütze zwar vor der Trauer, verhindere aber auch Lebendigkeit, Leichtigkeit und Leidenschaft? Ralf und Rita nicken. Das sei sehr stimmig. In weiterer Folge wird daran gearbeitet, der Trauer einen guten Platz zu geben, um wieder Raum zu schaffen für die Freude.

Problem-Lösungs-Yoga für Therapeut:innen

So wie die Problemtrance im Zusammenspiel mit dem Körper entsteht, so liegt auch die Lösung in der Einbeziehung des Körpers. Jeder neuronale Zustand ist eine Vernetzung von Fühl-, Denk-, Verhaltens- und Körpermustern. Zum Beispiel äußert sich eine Problemtrance bei der Therapeutin als Kooperation eines Gefühls (Furcht), einer Idee (»Das kann unmöglich geschafft werden!«), einer Reaktion (Thema schnell vermeiden!) und einer Körpersensation (Ziehen im Bauch). Gefühl und Glaubenssatz sind der Veränderung in situ kaum zugänglich. Und selbst wenn das Verhalten adaptiert wird, so bleibt die Problemtrance dennoch oft weiterbestehen. Am leichtesten veränderbar ist die Körperebene. Sobald die Atmung wieder ruhig und gleichmäßig fließt und alle Mikrotensionen gelockert sind, kann die Problemtrance nur unter großer Mühe aufrechterhalten werden. Die erste und wichtigste Frage bei Auftauchen einer negativen Therapeut:innentrance lautet daher: Wo im Körper spüre ich das? Und was braucht mein Körper, um sich wieder maximal sicher und wohlzufühlen?

Um diesen Wechsel der Ebenen zu trainieren und zu beschleunigen, können auch Therapeut:innen »Problem-Lösungs-Yoga« betreiben (s. Kapitel 6). Auch hier werden zunächst Problem-Zustand und Lösungs-Zustand modelliert: Fühlen? Denken? Verhaltensimpuls? Körpergefühl? Dazu passende Mimik und Gestik? Dann wird nacheinander in beide Zustände vollständig eingetaucht, vielleicht sogar mithilfe unterschiedlicher Positionen im Raum. Ist das gelungen, wird das Wechseln von Zustand A in Zustand B »trainiert« – hin, her, her, hin. In Supervisionen laden wir Paar- und Beziehungstherapeut:innen daher immer auch ein, schwierige Passagen »im Yoga-Style« zu lösen.[8]

Zum Ende dieses Kapitels noch einmal zurück zu einer sehr unangenehmen Situation (s. S. 215) und einer möglichen guten Wendung:

---

8 Für weitere Ideen zur Meisterung von Problemtrancen und zur Erforschung von Körperphänomenen empfehlen wir gerne das Buch »Und die Maus hört ein Rauschen. Hypnosystemisches Erleben in Therapie, Coaching und Beratung« von Martina Gross und Vera Popper (Gross u. Popper, 2022).

Fallbeispiel:

Zu Beginn der dritten Einheit mit Gerry und Anni kommt es zu einer unangenehmen Situation: Auf Nachfrage der Therapeutin, wie sich die Beziehung seit der letzten Stunde entwickelt hat, meint Gerry, sichtlich genervt: »Na wie soll sich's entwickelt haben? Schlecht natürlich! Nach der letzten Stunde – was glauben Sie denn?« Anni nickt.

Die Therapeutin fühlt plötzlich eine Mischung aus Scham, Überforderung, Ärger und Sprachlosigkeit. Ihre Finger beginnen zu kribbeln, sie wird rot und ein flaues Gefühl breitet sich im Bauchraum aus. In ihrem Kopf ist eine Leerstelle.

Sie atmet durch und spürt nach, wo genau im Körper sich dieses unangenehme Erleben am deutlichsten zeigt. Sie merkt eine große Anspannung im Schulterbereich und atmet dorthin, um den Körper bestmöglich zu entspannen. Dann nimmt sie eine ressourcenreiche Haltung ein – gerader Rücken, aber trotzdem in Kontakt mit ihrer Stuhllehne – und als sie sich wieder sicher und wohl fühlt, sagt sie Folgendes: »Oje! Das klingt ganz so, als ob in der letzten Einheit irgendetwas sichtbar geworden ist, was vorher verborgen war ... können Sie mir helfen und mir sagen, was das gewesen sein könnte?«

Als sie nach Ende der Einheit noch ein paar Minuten Zeit hat, überlegt die Therapeutin, welche Wechselwirkung hier wohl stattgefunden hat. Könnte es sein, dass es sicherer ist, die Therapeutin für das Unglück verantwortlich zu machen, als die Konsequenzen für Veränderung in Kauf zu nehmen? Würde das »Hinschauen« bei Anni und Gerry dieselbe Panikreaktion auslösen, wie bei der Therapeutin? Und was würde das für den weiteren Fortgang der Paartherapie bedeuten?

9.6 Auf einen Blick: Besondere Herausforderungen

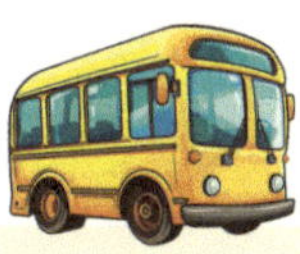

- In der Paar- und Beziehungstherapie sind einige Themen wie Polyamorie und komplexe familiäre Strukturen herausfordernder und verlangen von uns besondere Aufmerksamkeit.
- Bei Paaren mit Kindern ist es wichtig, Unterschiede zwischen der Liebesbeziehung und den elterlichen Dynamiken klar zu erkennen, um die therapeutischen Prozesse nicht zu vermischen.
- Diagnosen werden nicht als Ursachen für Beziehungskonflikte betrachtet, sind aber in ihrer Bedeutung für die Klient:innen mitzudenken.

- Im Verlauf einer Paar- oder Beziehungstherapie kann es zu Trennungen kommen, die für alle Beteiligten herausfordernd sind. Dieses Szenario gelassen einzukalkulieren, hilft, im Anlassfall arbeitsfähig zu bleiben.
- In der Therapie können sowohl Paare als auch Therapeuten in Problemtrancen geraten, die den Fortschritt erschweren.
- Diese Trancen entstehen oft durch negative Emotionen und Bewertungen während der Sitzungen, z. B. bei Konflikten oder emotionalen Reaktionen, die an frühere Erfahrungen erinnern. Therapeut:innen können sich dann in einem Zustand des Zweifels und der Überforderung wiederfinden.
- Therapeut:innen können lernen, ihre eigenen emotionalen Reaktionen zu normalisieren und als nützliche Informationen zu betrachten, statt sie als Probleme zu werten. Dies fördert Gelassenheit und hilft, den Fokus auf den therapeutischen Prozess zurückzulenken.
- Achtsamkeit für körperliche Sensationen und das gezielte Einsetzen von Strategien zur Entspannung können ebenfalls helfen, eine Problemtrance zu überwinden und wieder handlungsfähig zu werden.

10 Ankern kann man auch über Geschichten: zwei Fallerzählungen zum Schluss

In diesem Buch haben wir versucht, die Leser:innen mit auf die Reise durch unseren paar- und beziehungstherapeutischen Prozess zu nehmen. Jetzt, am Ende dieser Reise, ist hoffentlich klar geworden, wie wir hypnosystemische Paar- und Beziehungstherapie verstehen. Und so wie wir auch mit Paaren (bzw. Partner:innen) in der letzten Einheit das Gelungene und Gelernte noch einmal ankern, wollten wir auch für unsere Leser:innen die wichtigsten Inhalte noch einmal »vertäuen«. Wir haben lange diskutiert, wie wir das angehen könnten (Wiederholung der Überschriften? Ein Kompendium kleiner Merksätze? Ein Best-of?). Aber letztlich griffen wir auf eine Idee aus unserem ersten Buch zurück: Storytelling als die beste narrative Erinnerungshilfe. Deshalb hier zum Schluss noch zwei Fallerzählungen aus unserer eigenen Praxis.

10.1 Lotte und Leo

Am Ende eines langen Praxistages findet die Therapeutin eine Mitteilung auf der Sprachbox: Eine Frau – Lotte – bittet, merklich mit den Tränen kämpfend, um Rückruf. Beim darauffolgenden Telefonat dauert es nicht lange, bis sie zu weinen beginnt, das Wort »Affäre« fällt und sie sagt: »Die Beziehung hängt an einem seidenen Faden.«

Die Therapeutin unterbricht und weist einfühlsam, aber deutlich auf die Neutralitätsbedingungen hin – alles, was sie hier und heute hört, würde im Falle eines Erstgesprächs für beide Partner:innen offengelegt. Ob Lottes Mann denn auch an einer gemeinsamen Paartherapie interessiert wäre? Lotte bejaht. Ein Termin wird vereinbart.

Beim Erstgespräch erklärt die Therapeutin zunächst die Rahmenbedingungen bzw. »Spielregeln« und wendet sich dann Lottes Mann, Leo, zu. Ob er wisse, was sie mit Lotte am Telefon vorbesprochen hat? Leo bejaht. Ja, seine Affäre sei der Auslöser für die Krise gewesen, aber nicht die Ursache. Und er sähe das ähnlich, die Situation sei wirklich »kurz vor knapp«. Die Therapeutin markiert, dass sie die Dringlichkeit wahrgenommen habe, sich aber trotzdem erlaube, mit einer gewissen Langsamkeit vorzugehen, ob das ok sei. Beide bejahen.

In der Anamnese zeigt sich Folgendes:

- Lotte und Leo sind 33 bzw. 35 Jahre alt und seit sechs Jahren ein Paar.
- Sie haben zwei Söhne, zweieinhalb und fast vier Jahre alt. Der zweite Sohn war ein Frühchen, die Anfangszeit war belastend und überfordernd.
- Vor etwa fünf Monaten ist Lotte in Teilzeit wieder in ihren Beruf als Projektmanagerin zurückgekehrt. Die Kinder sind in der Kita.
- Etwa zur gleichen Zeit begann Leo mit einer berufsbegleitenden Weiterbildung, die vor allem an den Wochenenden stattfindet.
- Dort hat er Sarah kennengelernt, mit der er eine Affäre begann.
- Vor etwa drei Wochen kam Lotte dahinter, seither schläft Leo im Kinderzimmer. Die Stimmung ist am Nullpunkt.
- Leo hat die Affäre umgehend beendet.

Die Therapeutin erfragt den Auftrag: Angenommen, hier würde die für beide bestmögliche Paartherapie stattfinden – was wäre am Ende der Therapie anders? Beide wünschen sich grundsätzlich eine liebevolle, stabile Beziehung, in der die Freude mit- und aneinander wieder Einzug gehalten hat. Aufgrund der aktuellen Ereignisse müsste jedoch zunächst geklärt werden, ob beide der Beziehung überhaupt noch eine Chance geben wollen. Ein »Clearing«-Auftrag wird verhandelt: Helfen Sie uns zunächst herauszufinden, ob wir uns trennen oder bleiben wollen. Erst danach könne über alles andere geredet werden. In den kommenden zwei Einheiten werden also vor allem folgende Fragen mit Lotte und Leo verhandelt:

- Bis wann wäre es gut, eine Entscheidung getroffen zu haben? (Etwa in drei Monaten sollte es Klarheit geben.)
- Woran wäre Klarheit erkennbar? Was ist im Falle von Klarheit anders? (Auszug von Leo bei Trennen. Offenheit für Paartherapie bei Bleiben.)
- Was bedingt die Ambivalenz? Wieso trennen sie sich nicht einfach?

Vor allem der letzte Punkt eröffnet neue Räume: Statt zu wiederholen, was als verletzend, empörend, ungerecht etc. erlebt wird (und daher für eine Trennung spricht) wird nun in den Blick genommen, was »trotz alledem« gelingt (und daher eher für das Zusammenbleiben spricht). Anstatt jeden Vorwurf mit einem Gegenvorwurf zu beantworten, beginnen die beiden nun in die andere Richtung zirkulär aufeinander zu reagieren: Leo erzählt, was er an Lotte eigentlich zauberhaft findet und warum sie die beste Mutter für seine Kinder sei. Lotte antwortet, dass Leo der intelligenteste Mann sei, den sie je kennengelernt habe und wie liebevoll er mit den Söhnen sei. Die Therapeutin führt erstmals die Idee der »Seiten« ein. Beide finden diesen Blickwinkel hilfreich. Die ressourcenreichen Anteile treten wieder in den Blick und nach etwa zwei Monaten treffen die beiden die Entscheidung, zusammenzubleiben und gemeinsam an ihrer Beziehung zu arbeiten.

Die Therapeutin konkretisiert den Auftrag: Was genau würde »daran arbeiten« bedeuten? Was sei nach dieser »Arbeit« anders? Die Antworten lauten wie folgt:

- Lotte könnte Leo vergeben. Das Thema Affäre würde nicht mehr dauernd zwischen ihnen stehen.
- Künftige Konflikte würden anders ausgetragen werden.
- Beide würden wieder viel mehr miteinander lachen.
- Beide hätten wieder Lust auf Sexualität.

Die Therapeutin interessiert sich nun besonders für die bisher »misslingenden Konflikte«: Was genau heißt das? Lotte und Leo beschreiben, dass es seit der Geburt der Kinder immer mehr Differenzen gab. Die Konflikte hätten sich über die Jahre vervielfacht. Meinungsverschiedenheiten liefen dann immer gleich ab.

Die Therapeutin normalisiert zunächst: Zwei Kinder unter vier, das zweite Kind ein Frühchen – das sei für jede Paarbeziehung ein Stresstest. Überforderung bzw. »unmögliche« Herausforderungen in dieser anstrengenden Zeit würden alle Paare in eine Engführung bringen, da seien Lotte und Leo nicht das einzige Paar. Die beiden fühlen sich ein wenig entlastet – womöglich liegt es nicht nur an ihnen, sondern auch an den Umständen!

In weiterer Folge erarbeitet die Therapeutin mit den beiden den Vulnerabilitäts-Schutz-Zirkel:

- Wenn Leo geistig abwesend ist, fühlt Lotte sich bedroht. Sie beginnt dann, seine Aufmerksamkeit zu »testen«, indem sie »wie ein Wasserfall« auf ihn einredet.
- Wenn Lotte permanent auf Leo einredet, fühlt Leo sich bedrängt. Er beginnt dann, sich in sein Schneckenhaus zurückzuziehen.

Die Therapeutin reframed diesen Kreislauf als »gegenseitige Problemtrance«, ein Begriff, den beide anschlussfähig finden. Sie bittet die beiden, einen Namen dafür zu finden (»Wasserschneckentrance«) und zu beobachten, wann, wo und wie sie diese Trance miteinander koproduzieren.

In den folgenden Einheiten erleben zwar beide eine positive Veränderung, allerdings auch viele »Rückfälle« in das alte lähmende Muster. Die Therapeutin bietet an, auf eine Idee zurückzugreifen, die schon mal Thema war: das Seitenmodell. Sie erarbeitet nun mit beiden jene Seiten, die als »besonders förderlich« bzw. »eher hinderlich« für die Beziehung erlebt werden.

- Lotte hat eine sehr liebevolle und mutige Seite, die sich wunderbar mit jener Seite Leos trifft, die als humorvoll und fürsorglich beschrieben wird.
- Leo hat eine frustrierte und genervte Seite, die sich sehr schlecht mit Lottes kränkbarer und trotziger Seite verträgt.

Das Paar wird eingeladen, zu experimentieren: Was passiert, wenn Lottes liebevoll-mutige Seite auf Leos frustriert-genervte Seite trifft? Wie reagiert Lottes kränkbar-trotzige Seite auf Leos humorvoll-fürsorglichen Anteil? Auch diesen Impuls finden beide zwar sehr hilfreich und es gelingen durchaus Unterschiedsbildungen im Alltag. Die Rückfallquote aber bleibt unbefriedigend.

In der sechsten Einheit holt die Therapeutin sich deshalb die Lizenz zur Biografiearbeit: »Manchmal gibt es historisch gute Gründe, sich auf die eine oder andere Weise zu verhalten, auch wenn es in der Beziehung ja gar nicht hilfreich ist – haben Sie Lust, da hinzuschauen?« Die beiden bejahen und das Los entscheidet, wer beginnt.

- In Leos Biografie zeigen sich gute Gründe, mit Rückzug auf emotionale Überforderung zu reagieren. Seine Mutter trug dem Vater ein Leben lang nach, dass sie für ihn auf die Karriere verzichtet hatte. Sie klagte viel und war scheinbar niemals zufrieden. Besonders ihren erstgeborenen Sohn Leo (der »Anlass« für die Heirat der Eltern) hatte sie oft »am Kieker«. Nichts konnte er ihr recht machen. Der Vater schwieg meistens dazu. Leo war oft frustriert bzw. genervt, hatte aber gelernt, dass Diskutieren und Rechtfertigen die Situation eher verschlechterte. Also lernte er früh, sich in sein Schneckenhaus zurückzuziehen und die Klagen der Mutter an sich abperlen zu lassen.
- Ebenso hatte Lotte gute Gründe, Aufmerksamkeit aktiv einzufordern: Als vierte von fünf Töchtern hatte sie immer das Gefühl »nur mitzulaufen«. Nur wenn sie laut wurde und persistent ihre Wünsche wiederholte, bekam sie ausreichend Gehör. So hatte sie sich ihr eigenes Konfirmationskleid »erstreiten« müssen, es war das erste Kleidungsstück, das nur ihr gehörte.

Beide waren jeweils am Ende der Einheit sehr berührt über die Erzählung der anderen Person. »So« hätten sie das noch nie nachempfinden können, jetzt mache vieles viel mehr Sinn und die jeweilige Verhaltensweise wäre erstmals nachvollziehbar. An dieser Stelle änderte sich substanziell etwas an der Beziehungsdynamik der beiden. Die Rückfälle nahmen deutlich ab bzw. wurden mit einer anderen Bedeutung versehen: Es handelte sich nun um »normale

Konflikte« statt wie früher um »unerträgliche Streitereien«. Die Therapeutin nahm dies zum Anlass, um den Fortgang der Paartherapie zu evaluieren. Was war gelungen im Sinne des Auftrages? Was noch offen? Lotte und Leo bewerteten den Prozess wie folgt:

- Lotte könnte »fast« vergeben. Der Fokus sei aber jedenfalls von der Affäre weg und hin zur Beziehungsgestaltung gewandert.
- Konflikte würden nun tatsächlich anders ausgetragen werden.
- Beide könnten auch wieder viel mehr miteinander lachen.
- Gemeinsame Sexualität habe aber noch nicht wieder Einzug gehalten.

Die Therapeutin fragt nach, was in der Paartherapie passieren müsste, um das Ziel zur Gänze zu erreichen. Lotte meint, der »Rest« an Misstrauen und Enttäuschung bezüglich der Affäre stünde ihr wahrscheinlich im Weg, um sich Leo auch körperlich wieder anzunähern. Leo meint, er wäre zwar schon bereit zu Sexualität, habe aber keine Ahnung, was er tun oder lassen könne, um ihrem »Rest« entgegenzukommen. Die Affäre sei für ihn längst Vergangenheit, er bereue diesen Fehler ja auch zutiefst, habe das mehrfach beteuert und sei nun für einen Neustart: »Strich drunter, Schwamm drüber!« Beide zeigen sich ratlos, der Prozess stockt. Die Therapeutin ist zunächst ebenso ratlos. Sie spürt ein etwas wattiges Gefühl im Kopf und einen Kloß im Hals. Sie erlaubt sich, diesem Gefühl kurz nachzuspüren. Es ist Einsamkeit, gepaart mit Traurigkeit. Da hat die Therapeutin eine »Wahrgebung«. Sie fragt, ob sie etwas ausprobieren dürfe mit den beiden. Sie bejahen. Die Therapeutin sagt: »Ich würde jetzt ein paar Sätze sagen und Sie prüfen dann immer ganz genau, ob das jeweils stimmig ist oder nicht. Und wenn es stimmig ist, dann wiederholen Sie den Satz in Ihren eigenen Worten. Und wenn es nicht stimmig ist, dann sagen Sie mir das. Gehen Sie gar nicht so mit dem Inhalt, gehen Sie wirklich nur mit der Stimmigkeit. Können wir das so machen?« Die beiden bejahen.

- Die Therapeutin schaut Leo an und sagt: »Ich glaube, ich habe der Affäre weniger Bedeutung gegeben als du. Stimmig?« Leo bejaht. Die Therapeutin bittet ihn nun, den Satz in seinen eigenen Worten an Lotte gewandt zu wiederholen. Dann fährt sie mit weiteren Sätzen fort, die Leo jeweils – nach Prüfung der Stimmigkeit – an Lotte gewandt wiederholt:
- »Ich habe ja sofort Schluss gemacht und für mich war es dann emotional erledigt.« (Stimmig) »Aber ich glaub' ich habe wahrscheinlich zu wenig verstanden, was das emotional für dich bedeutet hat.« (Stimmig) »Ich kann mir vorstellen, dass du dich sehr traurig und einsam gefühlt hast.« (Stimmig) »Und ich kann das jetzt gut sehen und es tut mir so leid, dass du dich so gefühlt hast.« (Stimmig)

- Während Leo die Sätze prüft und wiederholt, beginnt Lotto, leise zu weinen. Sie nickt viel, wirkt tief berührt und als er den letzten Satz nachspricht, nimmt sie seine Hand und flüstert ein Danke. Die Therapeutin lässt den beiden ein paar Minuten des Schweigens, in denen sie einander umarmen, an den Händen halten und in die Augen blicken.
- Dann holt sie tief Luft und fragt, ob Lotte auch bereit wäre, ein paar Sätzen nachzuspüren; sie bejaht ebenfalls. Folgende Inhalte prüft Lotte auf Stimmigkeit:
- »Danke, dass du das spürst und sagst.« (Stimmig) »Ich war wirklich sehr einsam in dieser Zeit. (Stimmig) Aber ich kann mir vorstellen, dass du dich in den letzten Monaten auch allein und abgelehnt gefühlt hast.« (Stimmig) »Ich wollte dich nicht bestrafen. Ich war nur so gefangen in meinem Schmerz.« (Stimmig) »Es tut mir leid, dass du dich so gefühlt hast.« (Stimmig) »Und ich wünsche mir, dass wir uns nie wieder so allein lassen.« (Stimmig)
- Auch Leo ist sehr bewegt. Er nimmt Lotte in den Arm und streicht ihr über den Rücken. Wieder vergehen ein paar stille Momente.

Die Therapeutin lässt die Sitzung nachwirken, ohne noch viele Kommentare dazu abzugeben. Beim nächsten Termin wird wieder evaluiert. Was ist seit der ersten Sitzung geschehen, wie hat sich der Prozess entwickelt, was ist gelungen, was eventuell offengeblieben? Lotte und Leo blicken noch einmal zurück und erzählen nun von einer großen Nähe seit der letzten Einheit. Auch körperlich seien sie einander wieder nahegekommen. Es gehe ihnen sehr gut. Eigentlich sei nichts offengeblieben. Die Therapeutin sorgt noch für einen letzten Transfer und fragt, was Lotte und Leo im Zuge der Paartherapie gelernt haben, was Ihnen helfen wird, künftige Probleme kompetent allein zu lösen. Und sie lädt das Paar ein, diese bedeutende Phase in ihrer Beziehung mit einem kleinen Ritual zu markieren. Am Ende der Stunde wünscht sie Lotte und Leo alles Gute und beendet den Prozess.

10.2 Paul und Lisa

Lisa (44) und Paul (46) sind seit zehn Jahren verheiratet und haben eine 8-jährige Tochter. In den letzten zwei Jahren haben sie Schwierigkeiten in ihrem Sexualleben erlebt. Lisa fühlt sich von Paul emotional distanziert, während Paul über sexuelle Unlust klagt. Beide sind frustriert und enttäuscht, was zu wiederkehrenden Konflikten mit gegenseitigen Vorwürfen und einem allgemeinen Gefühl der Entfremdung in ihrer Beziehung führt.

In der ersten Sitzung beschreibt Lisa, dass sie sich in der Beziehung nicht mehr begehrt fühlt, und dass die Intimität zwischen ihnen fast vollständig verschwunden ist. Ab und an würden sie noch vor dem Fernseher kuscheln, wenn sie initiativ werde und Nähe suche. Paul gibt an, dass er sich gestresst von der Arbeit fühlt. Er wurde vor einiger Zeit zum Projektleiter ernannt und ist intensiv damit beschäftigt, ein neues Produkt am Markt zu etablieren. Er erlebt einerseits viel Freude durch die Arbeit, andererseits kosten ihn die vielen Geschäftsreisen ins Ausland auch einiges an Energie. Dadurch denke er, dass seine Lust auf Sex stark zurückgegangen sei. Durch die Exploration der beiden Problemerzählungen vermutet der Therapeut, dass es bei beiden mehr als nur sexuelle Probleme gibt. Über Erotik und Sexualität erschließen sich meist grundlegende Lebensthemen. Seiner Erfahrung nach geht es fast nie einfach um Sex, sondern vor allem um die Vorstellungen und Bedeutungen, die jeder Mensch vor dem Hintergrund seiner Geschichte damit verknüpft – persönliche Bedeutungen, Bedeutung in der aktuellen Lebensphase, Bedeutungen für das eigene Selbstwertgefühl, das Mann- oder Frausein, Bindung und Partnerschaft. Im Lauf eines Lebens oder einer Beziehung verändert sich die sexuelle Aktivität in ihrer Häufigkeit und Qualität – das beeinflusst auch die erotische Bedeutungswelt.

Der Therapeut beginnt mit einer Ressourcenaktivierung, um positive Erinnerungen und Erlebnisse zwischen Lisa und Paul hervorzurufen. Er bittet beide, sich an einen Moment in ihrer Beziehung zu erinnern, in dem sie sich besonders verbunden fühlten. Diese positive Erinnerung hilft, eine Basis für die weitere Arbeit zu schaffen.

Der Therapeut führt das Paar in einen entspannten Zustand. Er verwendet eine sanfte, beruhigende Stimme und bittet sie, sich an einen sicheren Ort zu denken, an dem sie sich wohl und geborgen fühlen. Dies kann die eigene Wohnung, ein Strand oder ein anderer vertrauter Ort sein. In der Trance bittet der Therapeut Lisa und Paul, sich ein Symbol oder Bild vorzustellen, das ihre gegenwärtigen sexuellen Schwierigkeiten repräsentiert. Lisa sieht ein verschlossenes Schloss, während Paul einen dichten Nebel wahrnimmt. Beide beschreiben ihre Bilder und die damit verbundenen Gefühle. Der Therapeut ermutigt Lisa und Paul, in ihrer Trance mit ihren Symbolen zu interagieren. Lisa stellt sich vor, dass sie das Schloss mit einem Schlüssel öffnet, der für ihre Kommunikation und Intimität steht. Paul stellt sich vor, dass der Nebel sich lichtet und die Sicht auf seine Bedürfnisse und Wünsche klarer wird. Diese visualisierten Veränderungen helfen, neue Perspektiven und Lösungen zu finden.

Der Therapeut leitet das Paar an, sich eine Zukunft vorzustellen, in der ihre sexuellen Probleme gelöst sind. Er fragt sie, wie ihre Beziehung in dieser Zukunft aussieht und welche Schritte sie unternehmen müssen, um dorthin zu gelangen.

Lisa und Paul beschreiben eine Beziehung voller Intimität, offener Kommunikation und gegenseitiger Unterstützung. Nach der Trance bringt der Therapeut das Paar behutsam zurück in den gegenwärtigen Raum. Er ermutigt sie, ihre Erfahrungen während der Sitzung zu teilen und darüber zu sprechen, was sie gelernt haben und welche Schritte sie in den kommenden Wochen unternehmen möchten.

In den folgenden Sitzungen arbeiten der Therapeut und das Paar daran, die neu gewonnenen Einsichten in den Alltag zu transferieren. Dazu gehören:

Mit dem Erarbeiten des Vulnerabilitäts-Schutz-Zirkels können sie erkennen, in welcher Dynamik sie sich befinden und dass Sehnsüchte hinter den wahrgenommenen Vorwürfen stehen. Dieses Reframing ermöglicht es ihnen, wohlwollender auf die Bedürfnisse des Gegenübers zu reagieren. Lisa und Paul lernen, ihre Bedürfnisse und Wünsche offen und respektvoll zu kommunizieren. Sie üben, aktiv zuzuhören und empathisch aufeinander einzugehen.

Das Paar erhält Aufgaben, um ihre Intimität außerhalb des Schlafzimmers zu fördern, wie z. B. gemeinsame Spaziergänge, das Teilen von Gedanken und Gefühlen oder das Ausprobieren neuer Aktivitäten als Paar. Paul und Lisa beginnen wieder, gemeinsamen lustvollen Erlebnissen nachzugehen wie dem Besuch von Museen. Sie beide lieben Kunst und das anschließende Gespräch über das Erlebte und Wahrgenommene. Dabei schätzen die beiden die unterschiedlichen Perspektiven und erleben diese Differenz als befruchtend und anregend. Es gelingt so auch, einen anderen Blick auf Differenzen im sexuellen Begehren zu erhalten und dies ebenfalls als befruchtend und anregend, und weniger als störend und trennend zu bewerten.

Nach mehrere Sitzungen zeigt sich eine deutliche Verbesserung in der Beziehung von Lisa und Paul. Der Therapeut evaluiert das Gelungene: Beide haben gelernt, offener miteinander zu kommunizieren, ihre emotionalen Bedürfnisse zu erkennen und sich gegenseitig zu unterstützen. Ihre sexuelle Beziehung hat sich ebenfalls verbessert, und sie fühlen sich einander wieder näher. Auch wenn Lisa noch mehr Lust auf Sex hat als Paul, kann sie nun erkennen, dass es mehrere Schlüssel gibt, ihr Schloss zu sperren. Es muss nicht immer Paul sein. Sie erlebt erstmals eine Selbstermächtigung, sich selbst um sich und Ihre Lust kümmern zu wollen – im Solo-Sex. Angeregt durch seine experimentierfreudige Frau, spürt Paul, wie sich der Nebel mehr und mehr zurückzieht. Er findet es erregend, sich mit Lisa über ihre Lust und Freude an der Selbstbefriedigung auszutauschen, und aus dem ein oder anderen Gespräch entsteht eine Sehnsucht nach gemeinsamer Sexualität, der die beiden – sollte es das Familienleben erlauben – lustvoll nachgehen.

Der Therapeut sichert die Ergebnisse mit den beiden noch einmal ab und beendet den Prozess.

Übersicht über die Interventionen

Name der Intervention	Anzuwenden im Kontext von	Seite
Vorgehen »No Secrets« Policy	Contacting und Contracting	58
Checkliste zum Erstgespräch mit Paaren	Auftragsklärung und Anamnese	60
Nützliche Fragen zum Überweisungskontext	Auftragsklärung und Anamnese	66
Nützliche Fragen zur Problemerkundung	Auftragsklärung und Anamnese	69
Nützliche Fragen zur Zielerkundung	Auftragsklärung und Anamnese	71
Die Wunderfrage für Paare und Beziehungskonstellationen	Auftragsklärung und Anamnese	76
Das Gesundheitsbild für zwei oder mehr	jederzeit möglich	81
Das gemeinsame Vermögen	jederzeit möglich	82
Checkliste für das Folgegespräch	Auftragsklärung und Anamnese	85
Unterschiede in der Grundprägung ins Spiel bringen	Normalisieren und Kontextualisieren	94
Der Vulnerabilitäts-Schutz-Zirkel	Mustererkennung und -unterbrechung	103
Wahrgebungen nutzen	Musterunterbrechung	107
Rosen und Steine	Musterunterbrechung	110
Die Konfliktverlaufskurve	Musterunterbrechung	112
Tetralemma bei Zielkonflikten	Musterunterbrechung	115
Erkennen der apokalyptischen Reiter	Musterunterbrechung	117
Interview mit der Liebe	Musterunterbrechung	119
Verwirrtaktiken nutzen	Musterunterbrechung	120
So tun als ob	Musterunterbrechung	121
Komplimenteregen	Musterunterbrechung bzw. jederzeit möglich	125
Sensate Focus für zwei (oder mehr)	Musterunterbrechung	127

Name der Intervention	Anzuwenden im Kontext von	Seite
Teilearbeit einführen	Normalisieren, Teilearbeit	132
Explorieren der Anteile	Teilearbeit	134
Die Seiten des Lusterlebens	Teilearbeit	139
Teile unterm Mikroskop	Teilearbeit	140
Validieren als Umstiegshilfe	Teilearbeit	144
Skulpturarbeit	Teilearbeit	149
Problem-Lösungs-Yoga für zwei (oder mehr)	Musterunterbrechung, Teilearbeit	150
Somatische Fokussierung	Teilearbeit	151
Systembrett für zwei	Teilearbeit	153
Stühletechnik	Teilearbeit	153
Storytelling	Teilearbeit, Abschluss	155
Rituale	Teilearbeit, Abschluss	156
Trancen und Imaginationen für zwei	Teilearbeit	158
Transfer/Hausaufgaben zur Teilearbeit	Teilearbeit	160
Genogrammarbeit mit Paaren und Beziehungen	Biografiearbeit	166
Arbeit mit inneren Kindanteilen	Biografiearbeit	171
Ankertechniken	Evaluation und Abschluss	185
Abschlussrituale	Evaluation und Abschluss	186
Storytelling: die Liebegeschichte 2.0	Evaluation und Abschluss	188
Rückfallprophylaxe	Evaluation und Abschluss	190
Nützliche Fragen zur Trennungsbegleitung	Auftragsklärung bzw. jederzeit möglich	211
Problem-Lösungs-Yoga für Therapeut:innen	jederzeit möglich	220

Literatur

Anderson, H., Goolishian, H. A., Windermand, L. (1986). Problem determined systems: Towards transformation in family therapy. Journal of Strategic and Systemic Therapies, 5 (4), 1–13.

Bateson, G. (1985). Die logischen Kategorien von Lernen und Kommunikation. In G. Bateson, Ökologie des Geistes (S. 362–399). Frankfurt a. M.: Suhrkamp.

Berg, I., Miller, D. (1992). Working with the problem drinker. A solution-focused approach. New York: W. W. Norton and Company.

Bernt, C., Henz, K. (2024). Pas de deux – das Genogramm als paartherapeutische Intervention. In M. Borcsa, I. Daure (Hrsg.), Genogramme: Ein Handbuch für die systemische Praxis und Forschung (S. 42–54). Göttingen: Vandenhoeck & Ruprecht.

Bohus, M., Wolf-Arehult, M. (2013). Interaktives Skillstraining für Borderline-Patienten. Das Therapiemanual (2. Aufl.). Stuttgart: Schattauer.

Clement, U. (2016). Systemische Sexualtherapie. Stuttgart: Klett-Cotta.

Clement, U. (2021). Dynamik des Begehrens: Systemische Sexualtherapie in der Praxis Heidelberg: Carl-Auer.

Ciompi, L. (1997). Die emotionalen Grundlagen des Denkens. Entwurf einer fraktalen Affektlogik. Göttingen: Vandenhoeck & Ruprecht.

Coughlin, K. (2024). Making a »No Secrets« Policy for couples and family counseling. https://www.joinuplift.co/grow-your-practice/making-a-no-secrets-policy-for-couples-and-family-counseling (Zugriff am 10.02.2025).

Daitch, C.(2016). Affektregulation. Hypnotherapeutische Interventionen für überreaktive Klienten. Heidelberg: Carl-Auer.

Damásio, A. (1994). Descartes' Irrtum – Fühlen, Denken und das menschliche Gehirn. München: List.

Dana, D. (2021). Die Polyvagal-Theorie in der Therapie: Den Rhythmus der Regulation nutzen (3. Aufl.). Lichtenau: G. P. Probst Verlag.

Davis, H. IV, Dhillon, A. M. (1989). Prediction of early attrition from couple therapy. Psychological Reports, 65 (3), 899–902.

DeLamater, J., Plante, R. (2015). Handbook of the Sociology of Sexualities. Cham: Springer.

De Shazer, S. (1988). Clues: Investigating solutions in brief therapy. New York: Norton & Company.

De Shazer, S. (2002). Der Dreh. Überraschende Wendungen und Lösungen in der Kurzzeittherapie (7. Aufl.). Heidelberg: Carl-Auer.

Easton, D., Hardy, J. (2009). The ethical slut: A practical guide to polyamory, open relationships & other adventures (2. Aufl.). Berkeley: Celestial Arts.

Eck, A. (2020). Sexuelle Fantasien in der Therapie. Göttingen: Vandenhoeck & Ruprecht.

El Hachimi, M. (2022). Paartherapie – Bewegende Interventionen. Tools für Therapeuten und Berater. Heidelberg: Carl-Auer.

Ewald, E., Ulbrich, L., Kröger C. (2021). Verhaltenstherapeutische Paartherapie. Stuttgart: Kohlhammer.

Feil, N., de Klerk-Rubin, V. (2023). Validation: Ein Weg zum Verständnis verwirrter alter Menschen (12. Aufl.). München: Ernst Reinhardt Verlag.
Frank, J. D. (1961). Persuasion and healing: a comparative study of psychotherapy. Baltimore: The Johns Hopkins University Press.
Glasersfeld, E. von (1992). Aspekte des Konstruktivismus: Vico, Berkeley, Piaget. In G. Rusch, S. J. Schmidt (Hrsg.), Konstruktivismus: Geschichte und Anwendung (S. 20–32). Frankfurt a. M.: Suhrkamp.
Gottmann, J., Silver, N. (2023). The seven principles for making marriage work. New York: Harmony Books.
Grawe, K., Donati, R., Bernauer, F. (1994). Psychotherapie im Wandel. Von der Konfession zur Profession (3. Aufl.). Göttingen: Hogrefe.
Gross, M., Popper, V. (2022). Und die Maus hört ein Rauschen. Hypnosystemisches Erleben in Therapie, Coaching und Beratung. Heidelberg: Carl-Auer.
Grossmann, K. (o. J.). Ergebnisse therapeutischer Wirkforschung. http://www.lasf.at/wp-content/uploads/2016/10/Grossmann_Ergebnisse_th.Wirkforschung_2012.pdf (Zugriff am 09.01.2025).
Grossmann, K. (2012). Langsame Paartherapie. Heidelberg: Carl-Auer.
Hebb, D. O. (2002). The organization of behavior. A neuropsychological theory. Mahwah, NJ: Lawrence Erlbaum Books.
Heintel, P. (2012). Angst als Preis der Freiheit. In D. Goltschnigg (Hrsg.), Angst. Lähmender Stillstand und Motor des Fortschritts (S. 39–47). Tübingen: Stauffenburg.
Henderson, C., Ginn, S. (2012). Social psychiatry and sociology. In P. Wright, J. Stern, M. Phelan (Eds.), Core Psychiatry (3rd ed., pp. 95–103). Philadelphia: W. B. Saunders/Elsevier.
Hendrix, H. (2009). So viel Liebe wie du brauchst. Der Wegbegleiter für eine erfüllte Beziehung (3. Aufl.). Vachendorf: Renate Götz Verlag.
Henz, K., Bernt, C. (2023). 99 ½ Tipps für Paartherapeut:innen. Göttingen: Vandenhoeck & Ruprecht.
Hess, T. (2018). Lehrbuch für die systemische Arbeit mit Paaren. Heidelberg: Carl-Auer.
Hesse, P. (2009). Teilearbeit. Konzepte von Multiplizität in ausgewählten Bereichen moderner Psychotherapie (2. Aufl.). Heidelberg: Carl-Auer.
Huber, M. (2003). Wege der Trauma-Behandlung. Paderborn: Junfermann.
Huber, M. (2005). Der innere Garten. Ein achtsamer Weg zur persönlichen Veränderung (3. Aufl.). Paderborn: Junfermann.
Jones, E., Asen, E. (2002). Wenn Paare leiden. Wege aus der Depressionsfalle. Dortmund: verlag modernes lernen/Borgmann GmbH & Co. KG.
Kachler, R. (2015). Die Therapie des Paar-Unbewussten. Ein tiefenpsychologisch-hypnosystemischer Ansatz. Stuttgart: Klett-Cotta.
Kahn, G. (2008). Das Innere-Kinder-Retten – eine Methode der imaginativen Traumatherapie. Trauma & Gewalt, 1, 48–52. https://www.traumatherapie.de/users/kahn/kahn.html (Zugriff am 04.12.2024).
Kahneman, D. (2011). Schnelles Denken, Langsames Denken. München: Siedler Verlag.
Kindl-Beilfuß, C. (2015). Fragen können wie Küsse schmecken. Systemische Fragetechniken für Anfänger und Fortgeschrittene (6. Aufl.). Heidelberg: Carl-Auer.
Klann, N., Hahlweg, K. (1994). Beratungsbegleitende Forschung. Evaluation von Vorgehensweisen in der Ehe-, Familien- und Lebensberatung und ihre spezifischen Auswirkungen. Stuttgart: Kohlhammer.
Krause, F., Storch, M. (2018). Ressourcen aktivieren mit dem Unbewussten. Manual und ZRM Bildkartei (2., überarb. u. erw. Aufl.). Bern: Hogrefe.
Lindemann, H.(2019). Konstruktivismus, Systemtheorie und praktisches Handeln. Eine Einführung für pädagogische, psychologische, soziale, gesellschaftliche und betriebliche Handlungsfelder. Göttingen: Vandenhoeck & Ruprecht.

Lepore, J. (2010). Fixed. The rise of marriage therapy, and other dreams of human betterment. The New Yorker, 22.03.2010. https://www.newyorker.com/magazine/2010/03/29/fixed (Zugriff am 09.12.2024).
Levold, T., Wirsching, M. (2021). Systemische Therapie und Beratung – das große Lehrbuch (4. Aufl.). Heidelberg: Carl-Auer.
Luborsky, L., Singer, B., Luborsky, L. (1975). Comparative studies of psychotherapies: Is it true that ›everyone has won and all must have prices‹? Archives of General Psychiatry, 32, 995–1008.
Ludewig, K. (2015). Systemische Therapie. Grundlagen, klinische Theorie und Praxis. Heidelberg: Carl-Auer.
Masters, W. H., Johnson, V. E., Kolodny, R. C. (1994). Heterosexuality. New York: Harper Collins.
Maturana, H., Varela F. (1990). Der Baum der Erkenntnis. Die biologischen Wurzeln des menschlichen Erkennens. München: Goldmann.
Merl, H. (2018). Das Gesundheitsbild. Lösungen durch Intuition. Wien: heugelsolution press.
Miller, W., Rollnick, S. (2023). Motivational interviewing. Helping people change and grow (4th ed.). New York/London: The Guilford Press.
Neuberger, S., Lenz, C., Seidler, I. (2020). Systemische Familientherapie (Praxis Psychotherapie Band 1). Wien: Facultas.
Pfeiffer, W. (1991). Wodurch wird ein Gespräch therapeutisch? Zur kulturellen Bedingtheit psychotherapeutischer Methoden. Psychotherapie, Psychosomatik und medizinische Psychologie, 41, 93–101.
Phang, A. (2023). What is a »No Secrets« Policy? Understanding therapy consent forms. https://simpleetherapy.com/2021/08/23/no-secrets-policy/ (Zugriff am 10.02.2025).
Porges, S. (2010). Die Polyvagal-Theorie: Neurophysiologische Grundlagen der Therapie. Emotionen, Bindung, Kommunikation und ihre Entstehung (2. Aufl.). Paderborn: Junfermann.
Porges, S., Dana, D. (2019). Klinische Anwendungen der Polyvagal-Theorie. Ein neues Verständnis des Autonomen Nervensystems und seiner Anwendung in der therapeutischen Praxis. Lichtenau: G. P. Probst Verlag.
Reddemann, L. (2004). Psychodynamische Imaginative Traumatherapie. PITT – Das Manual. Stuttgart: Klett-Cotta.
Reddemann, L. (2016). Imagination als heilsame Kraft: Ressourcen und Mitgefühl in der Behandlung von Traumafolgen. Stuttgart: Klett-Cotta.
Reiter-Theil, S., Reiter, L., Steiner, E., Much, M. (1985). Einstellung zur Eheberatung und Beratungserfolg. Familiendynamik – Interdisziplinäre Zeitschrift für systemorientierte Praxis und Forschung, 10 (2), 147–169.
Rescio, S.-S. (2017). Sex & Achtsamkeit. Sexualität, die das ganze Leben berührt. Bielefeld: J. Kamphausen.
Retzer, A. (1996). Liebe ist kein Gefühl. Heidelberg: Carl-Auer-Systeme.
Retzer, A. (2007). Systemische Paartherapie (3. Aufl.). Stuttgart: Klett-Cotta.
Riemann, F. (1961/2019). Grundformen der Angst (45. Aufl.). München: Ernst Reinhardt.
Roediger, E., Behary, W., Zarbock, G. (2013). Passt doch! Paarkonflikte verstehen und lösen mit der Schematherapie. Mit Online-Materialien. Weinheim/Basel: Beltz.
Satir, V. (1975/2021). Selbstwert und Kommunikation. Familientherapie für Berater und zur Selbsthilfe (25. Aufl.). Stuttgart: Klett-Cotta.
Scharff, D., Savege Scharff, J. (Eds.) (2019). Psychoanalytic couple therapy. Foundations of theory and practice (The library of couple and family analysis). London/New York: Routledge.
Scheinkman, M., Fishbane, M. D. (2004). The vulnerability cycle: working with impasses in couple therapy. Family Process, 43 (3), 279–299.
Schindler, L., Hahlweg, K., Revenstorf, D. (1998). Partnerschaftsprobleme: Diagnose und Therapie. Berlin: Springer.
Schlippe, A. von, Schweitzer, J. (2007). Lehrbuch der systemischen Therapie und Beratung. Göttingen: Vandenhoeck & Ruprecht.

Schlippe, A. von, Schweitzer, J. (2016). Lehrbuch der systemischen Therapie und Beratung I: Das Grundlagenwissen (3., unveränd. Aufl.). Göttingen: Vandenhoeck & Ruprecht.
Schmidt, G. (2000). »Wahrgebungen« aus der »inneren« und »äußeren Welt« des Therapeuten und ihre Nutzung für zieldienliche therapeutische Kooperation. Familiendynamik – Interdisziplinäre Zeitschrift für systemorientierte Praxis und Forschung, 25 (2), 177–205.
Schmidt, G. (2004). Liebesaffären zwischen Problem und Lösung. Hypnosystemisches Arbeiten in schwierigen Kontexten. Heidelberg: Carl-Auer.
Schmidt, G. (2022). Einführung in die hypnosystemische Therapie und Beratung. Heidelberg: Carl-Auer.
Schulz von Thun (o. J.). Das Innere Team. https://www.schulz-von-thun.de (Zugriff am 27.11.2024).
Schweitzer, J., Schlippe, A. von (2000). Editorial zum Themenheft »Paartherapie«. Psychotherapie im Dialog, 2, 1.
Selvini Palazzoli, M., Boscolo, L., Cecchin, G., Prata, G. (1981). Hypothetisieren – Zirkularität – Neutralität: Drei Richtlinien für den Leiter der Sitzung.- Familiendynamik – Interdisziplinäre Zeitschrift für Praxis und Forschung, 6 (2), 123–139.
Sexton, T. L., Alexander, J. F., Leigh Mease, A. (2004). Levels of evidence for the models and mechanisms of therapeutic change in family and couple therapy. In M. J. Lambert (Ed.), Handbook of psychotherapy and behavior change (pp. 590–646). New York: Wiley.
Shadish, W. R., Montgomery, L., Wilson, P., Wilson, M. R., Bright, I., Okwumabua, T. (1993). The effects of family and marital psychotherapies: A meta-analysis. Journal of Consulting and Clinical Psychology, 61, 992–1002.
Sheldrake, R. (2008). Das schöpferische Universum. Die Theorie des morphogenetischen Feldes (3. Aufl.). München: Nymphenburger Verlag.
Simon, F., Rech-Simon, C. (2023). Zirkuläres Fragen. Systemische Therapie in Fallbeispielen: Ein Lernbuch (15. Aufl.). Heidelberg: Carl-Auer.
Stierlin, H. (2021). Gerechtigkeit in nahen Beziehungen. Heidelberg: Carl-Auer.
Strupp, H. H., Hadley, S. W. (1979). Specific versus nonspecific factors in psychotherapy: A controlled study of outcome. Archives of General Psychiatry, 36, 1125–1136.
Torrey, E. F. (1972). The mind game: Witchdoctors and psychiatrists. New York: Emerson Hall Publishers.
Unterholzer, C. (2017). Es lohnt sich, einen Stift zu haben. Schreiben in der systemischen Therapie und Beratung. Heidelberg: Carl-Auer.
Van Gennep, A. (2005). Übergangsriten (3. Aufl.). Frankfurt a. M./New York: Campus.
Varga von Kibéd, M., Sparrer, I. (2023). Ganz im Gegenteil. Tetralemmaarbeit und andere Grundformen Systemischer Strukturaufstellungen. Heidelberg: Carl-Auer.
Wagner, E., Henz, K., Kilian, H. (2024). Persönlichkeitsstörungen (4. Aufl.). Heidelberg: Carl-Auer.
Wagner, E., Russinger, U. (2016). Emotionsbasierte systemische Therapie. Stuttgart: Klett-Cotta.
Watkins, J., Watkins, H. (2019). Ego-States – Theorie und Therapie (4. Aufl.). Heidelberg: Carl-Auer.
Welter-Enderlin, R. (2000). Deine Liebe ist nicht meine Liebe. Partnerprobleme und Lösungsmodelle aus systemischer Sicht. Freiburg im Breisgau: Herder.
Welter-Enderlin, R. (2003). Paare – Leidenschaft und lange Weile. Die Kunst des Lebens zu zweit (Lizenzausg., neu bearb. und aktual. Aufl.). Freiburg im Breisgau u. a.: Herder.
Welter-Enderlin, R. (2007). Einführung in die systemische Paartherapie. Heidelberg: Carl-Auer.
Wikipedia (2024). Polyamorie. https://de.wikipedia.org/wiki/Polyamorie (Zugriff am 04.12.2024).
Wilke, H. (2006) Systemtheorie I: Grundlagen (7., überarb. Aufl.). Stuttgart: UTB.
Willi, J. (2000). Koevolutive Aspekte der Paartherapie. Psychotherapie im Dialog, 2, 29–36.
Wresnik, H. J. (2011). Hypno-Systemisches Arbeiten im Gruppen- und Einzelsetting. Abschlussarbeit im Rahmen der Ausbildung zum Systemischen Familientherapeuten/Version ZRM, Handout im Zuge eines Seminares 2013 an der Lehranstalt für systemische Familientherapie (lasf).